PSIQUIATRIA, UMA NOVA PROBLEMÁTICA

COLEÇÃO PSICOLOGIA E PEDAGOGIA — Nova Série

Obras publicadas:

Bowlby, J. — Apego e Perda, Vol. I — Apego
Bowlby, J. — Apego e Perda, Vol. II — Separação
Bowlby, J. — Apego e Perda, Vol. III — Perda
Bowlby, J. — Cuidados Maternos e Saúde Mental
Bowlby, J. — Formação e Rompimento dos Laços Afetivos
Mannoni, M. — A Criança Retardada e a Mãe
Dolto, F. — Sexualidade Feminina
Blos, P. — Adolescência
Freinet, C. — Pedagogia do Bom Senso
Redl, F. e Wineman, D. — A Criança Agressiva
Redl, F. e Wineman, D. — O Tratamento da Criança Agressiva
Bohoslavsky, R. — Orientação Vocacional
Benjamin, A. — Entrevista de Ajuda
Gesell, A. — A Criança dos 0 aos 5 Anos
Piaget, J. — A Linguagem e o Pensamento da Criança
Pichon-Rivière, E. — Teoria do Vínculo
Pichon-Rivière, E. — O Processo Grupal
Braier, E. — Psicoterapia Breve de Orientação Psicanalítica
Rogers, C. — Grupos de Encontro
Rogers, C. — Psicoterapia e Consulta Psicológica
Rogers, C. — Sobre o Poder Pessoal
Rogers, C. — Tornar-se Pessoa
Winnicott, D. W. — Privação e Delinqüência
Bettelheim, B. — A Fortaleza Vazia
Bleger, J. — Temas de Psicologia
Spitz, R. A. — O Primeiro Ano de Vida
Ocampo, M. L. S. de e col. — O Processo Psicodiagnóstico e as Técnicas Projetivas
Goldstein, J., Freud, A. e Solnit, A. J. — No Interesse da Criança?
Gesell, A. — A Criança dos 5 aos 10 Anos
Gusdorf, G. — Professores Para Quê?
Vygotsky, L. S. — Pensamento e Linguagem
Vygotsky, L. S. — A Formação Social da Mente
Fonseca, V. da — Psicomotricidade
Winnicott, D. W. — Os Bebês e Suas Mães
Ortigues, E. e Ortigues, M.-C. — Como se Decide uma Psicoterapia de Criança
Winnicott, D. W. — Tudo Começa em Casa
Richter, H. E. — A Família como Paciente
Brazelton, T. B. — Ouvindo uma Criança
Winnicott, D. W. — O Gesto Espontâneo
Pichon-Rivière, E. — Psiquiatria, uma nova Problemática
Winnicott, D. W. — Holding e Interpretação

Próximas publicações:

Brazelton, T. B. — O que todo Bebê Sabe
Rogers, C. Terapia Centrada no Cliente

Psicologia e Pedagogia

PSIQUIATRIA, UMA NOVA PROBLEMÁTICA

ENRIQUE PICHON-RIVIÈRE

TRADUÇÃO
ÁLVARO CABRAL

Martins Fontes

Título original:
LA PSIQUIATRIA, UNA NUEVA PROBLEMÁTICA
Copyright © 1985, Ediciones Nueva Visión
Copyright © 1991, Livraria Martins Fontes Editora
para a presente tradução

1.ª edição brasileira: fevereiro de 1991

Tradução:
Álvaro Cabral
Revisão da tradução:
Monica Stahel M. da Silva

Produção gráfica:
Geraldo Alves
Composição:
Antonio José da Cruz Pereira

Capa:
Alexandre Martins Fontes

Todos os direitos para a língua portuguesa reservados à
LIVRARIA MARTINS FONTES EDITORA LTDA.
Rua Conselheiro Ramalho, 330/340 — Tel.: 239-3677
01325 — São Paulo — SP — Brasil

A Ana Pampliega de Quiroga, cujo afeto e colaboração são a companhia necessária na tarefa.

ENRIQUE PICHON-RIVIÈRE

ÍNDICE

Exposição sucinta da teoria especial das neuroses e psicoses ..	1
Contribuição para a teoria psicanalítica da esquizofrenia	21
Psicanálise da esquizofrenia	39
Alguns conceitos fundamentais da teoria psicanalítica da epilepsia	47
Patogênese e dinâmicas da epilepsia	59
As dinâmicas da epilepsia	67
Estudo psicossomático da enxaqueca	103
Proteção ao epiléptico	111
Psicoses hípnicas e confusionais	121
Esquema corporal	127
Distúrbios do esquema corporal	135
História da psicose maníaco-depressiva	139
Desenvolvimento histórico e estado atual da concepção dos delírios crônicos	159
Conceitos básicos em medicina psicossomática	175
Elementos constitutivos da síndrome adiposa genital pré-púbere no homem	183
Úlcera péptica e psicose maníaco-depressiva	191
Prólogo ao livro de Enrique V. Salorno "Aportaciones a la medicina psicosomática, ginecología y obstetricia"	197
Aspectos psicossomáticos da dermatologia	205
Prólogo ao livro de David Liberman "Semiologia psicossomática"	229
Narcodiagnóstico com Evipan sódico	231
Teoria e prática da narcoanálise	239
Introdução à psiquiatria infantil	253
Prólogo ao livro de F. Schneersohn "La neurosis infantil, su tratamiento psicopedagógico"	269
Uma nova problemática para a psiquiatria	273
Neurose e psicose: uma teoria da doença	289
Algumas observações sobre a transferência em pacientes psicóticos	299
Término da análise	307

A urgência psiquiátrica 309
Técnicas de supervisão de grupo na psicoterapia infantil 313
Prólogo ao livro de Franz Alexander e Thomas M. French
"Terapêutica psicanalítica" 317
Prólogo ao livro de David Liberman "La Comunicación en
terapéutica psicoanalítica" 319
Prólogo ao livro de David Liberman "Lingüística, interacción
comunicativa y proceso psicoanalítico" 323

EXPOSIÇÃO SUCINTA DA TEORIA ESPECIAL DAS NEUROSES E PSICOSES*

Em um artigo anterior (*Index*, vol. V-4, 1945), expus a teoria geral das neuroses. Ocupar-me-ei agora da teoria especial das neuroses e psicoses, da delimitação das formas clínicas, dos problemas gerais de diagnóstico e prognóstico, e finalmente da relação existente entre a psiquiatria e a psicanálise.

A Delimitação das formas clínicas

Nunberg afirma que ainda reina grande insegurança e confusão no que se refere à distinção entre as formas de neurose. A neurastenia, por exemplo, constitui às vezes o "baú de restos" onde se acumula uma série de conceitos confusos sobre a etiologia, a patogênese e o conteúdo de muitas neuroses. Não se pode duvidar da dificuldade que significa separar quadros perfeitamente delimitados, já que antes da psicanálise não havia um critério geral para que isso se fizesse. A psicanálise, precisamente, com sua teoria dos instintos e do inconsciente, e sua teoria dos distúrbios neuróticos, fornece-nos uma orientação eficaz para a realização desse trabalho. Entretanto, como os instintos constituem uma zona intermediária entre o biológico e o psicológico, não é de se estranhar que os distúrbios neuróticos se manifestem com dois aspectos fenomenológicos distintos, isto é, como representantes psíquicos do instinto, sentimentos, emoções, representações, ou como distúrbios orgânicos. Mas poderíamos objetar, ainda segundo Nunberg, que essa separação entre estados mórbidos de etiologia psíquica e de etiologia

---

* Notas do curso de Introdução a uma Psiquiatria Psicanalítica, ministrado durante o ano de 1943 no Hospicio de las Mercedes para estudantes do Instituto de Psicanálise.
Index de Neurología y Psiquiatría, julho de 1946, vol. 6, n.º 1.

biológica é artificial, uma vez que, em última análise, é reconhecida a existência de um fundamento somático em todas as doenças. Esse fator, entretanto, não desempenha sempre o mesmo papel etiológico nas neuroses: há algumas em que esse fator se manifesta com nitidez, ao passo que em outras a sua descoberta é difícil, chegando-se por vezes à convicção de que um elemento psíquico não só rege a evolução das neuroses mas também a de certas doenças orgânicas. Daí surge a possibilidade de influir psiquicamente sobre elas. Tal como exponho num outro artigo, o primeiro critério empregado por Freud para a classificação das formas clínicas baseava-se na consideração do fator específico, sendo em alguns de caráter atual e sua ação de tipo tóxico, como ocorre nas neuroses atuais, ou seja, a neurastenia, a neurose de angústia, a hipocondria e, finalmente, a despersonalização.

As outras neuroses incluíam em sua equação etiológica um fator de natureza psíquica, o trauma, e compreendiam as psiconeuroses histérica e obsessiva. Posteriormente, influenciado por seus próprios estudos e pelos estudos de seus discípulos Abraham e Ferenczi, sobre a demência precoce, Freud modificou essa primeira delimitação das formas neuróticas. Eles haviam descoberto que na demência precoce existia uma nova manifestação da vida sexual, a que deram o nome de narcisismo. Observaram que o processo patogênico dessa doença era constituído pela subtração da libido dos objetos e sua consecutiva acumulação no eu, dando como resultado o que se chamou de narcisismo secundário. Assim, os ruidosos fenômenos patológicos correspondentes à sintomatologia eram a conseqüência de inúteis esforços por parte da libido para retornar a esses objetos. Disso deduziu-se que os instintos de conservação eram igualmente de natureza libidinal, e que tomavam como objeto o próprio eu do sujeito. Diferenciaram-se assim duas classes de libido: uma de caráter narcísico, que correspondia aos instintos de autoconservação, em oposição a outra chamada de libido de objeto. Desse modo foi possível empreender a análise das psicoses e separar clinicamente as psiconeuroses em duas séries: as neuroses de transferência, que incluíam a histeria e a neurose obsessiva, e as neuroses narcísicas, que compreendiam a demência precoce, a paranóia, a psicose maníaco-depressiva, etc. Nas primeiras, ou seja, nas neuroses de transferência, histeria e neurose obsessiva, ficaria disponível uma certa quantidade de libido capaz de ser transferida para outros objetos, circunstância que é aproveitada no tratamento analítico. Daí a sua denominação.

Nas doenças narcísicas, onde isso não ocorre, existe em contrapartida uma retração ou introjeção da libido dos objetos, um aumento considerável da libido do eu, fazendo essa circunstância com que elas sejam escassamente acessíveis à terapia analítica. Mas essa insuficiência terapêutica, sublinha Freud, não impediu o estudo e a compreensão das psicoses.

A teoria das neuroses atuais não variou durante todo o desenvolvimento do esquema de Freud, embora alguns de seus discípulos tenham formulado sérias objeções. A tendência foi a atribuir a essas neuroses um conteúdo psicológico e admitir que elas também são produzidas por um conflito psíquico.

As formas clínicas, segundo Freud, são:

1) *Neuroses atuais*, de causa biológica, tóxica, devidas a um distúrbio da vida genital; compreendem a neurastenia, a neurose de angústia, a hipocondria e a despersonalização.

2) *Neuroses de transferência*, que incluem a histeria — em suas duas formas mais típicas, histeria de conversão e histeria de angústia ou fobias — e a neurose obsessiva.

3) *Neuroses ou doenças narcísicas, ou psicoses*, compreendendo a esquizofrenia, a paranóia, as psicoses maníaco-depressivas e, em geral, todas as psicoses.

4) *As perversões*: homossexualidade, sadismo, masoquismo, necrofilia, paidofilia, etc.

Otto Fenichel realizou, em nosso entender, a melhor ordenação de todos os tipos clínicos; o que se segue é um resumo geral de seu *Outline of Psychoanalysis*.

Fenichel propôs a seguinte classificação:

1) *Histeria*:
   a) de conversão;
   b) de angústia (fobias).
2) *Doenças histeriformes*:
   a) hipocondria;
   b) neurose de angústia;
   c) neurastenia;
   d) patoneurose;
   e) organoneurose;
   f) inibições;
   g) neurose traumática.
3) *Neurose obsessiva*.
4) *Neuroses de conversão pré-genitais* (asma, tiques, gagueira).
5) *Perversões sexuais*: homossexualidade, sadismo, masoquismo, etc.
6) *Neuroses relacionadas com as perversões*: masturbação compulsiva, ninfomania, satiríase e os impulsos (alcoolismo, toxicomania).
7) *Esquizofrenias*.
8) *Psicose maníaco-depressiva*.
9) *Distúrbios de caráter*: neuroses assintomáticas. (Personalidades psicopáticas.)

Existem outras classificações, como a de Schilder, que leva em conta as zonas afetadas do eu, e a de Glover, que destaca os mecanismos de defesa predominantes. O segundo divide em termos gerais as neuroses e psicoses em introjetivas e projetivas.

Segundo Freud, os tipos clínicos, além de dificilmente se apresentarem puros, com muita freqüência, para não dizer sempre, constituem quadros mistos. Uma das formas mais freqüentes em que as neuroses se misturam ocorre quando se inclui um núcleo atual neurótico em qualquer tipo de neurose. A neurastenia constitui a forma mais freqüente de núcleo atual neurótico em torno do qual se estrutura uma histeria de conversão.

A neurose de angústia constitui o mesmo em relação à histeria de angústia e à hipocondria; e a despersonalização constitui o núcleo atual neurótico e uma das modalidades mais freqüentes de começo da esquizofrenia. Outra forma em que as neuroses podem aparecer é, por exemplo, a inclusão — tão freqüente — de sintomas histéricos no quadro da neurose obsessiva, ou de certo fundo obsessivo em algumas histerias graves. Quanto à paranóia e à esquizofrenia, Freud preferiu incluí-las sob a denominação genérica de parafrenia, por considerar que têm mecanismos semelhantes e que a gravidade do quadro depende da profundidade da regressão a que chegou a libido.

Isso tem valor do ponto de vista do diagnóstico e do prognóstico. Em termos gerais, o *diagnóstico* se faz pela estrutura predominante. Diz-se, por exemplo, neurose obsessiva com sintomas histéricos ou paranóides. Do ponto de vista do *prognóstico*, também devem ser valorizados os sintomas acessórios; por exemplo, a existência de sintomas histéricos numa neurose obsessiva torna favorável a sua evolução, ao passo que a existência de sintomas paranóides ou depressivos lhe é desfavorável.

B
Exposição das formas clínicas

1) A *histeria* foi, de todas as neuroses, a primeira e talvez a mais profundamente estudada por Freud; o seu esquema geral das neuroses fundamenta-se nos estudos realizados sobre ela.

Nessa neurose, há uma fixação primária na fase fálica e narcísica da organização da libido, e o objeto de eleição das tendências instintivas são os pais ou seus substitutos. Essas tendências sexuais são reprimidas, sendo que o sintoma de conversão, por exemplo, representa uma volta do reprimido sob forma disfarçada. Esse fenômeno de conversão de uma tendência ou de um afeto num sistema orgânico possibilitou a Freud chegar a uma explicação do mecanismo íntimo da inter-relação psicossomática. Foi em um dos seus primeiros casos clínicos, o *caso Dora*, que Freud conseguiu chegar a uma explicação dos sintomas orgânicos a partir dos conteúdos inconscientes.

A essência de sua teoria consiste em que cada tendência psíquica busca uma expressão corporal adequada, sendo a via normal dessas expressões o eu consciente, predominantemente localizado, em termos anatômicos e fisiológicos, no córtex cerebral. O eu consciente exerce controle sobre as inervações musculares, as quais servem para descarregar tensões psíquicas que têm sua origem em necessidades biológicas, sendo que a nossa atividade voluntária tem a finalidade de lhes dar uma derivação apropriada.

Isso acontece também com uma série de fenômenos automáticos, como o riso, o choro e o rubor. Mas se a passagem através dessas vias normais estiver bloqueada — por exemplo, no caso de uma tendência emocional ser reprimida — essa tendência encontrará um caminho de descarga anormal, sob forma de uma inervação inconsciente. Constitui-se então um sintoma histérico, expressão simbólica do desejo reprimido: paralisia, contraturas, convulsões, os chamados estigmas, *globus hystericus*, etc. É o que se chama sintoma de conversão, típico da *histeria de conversão* e mecanismo do qual participam uma série de doenças chamadas histeriformes, a que nos referiremos a seguir. A outra forma de histeria, a *histeria de angústia ou fobia*, fora incluída antes na neurose obsessiva. Mas participa dos mesmos pontos de fixação, etiologia e mecanismo da histeria de conversão, sendo por isso incluída por Freud na histeria. Por meio da projeção, a fobia transforma o conflito instintivo num temor referido a certas percepções externas definidas, por exemplo, como medo de espaços abertos (agorafobia) ou de espaços fechados (claustrofobia).

2) *Doenças histeriformes*: Assim Fenichel denominou uma série de estados ou doenças semelhantes à histeria de conversão, pois nelas se encontram sintomas que expressam alterações objetivas ou subjetivas de alguma função fisiológica, determinadas, em última instância, por um conflito psíquico. Em outros aspectos diferenciam-se da histeria e, além disso, é muito estreita a sua vinculação com as psicoses, ou seja, com as doenças narcísicas. Esse conceito difere do conceito de Freud na medida em que atribui um conteúdo psicológico às neuroses atuais; também o entendemos assim ao limitar as neuroses atuais apenas a uma condição ou estado capaz de desencadear uma neurose.

Enquanto na histeria a libido de objeto não sofre maior modificação, é característico dessas neuroses que a carga de libido das representações de objeto seja transferida para as representações dos órgãos. Por exemplo, Fenichel considera assim a *hipocondria*, uma das neuroses atuais mais típicas. Nesse estado, os impulsos que estavam originariamente dirigidos para fora voltam-se para os próprios órgãos do sujeito, o sintoma servindo para expressar o sadismo voltado contra si, como gratificação da necessidade de castigo e tendências masoquistas (masoquismo erógeno).

Ao estudar a *neurose de angústia*, Fenichel insiste nos distúrbios crônicos do orgasmo e na presença de ansiedade ou equivalentes sintomáticos de caráter automático e sem conteúdo de idéias. Esses sintomas desapareceriam, como afirma Freud, pela cessação da prática sexual de caráter patogênico. No *neurastênico* há uma sexualidade de caráter pré-genital, que se deve a um estancamento do desenvolvimento e não a uma regressão. A fórmula do neurastênico seria para Reich: "Não desejo ter relações sexuais, só desejo usar meus órgãos genitais para finalidades pré-genitais." O distúrbio típico é a ejaculação precoce; esta tem conteúdos psicológicos que são a expressão de tendências anais, uretrais, sádicas, identificação com a mãe e sucção. Freqüentemente são masturbadores compulsivos e procuram aliviar tensões pré-genitais por métodos genitais.

A *patoneurose* descrita e estudada por Ferenczi exige como condição prévia um órgão doente. Ele mesmo ou sua representação são abastecidos então com grandes quantidades de libido, acarretando uma retirada da libido de objeto. Esse é o processo psicológico que se produz em toda doença orgânica, sendo essa neurose a seqüela psicológica de toda doença somática.

Dentro das doenças histeriformes Fenichel situa o grande grupo das *organoneuroses*, caracterizadas por um mecanismo de conversão que não se realiza na fase fálica, como no caso da histeria, mas nas fases pré-genitais oral e anal sádicas. O grande grupo das organoneuroses foi especialmente estudado por Grodek, Simmel, Deutsch, Alexander e outros. Através delas, a psicanálise vinculou-se à medicina interna, trazendo uma contribuição considerável ao conhecimento de doenças como a asma, a úlcera gástrica, a prisão de ventre, a colite mucomembranosa, a epilepsia, etc. As diferenças fundamentais em relação à histeria de conversão devem-se ao fato de que esse fenômeno de conversão ocorre em níveis pré-genitais. Além disso, na histeria, esse mecanismo acompanha as vias do sistema nervoso central e periférico (paralisia, anestesia, etc.), enquanto que nas organoneuroses o sistema empregado para a expressão das tendências correspondentes é o neurovegetativo. Segundo Alexander, outra diferença entre o sintoma histérico de conversão e um sintoma organoneurótico é que este último não participa de uma significação simbólica. Não aceitamos este último critério, pois acreditamos que os sintomas histérico e organoneurótico participam dos mesmos mecanismos e que o significado simbólico é característico de ambos.

Outro estado incluído entre as doenças histeriformes é a inibição. Aqui não há, como no sintoma histérico, um retorno do reprimido, mas a repressão é o único fator que influi na conduta do doente. Assim como qualquer órgão pode ser a sede de um sintoma de conversão, também qualquer função pode ser inibida, e a análise desses casos revela fantasias inconscientes de destruição. No âmbito desses estados de inibição são estudados a impotência, a frigidez, o vaginismo, certos distúrbios de caráter, a pseudodebilidade ou pseudo-imbecilidade, etc.

A última doença incluída nesse grupo é a *neurose traumática*, cuja causa desencadeante é específica, desempenhando um papel predominante. Por outro lado, essa neurose difere pouco da histeria de conversão, sendo produzida, em última instância, pelo remanescente de conflitos infantis não resolvidos.

3) A *neurose obsessiva*, a outra das grandes psiconeuroses, se parece com a histeria na medida em que também representa uma tentativa frustrada de resolução de um conflito entre uma tendência instintiva reforçada pela regressão e as defesas do eu. As diferenças entre essa neurose e a histeria poderiam ser assim resumidas: na neurose obsessiva existem muitos impulsos instintivos de caráter agressivo, conscientes, sendo que no quadro clínico os sintomas de defesa predominam sobre os impulsos agressivos, e os sintomas de caráter expiatório e autopunitivo predominam sobre os sintomas de gratificação. Além disso, o supereu desempenha um papel muito importante nessa neurose. Essa instância psíquica é responsável pelo surgimento de formações reativas que atuam como mecanismos de defesa. A ordem, a prolixidade, a limpeza, a parcimônia, o sentido exagerado de bondade e de justiça são os mais típicos e configuram o chamado caráter obsessivo.

4) *Neuroses de conversão pré-genitais*. Este grupo está intimamente vinculado à neurose obsessiva, por um lado, e à histeria de conversão, por outro. Tal como na histeria, os sintomas dessas neuroses de conversão pré-genitais expressam um conflito entre desejos sexuais infantis e a reação contra eles. A diferença fundamental em relação à histeria é sua base mais profundamente narcísica; as tendências sexuais são de natureza pré-genital, por exemplo oral e anal sádicas. A elas pertencem a gagueira, a asma e os tiques.

5) *Perversões sexuais*. Nas perversões há uma anomalia de desenvolvimento muito complexa, na qual as tendências parciais, em vez de se organizarem sob a primazia do genital, organizam-se sob a primazia de uma das mencionadas tendências parciais, hipertrofiada às custas das demais. No menor dos casos, encontrar-se-ia um infantilismo sexual, por exemplo, uma interrupção do desenvolvimento. Mas é sobretudo através da regressão que a sexualidade adquire suas formas perversas, ou seja, infantis. Se o eu aceita essa tendência, às vezes disfarçada, ela abre caminho e desenvolve-se uma perversão. A homossexualidade estrutura-se em função de dois mecanismos distintos que determinam dois tipos de homossexuais. O primeiro produz-se por uma

identificação com a mãe, comportando-se diante do objeto como desejaria que sua mãe se comportasse diante dele. A escolha do objeto é de caráter narcísico, ou seja, do mesmo sexo, resultando no tipo de homossexual denominado narciso. No outro tipo, chamado erótico-anal, encontramos também a identificação com a mãe, mas de forma muito mais absoluta; neste caso, o doente busca uma gratificação como se fosse a própria mãe. Nesse caso, o pai ou substitutos convertem-se em objeto de amor, o sujeito tenta submeter-se a ele e de forma anal. Outras perversões, como o fetichismo, o exibicionismo, o voyeurismo, a coprofilia, a felação, o cunnilingus, o sadismo e o masoquismo partem de situações semelhantes. A angústia de castração impele o sujeito a buscar satisfações substitutivas, menos perigosas.

6) *Neuroses relacionadas com as perversões.* Aqui estão incluídos os fenômenos de hipersexualidade, donjuanismo, masturbação compulsiva, ninfomania, etc. Vinculadas a esses fenômenos estão as chamadas "loucuras impulsivas", que incluem as fugas, o jogo, a cleptomania, o alcoolismo e as toxicomanias, ocupando uma situação intermediária entre as neuroses obsessivas e as perversões. Enquanto que na neurose obsessiva predominam os mecanismos de defesa, na sintomatologia dos impulsos expressam-se mais diretamente as tendências instintivas. No alcoolismo encontramos fortes tendências homossexuais, que explicam a freqüência dos delírios de ciúme desses pacientes. Além de tendências orais, o delírio onírico desses pacientes expressa conteúdos vinculados ao complexo de castração.

7) *Esquizofrenias.* É comum encontrar na literatura psicanalítica, sob a denominação genérica de esquizofrenias ou parafrenias, a inclusão da paranóia e da esquizofrenia propriamente dita, por se considerar que participam de mecanismos semelhantes. Em 1911, Freud publicou um trabalho intitulado *Notas psicanalíticas sobre um relato autobiográfico de um caso de paranóia (Dementia Paranoides).* Tratava-se do famoso caso Schreber, magistrado alemão internado por duas vezes na clínica do Dr. Flechsig, em Leipzig. Nas memórias desse paranóide Freud pôde estudar dois fatos fundamentais: a homossexualidade reprimida e o mecanismo de projeção já conhecido por ele nos estudos dos sonhos e das neuroses. Nesse caso clássico, Freud demonstrou que o mecanismo de projeção é patognomônico da paranóia. Consiste em que uma impressão nascida do próprio indivíduo, ao ser reprimida, muda o seu conteúdo, transforma-se e reaparece sob a forma de uma impressão recebida do exterior. Essa necessidade de projeção coincide com desejos sexuais inconscientes. Isso se manifesta com clareza no caso de Schreber, cujas idéias delirantes referiam-se a pessoas do mesmo sexo; além do mais a homossexualidade inconsciente é também responsável pelas idéias delirantes acerca de pessoas do sexo oposto, como ocorre nos delírios de ciúme, erotomania, etc.

Esses estudos sobre as idéias delirantes paranóides foram aprofundados depois por outros analistas, como Staerke, Van Ophuijesen e Figenbaum. Eles mostraram a íntima relação dos sintomas paranóides com fantasias infantis que personificavam as fezes e também com o fato de serem consideradas animisticamente seres perigosos que ameaçavam o indivíduo. Abraham demonstrou depois que isso pertence a um momento do desenvolvimento da libido em que os afetos encontramse centrados em torno de uma parte do corpo do objeto, e não de sua totalidade. A psicose paranóica teria, segundo esse autor, alguma semelhança com a melancolia, em que as fantasias do paciente têm por motivação o desejo de incorporar o objeto, mas se diferenciaria dela pelo fato de que, na paranóia, a hostilidade é dirigida contra uma parte do objeto — por exemplo, o seio, o pênis, as nádegas, o cabelo, os excrementos — e não contra sua totalidade. E ainda porque na fantasia parece predominar o desejo de que o objeto incorporado possa ser destruído e eliminado pela defecação. Melanie Klein e Melita Schmiedeberg deram prosseguimento a esses estudos, esclarecendo as relações entre fantasias de agressão muito primitivas, a angústia e a projeção.

    Após este breve resumo sobre as idéias delirantes paranóides, voltemos ao conceito geral da esquizofrenia. Esta é provocada, ou melhor, precipitada, como no caso das neuroses, por uma frustração ou privação externa, resultando disso um recrudescimento da tensão da libido; produz-se então a regressão, com o conseqüente reforço dos impulsos sexuais infantis. Parece, segundo afirmou Fenichel, que uma intensa fixação edipiana gera uma predisposição para essas psicoses, sendo que os indivíduos predispostos às esquizofrenias são genitalmente fracos, tendo o complexo de Édipo construído sobre fundamentos prégenitais. Ao contrário do que ocorre no neurótico, o esquizofrênico defende-se contra a reativação de suas tendências infantis mediante uma ruptura com a realidade. O eu protege-se desses impulsos com uma profunda regressão ao narcisismo, isto é, ao período anterior à estruturação da prova da realidade (fase oral primária). Essa ruptura para com a realidade só é completa em certos casos, produzindo-se nos casos agudos a vivência do fim do mundo, ou da destruição do mundo, podendo chegar ao estupor catatônico. Via de regra, a psicose desenvolve-se lentamente, realizando uma regressão narcísica e estando o seu quadro clínico condicionado em parte pelas manifestações dessa regressão, e em parte pelas tentativas de restituição. Os sintomas de restituição derivados de cada etapa do desenvolvimento da libido aparecem constantemente e constituem a parte mais importante da sintomatologia.

    Nas formas paranóides predominam os mecanismos de projeção, sendo a megalomania uma expressão direta do narcisismo primário reativado, uma regressão à fase da atuação mágica e da onipotência do pensamento. As idéias de influência podem ser referidas a projeções do supereu. Na forma hebefrênica, o processo caracteriza-se pela ausência quase completa de sintomas de restituição, com uma perda gradual e progressiva das relações com os objetos. Os traços essenciais da catatonia devem-se ao fato de os investimentos das representações do sistema muscular terem aumentado e, em conseqüência da desintegração do eu, adquirido independência.

Freud abordou especificamente o problema geral das psicoses em dois dos seus trabalhos, intitulados *Neurose e psicose* e *A perda da realidade nas neuroses e psicoses* (1924). No primeiro, a neurose é definida como o resultado de um conflito entre o eu e o id, sendo a psicose, em contrapartida, o desenlace análogo de uma perturbação das relações entre o eu e o mundo exterior. Isso constituiria a diferença genética mais importante entre dois tipos de doenças. No trabalho seguinte, Freud insiste no mesmo tema, dizendo que uma das características que diferenciam a neurose da psicose consiste em que, na primeira, o eu, obedecendo às exigências da realidade, reprime uma parte do id, ou seja, da vida instintiva, ao passo que na psicose o mesmo eu, dependente neste caso do id, retrai-se de uma parte da própria realidade. Nas neuroses dominaria, então, o influxo da realidade, enquanto que nas psicoses dominaria o influxo do id, sendo a perda da realidade um fenômeno característico das psicoses e alheio às neuroses.

Esse critério não parece estar totalmente de acordo com a observação dos fatos. Ángel Garma, em seu trabalho intitulado "La realidad e el ello en la esquizofrenia" (1931), realiza uma análise minuciosa dos sintomas mais freqüentes da esquizofrenia, como as automutilações, autocastrações, recusa de alimento, sentimentos de culpa, projeção do próprio corpo para o exterior, vivência do fim do mundo, estando tudo isso muito mais relacionado com a repressão dos instintos do que com sua satisfação. Demonstra, além disso, como a rejeição intensiva dos instintos vem acompanhada da perda dos objetos e de uma perda parcial do eu, de modo que a rejeição da realidade e a rejeição do id não podem ser consideradas como dois casos contraditórios. Analisando alguns dos casos clássicos da literatura psicanalítica, Garma demonstra que a posição passiva masoquista é muito mais pronunciada nas psicoses do que nas neuroses. Também a exploração de alguns mecanismos psicóticos, como a identificação, o delírio de grandeza, a onipotência, a tendência à volta ao seio materno e o suicídio, a perda dos limites do eu, etc. confirmam a primazia desses instintos passivos masoquistas. O predomínio da libido feminina seria uma conseqüência da rejeição dos instintos ativos masculinos, existindo além disso uma intensa subordinação do supereu (entende-se que no homem).

Podemos aceitar, então, que tanto nas neuroses quanto nas psicoses há uma rejeição da vida instintiva e que as diferenças formais entre elas estariam regidas por diferenças quantitativas no que se refere à intensidade da rejeição. Esta é mais intensa nas psicoses, acarretando como conseqüência uma perda de contato com a realidade. Essa perda não é uma conseqüência — como sustentava Freud — da negação por parte do eu, com o objetivo de satisfazer os instintos, mas uma conseqüência direta da repressão dos mesmos. Em síntese, podemos dizer que tanto as neuroses como as psicoses são causadas por um conflito entre o id e o eu a serviço do supereu.

Expressa em termos da libido, a perda da realidade é causada por uma subtração desta dos objetos, tendo como conseqüência fenômenos típicos do começo de todo processo psicótico, especialmente na esquizofrenia, tais como a despersonalização e a vivência de fim do mundo. Segundo Freud, em toda psicose seria preciso considerar três grupos de manifestações: 1) aquelas ligadas ao que subsiste de normal; 2) aquelas produzidas diretamente pelo processo mórbido, ou seja, a transformação da libido de objeto em libido narcísica, gerando sintomas ligados à regressão e outros como a megalomania e a hipocondria; e 3) manifestações relacionadas com o processo de restituição ou tentativa de cura, entre as quais figuram muitas ilusões, alucinações, idéias delirantes, certos tipos de conduta que constituem tentativas anormais de restabelecer o contato com a realidade exterior.

8) *Psicose maníaco-depressiva*. Para Abraham, as condições que predispõem ao aparecimento de uma melancolia são: 1) um fator constitucional; possivelmente uma intensificação do erotismo oral; 2) uma fixação da libido na fase oral do desenvolvimento; 3) um grave ataque ao narcisismo infantil através de uma série de frustrações de afeto; 4) o surgimento da primeira grande frustração antes de serem completamente dominados os desejos vinculados ao complexo de Édipo; 5) a repetição dessa frustração na vida ulterior atua em forma de evento precipitador da doença. Na melancolia, o paciente lamenta a perda do objeto, vindo à tona sentimentos hostis que tinham sido previamente reprimidos, ou seja, tornados inconscientes. Como resultado da regressão narcísica, aquele objeto é introjetado e confunde-se com o eu do sujeito. O supereu, hipertrofiado às custas de um eu passivo, ataca-o, fazendo assim aparecer recriminações e auto-acusações; mas esse ataque sádico está dirigido contra o objeto introjetado, com o qual o eu se identificou. As queixas do deprimido são acusações disfarçadas e põem em evidência a atitude sádica e ambivalente em relação ao objeto. A análise mostra que o objeto é psiquicamente incorporado pelo eu, restabelecendo-se assim o estado de narcisismo livre de todo objeto exterior. Tendências canibalísticas, traços orais e fantasias de devorar o objeto são facilmente evidenciadas no delírio dos melancólicos. Também se observam traços anais. Como dissemos, o maníaco-depressivo é ambivalente em face do seu próprio eu, revelando-se claramente o elemento hostil ou agressivo nos estados de depressão. Na

mania aparece o outro aspecto, onde é característico o amor por si mesmo. Pela absorção do supereu hostil dentro do próprio eu, este liberta-se das autocensuras com o conseqüente aumento da auto-estima. A fase maníaca é considerada uma celebração triunfal, comparável à festa totêmica dos primitivos, uma vez que o supereu representa, em última instância, o pai que é absorvido pelo eu nesses casos.

9) *Distúrbios de caráter*. Estes são freqüentemente observados sem sintomas típicos de neurose. Também foram denominados neuroses assintomáticas ou neuroses de caráter, e distinguem-se das outras neuroses produtoras de sintomas pelo fato de o paciente, nestes casos, transformar em realidades os seus desejos, estímulos e fantasias, sendo capaz de modificar o ambiente de maneira a que ele reúna as condições indispensáveis à satisfação de suas necessidades. Guiado por motivos inconscientes e reprimidos, segundo Fenichel, o indivíduo empreende estranhas atuações para as quais, em geral, não encontra, conscientemente, nenhum fundamento. Diferencia-se basicamente do neurótico com sintomas por recorrer a mecanismos aloplásticos, em vez de autoplásticos, como o primeiro. Outra diferença fundamental é a falta de consciência da situação, estando muito desenvolvida nele a tendência para a racionalização. Essas neuroses assintomáticas estão no limite entre as neuroses e as psicoses, consistindo no que se designa por constituição psicopática, personalidade anormal, etc. Fenichel classifica esses pacientes em três categorias: 1) aqueles cuja conduta é dominada por traços pré-genitais, que compreendem os caracteres anal, oral e uretral; 2) aqueles cujo quadro é dominado pelas formações reativas, encontrando-se entre eles os caracteres obsessivos, esquizóides, ciclóides, paranóides e histéricos; 3) o terceiro grupo tem por característica o fato de que as identificações e sublimações são anormais. São indivíduos travados por uma ansiedade social, relacionada com a formação de um sintoma, como por exemplo a eritrofobia. Outro tipo é o caráter impulsivo ou delinqüente. Também entrariam aqui os diversos tipos de criminosos neuróticos, por autoculpabilidade, o caráter criminoso, etc.

10) *Confusão mental*. Em diversas oportunidades, foi considerada por Freud a forma de psicose em que a percepção do mundo exterior está mais gravemente comprometida.

Normalmente, o mundo exterior domina o eu por dois caminhos, primeiramente pelas percepções atuais e, depois, pelas percepções anteriores acumuladas em forma de recordações que constituem o mundo interior do eu. Na confusão mental, não só fica excluída ou dificultada a chegada de novas percepções, como também está subtraída a significação do mundo interior, ou seja, suas cargas afetivas. O eu busca então, independentemente, um novo mundo exterior e interior, surgindo o fato interessante de que esse novo mundo é construído de acordo com as tendências optativas do id, e a causa dessa dissociação do mundo exterior é produzida por uma privação imposta pela realidade e considerada intolerável.

Freud, então, considera a confusão mental como sendo produzida por um conflito entre o eu e a realidade; e, para Schilder, seria mais correto afirmar que, nos estados de confusão, o indivíduo sente a deterioração do seu aparelho do eu e, portanto, não pode manter um contato completo com a realidade, ainda que lute com todas as forças para consegui-lo. O resultado dessa luta pelo restabelecimento de sua relação com o mundo gera a sensação de perplexidade e impotência, típica desses doentes.

Quando o aparelho do eu, em conseqüência do processo, torna-se deficiente para as elaborações mais finas da percepção, surgem no campo desta última e nas representações formas que correspondem à condensação e simbolização do sonho. Na confusão mental, segundo Schilder, as estruturas mais afetadas são as menos pessoais, estão fora do núcleo da personalidade (o id) e pertencem à parte periférica do eu encarregada da elaboração final das percepções.

Schilder afirma que alguns estados confusionais relacionam-se com experiências infantis; no entanto, ele diz que é necessário introduzir novos critérios para elucidar o problema. Na esquizofrenia, o indivíduo está interessado em seus problemas mais íntimos, a doença ataca o próprio centro da personalidade. Na psicose maníaco-depressiva, os problemas envolvidos são menos pessoais, estariam mais perto do supereu e mais distanciados do verdadeiro núcleo da personalidade. Na confusão mental são afetadas as estruturas menos pessoais, as que pertencem às funções perceptivas do eu em sua elaboração final. Nas *agnosias*, *afasias* e *apraxias*, o dano se localiza em camadas ainda mais distanciadas, na periferia da personalidade. Segundo Schilder, nas agnosias e afasias altera-se a função perceptiva do eu. Em colaboração com Poetzl, ele demonstrou várias vezes a grande analogia que existe entre os produtos que aparecem em vez das funções próprias da linguagem e do conhecimento (gnosia) e os produtos que emergem do inconsciente.

Partindo dessas considerações, Schilder chega a uma classificação das doenças mentais, na qual considera os distúrbios demenciais — em que inclui a deficiência mental, as agnosias, as afasias, a confusão mental e os fenômenos orgânicos de natureza tóxica — como uma alteração das funções perceptivas do eu. Nessa classificação, a esquizofrenia é considerada uma regressão especial da libido, e a psicose maníaco-depressiva uma regressão parcial e particularmente relacionada com o supereu severo. Vê as psicoses epilépticas como um tipo particular de confusão mental, com sinais aparentados com a afasia. O alcoolismo seria uma regressão particular da libido com reações em face do supereu e confusão mental orgânica.

Em resumo, Schilder sustenta que em cada psicose é preciso descobrir um mecanismo específico no campo do eu perceptivo e no terreno da libido.

11) *Paralisia geral.* As contribuições fundamentais para o conhecimento psicanalítico dessa doença são as de Ferenczi e Hollos, Schilder, Katan, Meninger, Grotjahn e, finalmente, os trabalhos mais recentes de Kenyon, Rapaport e Lozzoff.

Para Ferenczi e Hollos, a paralisia geral deve ser considerada uma patopsicose, ou seja, a uma alteração prévia da estrutura cerebral segue-se uma retirada da libido das funções envolvidas no processo. Isso acarreta uma regressão a fases primitivas do desenvolvimento psíquico, nas quais as funções mentais prejudicadas ainda não existem. Essa regressão não é específica para a paralisia geral, mas é semelhante à que se produz nas psicoses orgânicas.

A lesão orgânica inicia o processo e o seu papel está limitado a tornar possível a regressão. O dano orgânico atua como uma perda narcísica para o eu, ou seja, como uma perda de objeto, acarretando de início os fenômenos depressivos e em seguida, por supercompensação, um estado maníaco. Schilder, que realizou um profundo estudo da P. G. P., sustenta que a demência é o centro do quadro clínico e que ela se deve à lesão da zona do cérebro encarregada de elaborar o pensamento, as antecipações, a avaliação da realidade; a ausência dessas elaborações permite a penetração de desejos pré-conscientes no campo da consciência. O delírio e a estrutura do pensamento na paralisia geral são de caráter trivial, em oposição ao pensamento esquizofrênico, que é de caráter arcaico. Para Schilder, a regressão é rara, aparecendo predominantemente durante o tratamento malárico. Se somente a periferia do eu está prejudicada, manifesta-se uma demência simples; se o ideal do eu permaneceu intacto, a reação é o delírio. Esse autor atribui grande importância ao desenvolvimento prévio ou pré-mórbido da personalidade, para caracterizar as psicoses incluídas no quadro. A infecção sifilítica e o dano orgânico seriam equiparados pelo doente ao castigo pela masturbação e pelos desejos incestuosos. Procura explicar por meio da teoria psicanalítica os produtos patológicos mais freqüentes na paralisia geral, como o delírio de grandeza, a autosuficiência, a euforia, os elementos depressivos, os traços esquizofrênicos e a demência. Com base no que já foi dito, podemos sustentar que a lesão cerebral é primitiva, acarreta a demência e está sempre presente em maior ou menor grau — às vezes é imperceptível, mas é condição prévia e necessária para o aparecimento da psicose paralítica incluída no quadro geral. Os testes mentais evidenciam essa deterioração antes e depois do tratamento, podendo-se falar de um certo grau de irreversibilidade. Consumado o ataque primitivo, produz-se em seguida a regressão, que apresenta o quadro de uma psicose funcional.

A paralisia geral deve ser interpretada como dois processos ou estruturas psicológicos (demência mais psicose) dependentes um do outro, variando o quadro clínico conforme predomine uma ou outra dessas, ou seja, a demência ou a psicose.

12) *Debilidades afetivas*. Do grande grupo dos oligofrênicos, isolou-se para estudo um tipo de doentes cuja característica essencial consiste numa interrupção do desenvolvimento da afetividade. O exame através de testes mentais revela que o distúrbio da evolução refere-se especificamente à vida afetiva, sendo o desenvolvimento mental, na maioria dos casos, normal. Essa dissociação entre a afetividade e a inteligência foi denominada esquizonóia pela Escola Francesa. Também lhe foram dadas outras denominações, como pseudo-debilidade e pseudo-imbecilidade, classificadas entre os distúrbios causados pela inibição. Landauer, Berta Bornstein e Bergler realizaram, do ponto de vista psicanalítico, os estudos mais profundos sobre as formas adultas.

Em colaboração com Arminda Aberastury estudamos a pseudo-debilidade em crianças, chegando a caracterizar alguns tipos — por exemplo, aqueles em que o estancamento psicossexual (infantilismo) é predominantemente oral ou anal. Em outros casos, parece ter havido um processo de regressão, ou seja, após ter sido alcançado um certo grau de evolução, produz-se um retorno a organizações inferiores. Qualificamos esses pacientes como oligotímicos, para estabelecer facilmente sua relação e diferença para com o grupo dos oligofrênicos.

Essas crianças são suscetíveis de tratamento psicanalítico. Com o dr. Arnaldo Rascovsky estudamos um tipo especial de oligotímico na síndrome adiposo-genital pré-púbere do menino.

13) *Epilepsia*. A essa afecção temos dedicado um interesse especial nos últimos tempos. A semelhança entre a sua dinâmica e a dos tratamentos modernos de choque impeliu-nos nesse sentido[1].

Foi Stekel (1911) quem primeiro estudou a epilepsia sob o ponto de vista psicanalítico, admitindo a psicogênese de um grande número de casos. Segundo ele, na crise epiléptica se consumaria a vitória da consciência moral sobre o inconsciente criminoso, a crise substituindo, assim, o crime. No conteúdo latente dos sonhos da maioria desses pacientes, encontrar-se-iam crimes sexuais como estupro, pedofilia, necrofilia, canibalismo, vampirismo, incesto, etc. Destaca, além disso, a freqüência de um complexo fenomenológico de caráter religioso com bondade e solicitude, que seriam supercompensações para o ódio que nesses pacientes é primitivo: "Cristo por fora, Satanás por dentro." Descreve o conteúdo de algumas crises: o epiléptico vive um trauma de sua infância, repete o ato de nascimento, leva a sua regressão até

---

1. *Index*, 1941, vol. III-3 e, sobretudo, *Revista de Psicoanálisis*, 1944, vol. 1, n.º 3, e 1945, vol. II, n.º 4.

a época fetal, experimenta sua própria morte, realiza um ato sexual proibido, comete um delito, etc.

Pouco tempo depois, Pierce Clark (1915), sem conhecer os estudos de Stekel, aborda o problema de um ponto de vista semelhante, sustentando que o ataque epiléptico constitui uma tentativa de satisfação de desejos sexuais. Descreve outros mecanismos, como a identificação com a mãe, a fixação no pai, elementos narcísicos e homossexuais. Esses doentes não suportariam os traumatismos cotidianos e reagem aos danos físicos e psíquicos em forma de ataque, que teria o sentido de um mecanismo protetor de caráter regressivo, uma fuga da realidade para a época fetal.

Schilder (1905) estudou, especialmente, o conteúdo das confusões episódicas e os estados crepusculares pós-paroxísticos. Descobriu que as vivências fundamentais que se encontravam nesses estados eram as de morte e renascimento. Alguns elementos de caráter epiléptico, como religiosidade, beatice e afã de justiça, constituiriam formações reativas em face das tendências agressivas primárias.

Mais ou menos na mesma época, W. Reich (1925) ocupou-se especificamente do ataque epiléptico, apoiando-se na sua teoria da função do orgasmo. Para esse autor, o ataque epiléptico representaria o coito realizado por meio da motricidade epiléptica, uma vez que nessa enfermidade o aparelho genital está excluído do circuito da excitação sexual. Esse orgasmo extragenital seria específico para essa doença e estaria condicionado organicamente, podendo ser desencadeado por via psíquica, sem que isso signifique considerar-se a epilepsia uma doença puramente psicogênica. Para Reich, o ataque obedeceria às condições de uma neurose atual.

Freud, no seu ensaio *Dostoievski e o parricídio* (1930), tenta esclarecer os mecanismos dessa doença. Afirma que a epilepsia apresenta-se como uma enfermidade cuja unidade clínica é apenas aparente e cujos limites são imprecisos. A causa principal de sua determinação é um fator corporal ainda pouco conhecido, sendo possível admitir uma causação puramente psíquica que tem como resultado a formação de um estado particular caracterizado por um tipo de reação e desencadeado por estímulos similares. A igualdade dos sintomas objetivos depõe a favor de um critério funcional que considera na epilepsia a presença de um mecanismo orgânico pré-formado, apto para a descarga de impulsos e capaz de ser acionado tanto por fatores tóxicos ou tissulares como por fatores emocionais. Sob essa dupla aparência seria fácil suspeitar da identidade como o mecanismo fundamental de descarga dos instintos, e Freud lembra que já os médicos na antigüidade qualificavam o coito como uma pequena epilepsia.

A reação epiléptica tem por finalidade descarregar por via somática o montante de excitação cuja elaboração não pode ser realizada por via psíquica. Formulando-se isso em outros termos e referindo-se à mistura e dissociação dos instintos, poder-se-ia dizer que o instinto de destruição entraria a serviço do eros para os fins de descarga, suspeitando-se de que o ataque epiléptico é um produto e um sinal dessa dissociação dos instintos. Freud estabelece uma distinção entre epilepsia orgânica e epilepsia afetiva, de modo que os doentes do primeiro tipo devem ser considerados pacientes cerebrais, orgânicos, e os segundos neuróticos, sendo que a vida anímica é alterada nos primeiros a partir do exterior e nos segundos a partir do interior do próprio aparelho psíquico.

Freud analisa o sentido dos sintomas em Dostoievski, destacando as tendências parricidas, a identificação com o pai morto, o significado da autopunição das crises, o complexo de Édipo, os componentes homossexuais e as relações do eu e do supereu. Poderíamos resumir suas idéias dizendo que um forte instinto de morte, agressão ou destruição, quando consegue expressar-se livremente no mundo exterior, faz do indivíduo um criminoso, ao passo que se for dirigido contra o próprio indivíduo expressa-se como masoquismo, sentimento de culpa e, no caso específico do epiléptico, como ataque. O epiléptico participa alternativamente, e de forma variável para cada caso, dessas duas direções do instinto de morte. Seu caráter habitual é predominantemente sádico ou dominado por formações reativas como bondade, religiosidade, etc., e durante suas crises paroxísticas é profundamente masoquista.

Para Fenichel (1931), a epilepsia é uma organoneurose do cérebro. Nos casos puramente psicogênicos e de acordo com a natureza arcaica do sistema epileptóide, a regressão é mais profunda e mais narcisicamente fixada do que a da simples histeria de conversão. O autor descreve um tipo especial de caráter oral, caracterizado por indivíduos que aderem ao objeto certamente movidos por uma grande angústia diante da possível perda de objeto. Essa aderência por sucção está muito vinculada a uma característica da personalidade epiléptica: a viscosidade.

S. E. Jelliffe (1935-1937) considera como distúrbio essencial e comum a todas as formas de epilepsia uma distribuição defeituosa ou deficiente da energia nervosa, causada de muitas maneiras e através de diversas vias. Do ponto de vista psicológico, o ataque é, para esse autor, uma fuga para um estado de inconsciência, que aparece em épocas de grandes tensões, resultantes de conflitos ou de crises de desenvolvimento, como a puberdade, que exigem uma série de reajustes psicológicos, fisiológicos e sociais. O ataque é, portanto, uma tentativa de adaptação às exigências da vida e uma tentativa de evasão ou fuga em face de estímulos intoleráveis, sejam eles internos, como toxinas ou um tumor, ou externos, como situações vitais.

A. Kardiner (1932-1941) tenta uma compreensão dos problemas do eu valendo-se do estudo da neurose traumática e das reações epilépticas, substituindo o princípio etiológico da privação pelo do trauma. A característica deste último é que, além de danificar o valor narcísico de um determinado apêndice do eu, também danifica o seu valor de utilidade: Além disso, Kardiner estuda o automatismo da repetição, a dissociação dos instintos, afirmando que na reação epiléptica dá-se uma dissociação deles, ao serem libertadas tendências agressivas que normalmente atuam no interesse da libido mas que, nesse caso particular, descarregam-se de forma destrutiva contra o mundo exterior ou contra o próprio eu.

Finalmente, A. Hendrick (1940) faz observações interessantes depois de analisar profundamente dois epilépticos durante mais de dois anos. Afirma que os ataques epilépticos muitas vezes podem ser desencadeados por crises de ansiedade, freqüentemente relacionadas com as auras. Destaca a importância das observações psicológicas e considera-as de grande interesse para o estudo fisiológico da epilepsia. As observações psicanalíticas indicam a possibilidade de que o distúrbio cortical seja iniciado ou desencadeado por tensões críticas do sistema autônomo, cuja descarga como crise de ansiedade nessa doença é inibida, relacionando os sintomas da síndrome de ansiedade com a etiologia das convulsões. Hendrick afirma que, para definir as causas originais dos ataques em termos de estrutura orgânica e função, a fisiologia deveria explicar a base neurológica e hormonal dessas síndromes de ansiedade, o mecanismo pelo qual são inibidas, e a base fisiológica e anatômica pela qual essa tensão do sistema autônomo é descarregada através do sistema nervoso central, sob forma de ataque epiléptico.

C
Relações entre a psicanálise e a psiquiatria

Freud abordou esse problema em suas *Conferências introdutórias sobre psicanálise*, onde, ao interpretar o sentido de um ato sintomático e o de um delírio de ciúme, delimita o trabalho das duas disciplinas. Surpreende-se com o fato de que se possa falar de uma contradição entre ambas, dizendo que, pelo contrário, elas se complementam, encontrando-se numa relação semelhante à que existe entre a histologia e a anatomia, a primeira estudando as células e os tecidos (psicanálise) e a segunda as formas exteriores (psiquiatria clínica).

Uma contradição entre duas ordens de estudos, continuação um do outro, é inconcebível. A anatomia constitui hoje a base da medicina científica, mas houve uma época em que a dissecação de cadáveres humanos, praticada com o objetivo de estudar a estrutura interna do corpo, estava rigorosamente proibida, assim como hoje, ainda segundo Freud, considera-se condenável dedicar-se à psicanálise para investigar o funcionamento íntimo da vida psíquica. É o psiquiatra e não a psiquiatria — afirma Freud — que se opõe à psicanálise, e não tardará em impor-se a convicção de que uma psiquiatria verdadeiramente científica deverá ter um conhecimento profundo sobre os misteriosos processos inconscientes que se desenvolvem em nosso psiquismo.

Freud também afirma que uma grande parte do trabalho psiquiátrico é confiado pelo psicanalista à psicologia, mas que constituiria um grave erro supor que a análise aspira a uma concepção puramente psicológica das perturbações anímicas. Não se pode ignorar que a outra metade do trabalho psiquiátrico tem por finalidade o estudo da influência dos fatores orgânicos (mecânicos, tóxicos e infecciosos) sobre o aparelho anímico. Na etiologia dos distúrbios psíquicos, Freud não admite, nem mesmo para os distúrbios leves, como as neuroses, uma origem puramente psicogênica; pelo contrário, procura a sua motivação na influência que a vida anímica sofre de um elemento indubitavelmente orgânico.

Em linhas gerais, podemos caracterizar a investigação psicanalítica do ponto de vista do sintoma, da etiologia geral, do material e do investigador.

A) Do ponto de vista do sintoma, estudamos nele quatro características:

a) *O sintoma tem uma estrutura determinada*, ou seja, tem caracteres formais que o diferenciam dos demais, tendo sido tarefa da psiquiatria pré-analítica realizar esse trabalho de delimitação e avaliação, do ponto de vista do diagnóstico e do prognóstico. A psiquiatria tem por finalidade específica apenas o estudo desse plano de compreensão.

b) *O sintoma tem um sentido*, ou seja, não aparece ao acaso. Seu conteúdo está estreitamente vinculado à história individual do sujeito. Através da sua análise, o sintoma adquire um significado. Esse trabalho é realizado pela nossa compreensão da gênese e simbologia dos fenômenos neuróticos.

c) *O sintoma tem uma finalidade*, ou seja, a descarga de tensões. É uma tentativa de cura, na medida em que procura aliviar o conflito neurótico e restabelecer uma boa relação com a realidade.

d) *O sintoma tem uma causa*, provém do conflito neurótico e foi elaborado pelo eu com o objetivo de se defender da angústia e do desprazer.

B) Ao focalizar o problema da etiologia, Freud divide os fatores em duas categorias, os que são dependentes da vida instintiva e os que são dependentes do eu. Essa maneira de ver a etiologia das neuroses e das psicoses possibilita a inclusão de todos os fatores assinalados como produtores da doença, sejam eles de natureza endógena ou exógena. A psicanálise leva-nos então, como disse Freud, a prescindir das estéreis antíteses entre os fatores externos e internos, entre o destino do indivíduo e sua constituição. Ela nos ensina a ver a causa da aquisição de uma neurose numa determinada situação psíquica suscetível de ser estabelecida por diversos caminhos.

C) Considerando o material a ser investigado, a psicanálise ampliou o campo de investigação com sua noção da vida inconsciente, ao passo que a psiquiatria somente leva em conta o consciente, o que aparece.

D) Para realizar uma investigação em profundidade é necessário eliminar os nossos próprios escotomas psíquicos. O futuro psicanalista submete-se por isso a uma análise prolongada, como trânsito prévio e indispensável, com o objetivo de superar suas próprias repressões e poder abordar sem preconceitos a vida psíquica em sua totalidade. Como conclusão citaremos esta frase:

"A psiquiatria é atualmente uma ciência essencialmente descritiva e classificatória, de orientação mais somática do que psicológica, e carente de possibilidades de explicação dos fenômenos observados. Mas a psicanálise não se contrapõe a ela, como se poderia supor em face da atitude quase geral dos psiquiatras. Como psicologia em profundidade ou abissal, como psicologia dos processos anímicos subtraídos à consciência, ela é chamada a oferecer à psiquiatria uma subestrutura imprescindível, e a ajudá-la a superar suas limitações atuais. O futuro criará certamente uma psiquiatria científica, para a qual a psicanálise terá servido de introdução e fundamento." (Freud)

CONTRIBUIÇÃO PARA A TEORIA PSICANALÍTICA DA ESQUIZOFRENIA*

Na causação de uma esquizofrenia intervêm os mesmos fatores que nas neuroses. A equação etiológica considerada do ponto de vista evolutivo deve compreender as séries complementares que Freud descreveu e que condicionam tanto a disposição para as neuroses quanto a situação desencadeante da esquizofrenia. A essas duas séries complementares acrescentamos uma outra, relacionada com as experiências que o feto sofre em conseqüência das vivências da mãe. O esquema geral pode ser expresso da seguinte forma: a primeira série complementar, que dá como resultado o que se chama de componente constitucional, é condicionada pela herança no sentido genotípico, e pelas modificações que a vida fetal pode sofrer através das experiências emocionais da mãe. A complexidade desses fatores condiciona a constituição do indivíduo, que, junto com as experiências infantis, configura o que em psicanálise se chama de disposição para a neurose e que se expressa em determinadas fixações da libido ocorridas durante o desenvolvimento, constituindo este a segunda série complementar. A terceira série será condicionada pelos citados fatores disposicionais e pela situação atual desencadeante, que se expressa, em última instância, por um estancamento da libido, o qual se produz seja em virtude de fatores internos, endógenos, biológicos, seja por causa de fatores externos, expressos como bloqueio, frustração, etc. A situação dinamogênica consiste sempre nesse estancamento da libido, que cria dentro do aparelho psíquico um mal-estar que obriga o eu a mobilizar seus mecanismos de defesa a fim de dominar a situação. Considerados os fatores etiopatogênicos na situação atual desencadeante, eles dependem tanto dos instintos como do eu. Qualquer fator que produza um incremento das tensões instintivas, seja por uma causa endógena (teoria endógena) ou por uma causa exógena (teoria exógena ou reativa), ou pon-

* *Revista de Psicoanálisis*, julho de 1946, ano IV, n? 1.

que o eu se debilita em virtude de um dano em sua estrutura orgânica (teoria tóxica), gera uma situação básica caracterizada por um estancamento, a partir do qual se deflagra o processo da doença. Essa situação de estancamento produzida no plano genital acarreta a regressão a fases anteriores do desenvolvimento da libido, específicas ou disposicionais para cada indivíduo, e a partir das quais se configura a estrutura neurótica ou psicótica. A regressão produzida em decorrência das dificuldades no plano genital reativa toda a vida sexual infantil e perversa polimorfa, seja como tendência ou como fantasias ligadas a cada fase do desenvolvimento. É assim que esse material é encontrado no conteúdo latente de todos os sintomas neuróticos e psicóticos, que, tomados num sentido imediato, podem ser considerados o negativo da perversão. Por exemplo, por trás da recusa de alimentos, encontramos fantasias canibalísticas ou coprofílicas, existindo às vezes a alternância de perversão e psicose — por exemplo, coprofagia e recusa de alimentos conforme o grau de atuação do eu diante de determinadas tendências. Em linhas gerais, podemos estabelecer três tipos básicos de equação etiológica tendo em conta o fator predominante, mas tendo em mente que sempre estão presentes todos eles numa proporção específica para cada caso. Esses tipos são: 1) aqueles em que existe um predomínio do fator hereditário; 2) aqueles em que há predomínio do fator disposicional; e 3) aqueles casos em que a psicose se apresenta como produzida pela atuação predominante dos fatores atuais, que podem ser referidos tanto ao instinto quanto ao eu.

Os primeiros dois tipos costumam ser incluídos entre as psicoses de tipo endógeno e o terceiro entre as psicoses reativas. Entretanto, o exame detalhado da equação etiológica das psicoses comprova a intervenção permanente desses três fatores em proporções determinadas para se obter uma certa *quantidade de causação*, por assim dizer. Dispensam-se assim, como disse Freud, antíteses estéreis entre endógeno e exógeno, ou seja, entre o destino do indivíduo e sua constituição, e aprendemos a ver a causa da doença numa determinada situação psíquica suscetível de ser estabelecida por vários caminhos. A situação desencadeante, denominada em sentido genérico conflito atual[1], funciona como agente provocador, sendo mais ou menos inespecífica e condicionando somente o início da regressão a determinadas etapas do desenvolvimento da libido — estas, sim, específicas para cada psicose e atuando como pontos disposicionais.

Depois de ter analisado a sintomatologia das psicoses esquizofrênicas, reverteremos ao mecanismo de sua gênese; por agora, diremos apenas que toda psicose se desenvolve em dois tempos, o primeiro con-

---

1. É um equívoco considerar a teoria psicanalítica levando em conta apenas esse último fator. Na realidade, ela é uma teoria integral psicobiológica.

dicionando o surgimento de uma perversão latente como mecanismo de defesa para evitar a castração ou negá-la, e num segundo tempo surgindo a psicose propriamente dita, como tentativa do eu de negar a perversão e acalmar a ansiedade, ligada ao conflito neurótico desencadeado entre essas tendências e o eu que se opõe à sua realização. Vista desse modo, toda psicose se inicia com uma depressão. O trabalho para tentar desfazer-se dela, ou seja, superá-la num sentido geral, pode configurar uma mania, uma hipocondria e, finalmente, uma paranóia (estes termos são equivalentes, no que se refere a psicodinamismos). Os esquizofrênicos estruturam-se com uma mistura desses dinamismos (daí o seu polimorfismo). A isso soma-se uma regressão do eu a uma fase primitiva, fazendo surgir um pensamento mágico, por um lado, e sintomas psicomotores, por outro. Essa regressão do eu é o único processo específico da esquizofrenia.

Com o propósito de encarar o problema das psicoses esquizofrênicas é necessário, antes de abordar plenamente a questão, expor, ainda que de forma sucinta, a teoria psicanalítica da psicose.

Além de seus múltiplos trabalhos sobre a paranóia, a demência paranóide, a melancolia, o narcisismo, etc., Freud abordou também o problema geral da psicose em três trabalhos sucessivos: *Neurose e psicose* (1924), *A perda da realidade nas neuroses e psicoses* e, finalmente, um ensaio sobre o fetichismo.

No primeiro, Freud define as neuroses como resultado de um conflito entre o eu e o id, sendo as psicoses, em contrapartida, o resultado de um conflito entre o eu e o mundo exterior. Isso constituiria a diferença genética mais importante entre esses dois tipos de afecções.

No segundo trabalho, Freud insiste na diferença, sustentando que uma das características que diferencia as neuroses da psicose consiste no fato de que, nas neuroses, o eu, obedecendo às exigências da realidade, reprime uma parte do id (vida instintiva), enquanto que na psicose o eu, dependendo neste caso do id, retrai-se de uma parte da própria realidade. O resultado é que, nas neuroses, o influxo da realidade domina, ao passo que, nas psicoses, o domínio cabe ao influxo do id, sendo a perda da realidade um fenômeno típico das psicoses e estranho às neuroses.

Dando prosseguimento aos estudos de Freud, Ángel Garma acaba encontrando a solução que, a nosso ver, também está de acordo com a observação clínica diária.

Começa por passar em revista os sintomas mais freqüentes dessa doença, como a despersonalização, a vivência do fim do mundo, os sentimentos de culpa, as automutilações, as idéias de grandeza, de perseguição, etc., chegando à conclusão de que a rejeição intensa dos instintos é acompanhada da perda dos objetos e de uma perda parcial do eu, de maneira que não se poderia considerar a rejeição da realidade e a rejeição do id como dois processos contraditórios. Além dessa dupla perda — da realidade e de uma parte do eu —, a situação seria dominada por uma posição passivo-masoquista muito mais intensa do que na neurose, com um predomínio da libido homossexual. Isso é uma conseqüência da rejeição dos instintos homossexuais, acompanhada de uma situação psíquica caracterizada por uma subordinação do eu ao supereu. Quer dizer que tanto nas neuroses como nas psicoses há uma rejeição da vida instintiva, e que as diferenças formais ou estruturais que existem entre os dois tipos de afecções são regidas por diferenças quantitativas, no que se refere à intensidade da rejeição. Assim, a fórmula dada por Freud para as neuroses no sentido de que elas são o resultado do conflito entre o id e o eu, a serviço do supereu, também é válida, em toda a sua extensão, para as psicoses.

Análise da sintomatologia

Partindo desses postulados, tentarei ordenar os sintomas da esquizofrenia em torno de sete processos principais, estreitamente interligados e interdependentes mas que, do ponto de vista prático, constituem um plano mais profundo de ordenação do que o até agora realizado. Esses processos são: 1) a repressão; 2) a subordinação ou submissão do eu ao supereu; 3) o predomínio da libido homossexual; 4) os fenômenos ligados à regressão da libido do eu e supereu; 5) a dissociação dos instintos; 6) os fenômenos de restituição; e 7) o que subsiste ainda de normal no eu do psicótico.

O primeiro grupo de sintomas relaciona-se com o próprio processo da repressão. Segundo Garma, o id por um lado, a realidade na medida em que está apta a satisfazer os desejos do id, e o eu que examina a realidade, constituem uma unidade que ele denomina unidade de prazer, seguindo a terminologia que Briding adotou apenas para aquele processo que inclui somente um instinto parcial e seu objeto. No ato da repressão há uma rejeição desses três componentes, ou seja, uma repressão da vida instintiva acompanhada de uma perda da realidade e, finalmente, uma perda parcial do eu. Os instintos reprimidos são, no homem, os ativo-masculinos (na mulher, os opostos), acarretando esse processo uma intensificação dos instintos passivo-femininos. A libido homossexual adquire então um predomínio sobre a heterossexual, tanto nas neuroses como nas psicoses, mas sendo muito maior nestas últimas. Quando a repressão é brusca, repentina, a perda da realidade expressa-se pela *vivência de fim do mundo*, caracterizando-se nos casos de evolução mais lenta pela *despersonalização*. A *introversão* e o *autismo* são as conseqüências desse processo de perda da realidade ou de perda de contato com a realidade, tendo na introversão um caráter reversível, ao passo que no autismo essa atitude permanece fixada.

A repressão do próprio corpo e a perda do sentimento do eu, que se expressam sob forma de *estranhamento do corpo e do eu*, também derivam da repressão de determinadas representações, juntamente com seus componentes instintivos. A repressão de uma parte do eu, que acompanha todo o processo de repressão, dá lugar a pontos cegos ou escotomas dentro do eu, os quais podemos designar por *alucinações negativas*, graças às quais os pacientes projetam suas vivências desagradáveis e tentam recuperar suas relações com a realidade.

A vivência de "fim de mundo" ou sentimento catastrófico caracteriza-se, como afirma Nunberg, pelo fato de o mundo se apresentar aos olhos do paciente como incolor, enevoado, morto, vazio. Essa vivência é o resultado de uma subtração brusca das cargas libidinais correspondentes aos objetos do mundo exterior, acompanhada, devido à regressão, de uma dissociação dos instintos e de uma liberação dos instintos destrutivos. Em vez de uma relação libidinal com o ambiente, ela se estabelece num plano sádico, sendo que a vivência de "fim de mundo" ou sentimento catastrófico constitui a expressão do tratamento sofrido pelas representações dos objetos por parte do instinto de agressão liberado. A projeção para o exterior do sentimento interno de catástrofe, de destruição do seu próprio mundo interior e corporal, é que dá origem a essa vivência, tão típica das esquizofrenias de início agudo.

Nos estudos de estupor catatônico, a subtração libidinal é tão completa que os pacientes não só perdem o contato com a realidade como, impossibilitados de projetar para o exterior esse sentimento de catástrofe, têm a *vivência de sua própria morte*. A energia subtraída das representações dos objetos desloca-se para as representações do eu e dos órgãos na qualidade de libido narcísica, acarretando os sintomas hipocondríacos e vivências de vôo, alargamento do corpo, isto é, variações da imagem corporal.

Schilder afirma que a somatopsique, no sentido de Wernicke, é particularmente afetada na esquizofrenia, predominando as modificações da imagem corporal, que ele relaciona com perturbações da função occipito-parietal. Mas ele encontra nas síndromes puramente orgânicas uma relação interna muito escassa entre a história individual do sujeito e a do sintoma, enquanto que na esquizofrenia essa relação interna é muito clara, sendo evidente o valor simbólico de muitas das idéias expressas pelos doentes.

Os trabalhos de Angyal e as investigações de Lauretta Bender, Schilder, e ainda os testes da *Gestalt* e o teste de Goodenough, fornecem dados de grande valor de diagnóstico e prognóstico. A libido proveniente dos objetos desloca-se para as representações dos órgãos integrados no esquema do corpo, que são invadidas por um tipo especial de libido, a libido homossexual. Os doentes elaboram essa situação sentindo-se transformar em mulher ou em outras formas onde aparece com clareza a sua relação simbólica com a castração. Outros têm a impressão de estar torcidos, deformados, essas idéias expressando a alteração de sua fórmula instintiva produzida pelo processo esquizofrênico. Essas perturbações do esquema corporal podem estar latentes e ser reativadas, por exemplo, durante o tratamento insulínico, uma vez que o coma leva a introversão da libido à sua expressão máxima, reforçando-se a alteração latente durante o coma.

Dois dos nossos pacientes expressaram essa situação de forma muito clara. Um deles, esquizofrênico catatônico, ao entrar no coma queixava-se de forma bem manifesta. Interrompido o coma, interroguei-o sobre o que lhe acontecia. Disse-me o que sentia cada vez que eu passava pelo corredor formado pelas duas filas de camas da enfermaria: "Tenho a impressão de que o meu corpo se amplia, se estira tanto, que chega até as camas em frente, e que o senhor, ao passar, me machuca as pernas. Por isso eu grito."

Outro paciente esquizofrênico, ao sair do primeiro coma, declarou o seguinte: "Doutor, foi horrível o que senti durante a injeção; parecia que tinha me transformado num verme, numa larva que se arrastava pelo chão e penetrava em muitos buracos em busca do próprio sustento; tinha grande dificuldade para respirar ao penetrar neles, sofria muito e renegava aquele tipo de vida."

A experiência sofrida por Gregório Samsa, o herói de *A metamorfose* de Kafka: "Ao despertar certa manhã, após um sono intranqüilo, Samsa encontrou-se em sua cama convertido num monstruoso inseto. Estava deitado sobre a dura carapaça do seu ombro e, ao erguer um pouco a cabeça, viu a figura convexa de seu ventre escuro sulcado por calosidades sinuosas, cuja proeminência mal segurava a colcha, prestes a escorregar para o chão; inúmeras patas, lamentavelmente esquálidas em comparação com a grossura habitual de suas pernas, ofereciam a seus olhos o espetáculo de uma agitação incoerente."

O último paciente citado acima teve três vezes consecutivas a mesma experiência, que se transformou depois no seguinte: "Sentia as minhas pernas crescerem, ficarem tão compridas, que alguma coisa teria de me acontecer por isso; quando alguém passava entre as camas eu sentia uma dor forte em todos os ossos."

Essas sensações de alongamento e encurtamento do corpo, juntamente com macroxias e microxias, vivência de morte, interpretação do coma como um castigo e grande angústia são observadas com muita freqüência no decorrer do tratamento de Sakel. Os distúrbios do esquema corporal relacionados com a genitalização do corpo, identidade corpo-pênis, vivências de vôo, que se produzem tanto no sonho como no coma, são a expressão do aumento da libido narcísica e representam sobretudo situações relacionadas com a castração, submissão ao pai, ao superue, ou seja, mecanismos semelhantes aos que se observam na impotência, no plano genital. O mesmo se pode dizer a respeito do sentido latente do relato de Kafka.

Esses sintomas referentes às alterações do esquema corporal têm grande valor prognóstico. São um reflexo do processo esquizofrênico, da transformação operante, e Manz lhes atribui o mesmo valor ao referir-se "às estranhas alterações da sensibilidade corporal, parestesias, irradiações nervosas, que podem manifestar-se como sensação de aumento ou de diminuição de uma parte do corpo, ou de uma determinada extremidade, etc., num dano ou distúrbio condicionado de maneira profundamente vital, em particular na esfera sexual".

1) Com esse primeiro grupo de sintomas, estreitamente ligados ao processo de repressão em suas variações de grau e rapidez, estão relacionados todos aqueles fenômenos dados como típicos do processo esquizofrênico: ser a vivência da enfermidade, a transformação subjetiva, a advertência de uma ameaça ao eu e sua unidade, a sensação de perda, de decadência da individualidade, etc. A vivência da insuficiência, do empalidecer da própria atividade e a falta absoluta de consciência de atividade, a consciência da variação, de um perigo que se aproxima e, em conseqüência disso, o estado de ânimo intranqüilo, a incerteza e o espanto, a confusão e a perplexidade, o sentimento angustiante e inquietante da comoção (estado de ânimo esquizofrênico), tudo isso está relacionado com a angústia do início e com o processo de repressão. A vivência da transformação, a perda de constância e precisão da estrutura do pensamento, o desaparecimento das fronteiras do eu, junto com a clareza do sintoma, a lucidez, os sintomas relacionados com o esquema corporal, seriam para Manz a expressão de um processo orgânico não organizável. A forma do curso do processo esquizofrênico, isto é, a rapidez da destruição e sua intensidade condicionam duas formas de evolução: a *catástrofe esquizofrênica*, caracterizada por uma decadência rápida, deletéria, predominantemente contínua, e o *surto esquizofrênico*, caracterizado por adquirir uma forma descontínua em seu curso, que pode terminar com uma detenção ou remissão mas que, afinal, representa uma submissão gradual da personalidade.

2) O segundo grupo de sintomas é o que se relaciona com a submissão ou subordinação do eu ao supereu. Entre eles estão os fenômenos de *sugestividade*, *obediência automática a ordens*, os *fenômenos de eco-atividade*, como a *ecopraxia*, *ecomimia*, *ecolalia* e *catalepsia*, sobretudo no que se refere às atitudes conservadas, a insensibilidade à dor, as automutilações, etc. Esses sintomas são produto de uma submissão masoquista do eu ao seu supereu exigente e sádico, situação que gera os fenômenos relacionados com o sentimento de culpa, necessidade de punição, expiação, auto-acusações, automutilações, suicídio, idéias de influência, os já mencionados distúrbios do esquema corporal, idéias relacionadas com o hipnotismo, manipulações dos ge-

nitais, repressão do próprio corpo, perda dos limites do eu e sua conseqüência, o transitivismo, fantasias de volta ao ventre materno, identificações, idéias de grandeza, místicas, de onipotência, de sacrifício, etc. Os fenômenos de masoquismo, sobretudo o masoquismo moral, são conseqüências desse mesmo processo.

3) O terceiro grupo de sintomas está especificamente relacionado com a *libido homossexual*, intensificada pela repressão dos instintos ativo-masculinos. O comportamento do eu diante dela varia em cada caso. Se o eu tenta se defender desse acúmulo de libido homossexual fazendo uso da projeção como mecanismo de defesa, surgem os sintomas da estrutura paranóide. Conforme a forma escolhida para resolver esse conflito, aparecerão idéias de perseguição, ciúmes, erotomania. Em outros casos, como já vimos, certa quantidade de libido homossexual é elaborada como fantasias de transformação corporal. Se a situação homossexual é aceita pelo eu, o doente cai na perversão, defendendo-se assim da psicose.

A identificação com a mãe, fantasias de gravidez, o maneirismo, os melindres, a excentricidade e certas mudanças fisiológicas e morfológicas — por exemplo, mudança de voz, alterações na pele, como a típica acne dos esquizofrênicos — são conseqüências da mudança da fórmula endócrina.

4) O quarto grupo de sintomas relaciona-se com a regressão da libido, do eu e do supereu, bem característica na esquizofrenia.

A regressão da libido chega, nessas psicoses, a estágios muito primitivos, como o oral primário e, às vezes, até um estágio pré-natal. Essa regressão faz-se a pontos de fixação previamente estabelecidos, como nas neuroses, pela intromissão de fatores constitucionais e acidentais. A disposição à esquizofrenia é constituída por fortes pontos de fixação no estágio oral primário. A regressão efetua-se principalmente para esse ponto de fixação, ainda que existam outros acessórios, como o pré-natal, o oral secundário, o anal primário, estruturando-se a partir de cada um deles os sintomas relacionados com as tendências parciais, seja na forma de satisfação ou de defesa contra elas, como sucede com maior freqüência. Isso explicaria a presença de sintomas de uma ou outra categoria como, por exemplo, a alternância de coprofagia e recusa de alimentos.

Durante o processo de regressão, a libido reativa, além disso, uma série de fantasias que tinham permanecido mais ou menos inconscientes, inativas, sendo específicas a cada estágio evolutivo da libido. Por exemplo, no começo do processo esquizofrênico podem-se encontrar algumas fantasias relacionadas com o nascimento, a teoria da cloaca, a cena primitiva, sedução, gravidez, peito materno, regressão ao ventre materno, nascimento oral, fecundação oral, etc. Cada fase do desenvolvimento da libido dispõe de um modo típico de expressão e as fantasias específicas a cada uma delas são um exemplo disso. Essas fantasias reativadas pela regressão podem tender para a realização ou para a defesa contra elas.

Mas a regressão não ocorre somente no terreno da libido, uma vez que na esquizofrenia o eu também regride para fases muito mais primitivas do seu desenvolvimento, sendo a regressão a um eu infantil *desagregado* sua característica mais específica. As denominações que se seguem levam em conta esse aspecto do eu, desagregado pela regressão: ataxia intrapsíquica (Stransky), esquizofrenia (Bleuler), discordância (Chaslin), orquestra sem regente (Kraepelin), distúrbios da coordenação sob a forma de distúrbio paralógico da atividade (Kleist), destruição do consciente com emancipação de vias associativas anexas (O. Gross), etc. A regressão da libido é narcísica (narcisismo secundário), o narcisismo primitivo é reativado, sendo que esse fenômeno, segundo Freud, é responsável pelo surgimento das idéias de grandeza e hipocondríacas. Isso é, na realidade, a condição econômica. O aparelho de influência usado pelos perseguidores é, segundo Tausk, uma "réplica inconsciente do próprio corpo", expelida para o exterior por meio da projeção e voltada contra o sujeito. Isso pode representar um único órgão, como o pênis ou as nádegas e, segundo Fenichel, muitas das invenções dos esquizofrênicos também são projeções dos órgãos do próprio sujeito. Creio, entretanto, que tudo gira em torno da angústia de castração e impotência, como por exemplo aqueles cujo tema é "o movimento contínuo", tentativa de superar a situação básica. Do ponto de vista formal e cronológico, o pensamento, nesse caso, não é regido pelas leis do pensamento lógico, mas pelas leis do pensamento prélógico, mágico e infantil. Observam-se os fenômenos de participação, projeção, transitivismo, personificações, onipotência de pensamento, etc. Devido a essa regressão do eu a uma fase onde este ainda não tinha realizado a sua síntese, explica-se a coexistência de diferentes núcleos mais ou menos autônomos dentro do eu esquizofrênico pelo fato de *diferentes identificações* atuarem independentemente. Isso também deve ser relacionado a um certo tipo de interceptações, pseudoalucinações, eco do pensamento. Os sintomas psicomotores da catatonia também são produtos da regressão do eu e da liberação de mecanismos arcaicos que deixam de ser controlados pelo eu, tornam-se independentes e adquirem determinados graus de automatização e ritmo. A perda dos sistemas de integração do eu em virtude da regressão dá à motricidade catatônica o seu aspecto caótico, os sistemas de excitação e inibição funcionando de forma anormal.

A regressão da libido e do eu é acompanhada pela do supereu, que por esse motivo torna-se arcaico e cruel, criando-se assim a situação masoquista do eu diante do supereu. Se esse supereu regressivo e sádico permanece dentro dos limites da própria personalidade, adquire os caracteres de um supereu melancólico; mas, na esquizofrenia, ele é geralmente projetado para o exterior, dando origem aos delírios de observação e influência que reproduzem as funções dessa instância psíquica que se expressa por idéias de observação, roubo, adivinhação do pensamento, vigilância, censura e castigo. "Sou observado, vigiado, criticado, insultado, adivinham meus pensamentos, sou dirigido e castigado", manifestam os doentes. Com esse tipo de delírio está relacionado o "aparelho de influência" usado pelos perseguidores, que representa, em última instância, o pênis da mãe (fetichismo alucinatório de caráter negativo persecutório). A situação do psicótico estaria traduzida por uma submissão masoquista e anal diante da mãe fálica.

5) O quinto grupo de sintomas está diretamente relacionado com os instintos e sua dissociação durante o processo de regressão. Já sabemos que esta, na esquizofrenia, produz-se num grau profundo, acarretando uma dissociação dos instintos de vida e de morte, os quais, num plano normal, atuam perfeitamente misturados.

O instinto de morte, colocado em liberdade por esse processo, orienta-se em duas direções e dá lugar a duas séries de fenômenos bem típicos nessas psicoses. Se a agressão se expressa de dentro para fora, constitui o sintoma denominado negativismo; Freud afirma que o prazer geral de negar, o negativismo dos pacientes psicóticos, deve ser considerado um indicador da provável dissociação dos instintos por supressão dos componentes libidinais. Além dessa atitude diante do mundo, a agressão pode expressar-se de forma mais direta e, às vezes, de forma brutal, como ocorre em certos êxtases dos catatônicos.

Parte do instinto de morte é canalizado pelo supereu; o supereu então torna-se sádico e estabelece uma relação particular com o eu. O masoquismo, sobretudo em sua forma moral, relaciona-se com essa introjeção do sadismo, existindo na esquizofrenia também os outros tipos de masoquismo: o erógeno e o feminino.

Relacionado com a regressão e a dissociação dos instintos encontraremos outro sintoma bem típico da esquizofrenia, a ambivalência[2], que Bleuler descreveu justamente ao estudar essas psicoses. A vida psíquica do esquizofrênico é dominada por essa ambivalência, com exclusão das formas mais regressivas, como o estupor catatônico, por exemplo, onde a regressão se faz numa fase pré-ambivalente. Nesse caso, a vida psíquica é dominada pelo instinto de morte, a passividade é absoluta. Seria um estado semelhante à morte.

---

2. Analisando mais detidamente o processo, preferimos atualmente denominá-lo "situação divalente", uma vez que a dissociação do vínculo em bom e mau provoca a divalência, ou seja, a dupla valência em termos de objetos parciais. Só com a existência de um objeto total a ambivalência se torna possível. Ver "Introdução a uma nova problemática para a psiquiatria".

Os fenômenos de ambitendência no plano clínico expressam-se pelos fenômenos de sugestividade, obediência passiva e, por outro lado, pelo negativismo ou a oposição ativa diante do mundo. Esses fenômenos de sugestividade e negativismo podem coexistir no mesmo momento, referidos a uma determinada atitude ou localizados em cada hemicorpo do sujeito. Tive ocasião de observar um caso desse tipo, onde havia negativismo do lado esquerdo e sugestividade do lado direito.

6) O sexto grupo de sintomas está relacionado com as tentativas de recuperar as relações com o mundo dos objetos. Muitas ilusões, alucinações, idéias delirantes e certos tipos de conduta são fenômenos dessa categoria.

Essas tentativas realizam-se a partir dos diversos pontos de fixação e regressão, complicando-se desse modo a sintomatologia dessas psicoses. Nos quadros agudos ainda não se observam esses sintomas secundários. Isso só ocorrerá nos quadros crônicos, em que a superestrutura psicótica existente pertence em sua quase totalidade a fenômenos desse tipo, como nas parafrenias, consideradas em seu sentido clássico.

Outros dois sintomas relacionados com essas tentativas são as estereotipias e a linguagem esquizofrênica. Como se sabe, as estereotipias constituem movimentos ou atos que se repetem da mesma forma, com aparência de uma atividade automática. Entretanto, esses movimentos ou atitudes têm um conteúdo compreensível e uma finalidade. Isso já foi admitido por Bleuler quando citou o caso de uma paciente que em sua estereotipia representava os movimentos do sapateiro, porque o amante dela tinha esse ofício; outra paciente executava os movimentos de um baile porque tinha conhecido seu noivo durante um baile. Uma paciente de Jung repetia de forma estereotipada o ato de costurar, relacionado também com o ofício do noivo, cuja morte desencadeara o processo esquizofrênico na paciente. Os casos que pudemos analisar provam que o doente repete em sua estereotipia uma situação traumática, com a finalidade de descarregar tensões, satisfazer desejos e, finalmente, como tentativa de recuperar ou fixar os objetos através da fantasia. A natureza puramente auto-erótica dessas manifestações parece ser certa em algumas formas muito primitivas, sendo equivalentes de uma masturbação sem representações de objeto.

Já mencionamos que o esquizofrênico perdeu os seus objetos libidinosos em decorrência da intensa repressão dos seus instintos. Ao tentar recuperar essa relação com eles, só consegue fazê-lo com as representações verbais ou fonéticas, que não são tratadas como tais, mas como se fossem os próprios objetos. A forma como essa linguagem é elaborada deve-se a que o processo primário típico da elaboração onírica entra em jogo, empregando os mesmos mecanismos, ou seja, o deslocamento, a condensação, a dramatização, a simbolização, etc. O simbolismo sexual do pensamento esquizofrênico atraiu a atenção de muitos investigadores. O pensamento habitual neles, de tipo mágico, encontra-se por isso muito perto do nosso pensamento onírico, devendo-se também a isso a facilidade com que o terapeuta pode captar o sentido e, sobretudo, os símbolos expressos por eles.

Relacionados com essa elaboração especial do pensamento esquizofrênico sob o primado do processo primário, encontram-se componentes hereditários, constituição pícnica ou personalidade ciesquizofrênica. Esse tipo de linguagem chega à sua expressão máxima na esquizofrenia.

7) Além dessa série de fenômenos estreitamente ligados ao processo da doença, devem-se considerar outros relacionados com o que ainda possa restar de normal ou neurótico na estrutura total do quadro esquizofrênico, encontrando-se um certo núcleo que permanece em relação com a realidade. O eu do esquizofrênico pode integrar assim um núcleo normal, outro neurótico, de introversão, próximo da normalidade e reversível. A ponderação desses comportamentos tem grande valia do ponto de vista do prognóstico, sobretudo no que se refere ao tratamento psicanalítico. A transferência pode estabelecer-se a partir desse nível com características de uma transferência neurótica, ou a partir de um núcleo psicótico, estabelecendo-se então uma relação com o médico como uma tentativa de recuperar os objetos da realidade. No último caso, a conduta será regressiva, infantil, e as cargas afetivas serão de caráter predominantemente homossexual, constituindo isso a fonte de maior perigo no tratamento dos paranóides.

Patogênese e dinâmica

Depois de ter realizado a análise da sintomatologia da esquizofrenia, tratarei de resumir a possível patogênese e dinâmica da doença.

1) A repressão inclui os instintos, o eu e a realidade. (Garma)
2) A repressão tem como conseqüência a intensificação da libido homossexual, criando-se no aparelho psíquico uma situação de submissão de um eu masoquista a um supereu sádico. (Garma)
3) Essa situação é produzida pela dissociação dos instintos, pela liberação do instinto de morte que, canalizado para dentro do supereu, confere a ele seu caráter sádico. Canalizado para o eu, esse mesmo instinto reforça o masoquismo primitivo e erógeno, criando as condições para o masoquismo feminino (refiro-me ao homem).
4) A homossexualidade e o instinto de agressão são, em última instância, os elementos geradores das psicoses, existindo uma estreita relação entre homossexualidade e destrutividade. Estabelecem-se assim duas possibilidades de relação, uma ação paralela ou uma depen-

dência. Inclino-me para a segunda hipótese ao afirmar que a energia do instinto de destruição (libido destrutiva) é de caráter homossexual.

5) O processo da doença inicia-se no plano genital. A angústia de castração é particularmente intensa em virtude da natureza incestuosa das tendências, instituindo-se uma relação desse tipo com a realidade. Todo fracasso, frustração ou angústia proveniente de uma causa exterior ou da intensificação das pressões instintivas de causa interna (a puberdade, por exemplo) desencadeia as psicoses por causa do aumento da angústia.

6) Diante da situação, o paciente recorre a um mecanismo de defesa: identificação ou introjeção do objeto perdido. Essa via é facilitada pela disposição oral prévia, que também cria a disposição para a homossexualidade latente anterior ao processo.

7) A regressão reativa a situação primitiva homossexual, intensificando-a desse modo. A homossexualidade é empregada para negar a castração e acalmar a angústia, mas essa situação cria de novo uma situação de ansiedade, e uma nova repressão inicia o processo psicótico. O processo psicótico tem por finalidade negar a perversão.

8) O processo psicótico sempre se inicia com uma situação melancólica e um trabalho de luto tendente a superá-la. Permanecendo-se nesse trabalho, estrutura-se uma depressão que pode ser superada pela intervenção de um mecanismo maníaco.

Se ao trabalho de incorporação e de luto se segue um trabalho de expulsão do objeto introjetado, criam-se duas possibilidades: a) se a projeção fracassa em seu intento de expulsar para o exterior o objeto introjetado, e só consegue projetá-lo num órgão, manifesta-se o sintoma hipocondríaco; b) se o trabalho de expulsão obtém sucesso, aparece o sintoma paranóico. Assim, as queixas do melancólico são dirigidas ao objeto introjetado, que permanece dentro do seu eu psicológico; o hipocondríaco queixa-se dos seus órgãos pelo fato de o objeto introjetado estar localizado neles, enquanto que o paranóico queixa-se de seus perseguidores por ter conseguido expulsá-lo para fora.

9) Se o paciente tenta superar a situação passivo-homossexual, surgem idéias e atos tendentes a reivindicar a sua masculinidade, e em alguns casos ele chega até o crime paranóico com a finalidade de eliminar as fontes de perigo homossexual e de castração.

Mecanismos melancólicos, maníacos, hipocondríacos, paranóicos e criminosos constituem mecanismos de defesa típicos nas psicoses. Se a isso se junta uma regressão bastante profunda do eu, está constituída a estrutura esquizofrênica, com suas diversas formas clínicas, depressivas, agitadas, paranóides, hipocondríacas, etc. Quando a regressão do eu é total, aparece a forma simples. A forma hebefrênica é a expressão de uma anulação do supereu, que sofre uma alteração semelhante à mania, com o surgimento dos sintomas de perversão que a caracterizam. Na forma hebefrênica há poucos sintomas de recuperação e ciclos maníaco-depressivos; na catatonia, a regressão do eu é típica, aparecendo os sintomas psicomotores. Nas formas paranóides agudas predomina o mecanismo paranóico de expulsão, e nas formas crônicas (parafrenias) a superestrutura psicótica está quase totalmente configurada pelas tentativas de recuperar as relações com a realidade.

O prognóstico

Todos os autores estão mais ou menos de acordo quanto à importância do diagnóstico do "processo esquizofrênico", no que se refere à evolução da doença. Segundo Berze, Grule e Manz, trata-se de um complexo sintomático de origem orgânica, idiopático, devido a um agente desconhecido e que produz progressivamente um certo número de distúrbios mais ou menos específicos. Além disso, derivaria diretamente do ataque orgânico, não seria analisável, ou seja, compreensível, não derivaria de complexos vitais ou de complexos psíquicos, nem teria raízes na estrutura constitucional da personalidade. Os sintomas secundários, estes sim, estariam relacionados com as funções psíquicas, desenvolvendo-se nas circunstâncias modificadas pela evolução da esquizofrenia como uma série de tentativas mais ou menos frutíferas de adaptação da personalidade aos distúrbios primários. Entre os distúrbios primários ligados ao processo esquizofrênico os autores alemães incluem sintomas como a despersonalização, a auto-observação, o roubo do pensamento, a interceptação, sentimentos de estranheza corporal, o sentimento de ameaça, a vivência de insuficiência, o estranhamento do mundo, a perplexidade, os sentimentos de influência, a alteração esquizofrênica do pensamento, as perturbações dos afetos, a dissociação, certas formas de delírio esquizofrênico, etc. Chama a atenção a insistência no caráter não analisável desses sintomas, uma vez que, a nosso ver, nenhum deles deixará de ser compreensível se recorrermos não só à compreensão estática do fenômeno mas também a outros meios de captação, como a inteligibilidade genética e a inteligibilidade simbólica. A despersonalização (como estranhamento do mundo e do eu), o sentimento de catástrofe, as deformações da auto-imagem, os distúrbios hipocondríacos, a angústia, a perplexidade, etc., ligados ao início de todo processo esquizofrênico são, por exemplo, perfeitamente analisáveis e compreensíveis. O caráter de compreensível que atribuímos ao "processo" diminui em nada sua importância do ponto de vista do prognóstico, uma vez que, somados à constituição leptossômica astênica e à personalidade esquizóide do tipo hiperestésico autista, os elementos clínicos continuam sendo os que fazem pensar numa evolução grave da enfermidade. A constância dos sintomas, a clareza e lucidez do paciente e a impressão de existir algo por trás são outros elementos importantes. Manz insiste nessa característica de existir "algo por trás do sintoma" relacionado com a personalidade anterior do esquizofrênico processual, que dinamicamente pode-se explicar pelo fato de que as personalidades esquizóides realizaram em certa medida, e, às vezes de forma muito lenta, processos que permaneceram latentes, constituindo então o processo atual apenas uma reedição aumentada da condição anterior. A existência de componentes da série maníaco-depressiva, seja em forma de componentes hereditários, constituição pícnica ou personalidade ciclóide, condiciona um melhor prognóstico, pelo fato de haver neles, justamente, esse caráter reversível dos distúrbios relacionados, do ponto de vista psicanalítico, com mecanismos maníacos que têm o significado de superação da situação depressiva como tentativa de autocura. Ao avaliar a eficácia dos tratamentos convulsivos e do choque hipoglicêmico, é muito importante a busca sistemática desse mecanismo maníaco-melancólico, pois a prática nos ensina que essas terapias são mais eficazes num círculo constituído pelas formas depressivas, catatônicas, estuporosas. A atuação dessas terapias poderia ser definida, do ponto de vista psicológico, como a satisfação de tendências masoquistas e autodestrutivas que, ao diminuírem suas tensões, permitem ao eu estabelecer novas relações de objeto e uma síntese apropriada. Além disso, do ponto de vista prognóstico, podemos fornecer outros elementos relacionados com os grupos de sintomas que já descrevemos. No que diz respeito aos sintomas direta_ mente relacionados com a repressão e que dão início ao processo, mencionamos quase todos aqueles que, segundo Manz, devem ser reportados ao "processo esquizofrênico". Nas esquizofrenias de início lento, por exemplo, observa-se a despersonalização de forma bem clara, ao passo que nas de início brusco predominam as fantasias de fim do mundo ou sentimento de catástrofe. O deslocamento da libido dos objetos e sua conversão em libido narcísica, com suas conseqüências relacionadas aos distúrbios da imagem corporal, são muito importantes e, como já dissemos, podem estar latentes e só se manifestar durante o coma insulínico. A perda dos objetos, além dessas conseqüências, envolve uma profunda perturbação da vida afetiva, condicionando os afetos de tipo esquizofrênico que vão desde a afetividade do tipo paradoxal até a indiferença ou embotamento afetivo, como se observa sobretudo nas formas hebefrênicas. Quanto ao grupo de sintomas relacionados com a submissão ou subordinação ao supereu, uma esquizofrenia tenderá tanto mais à cronicidade quanto mais passiva for essa submissão. Das três formas de masoquismo, o masoquismo erógeno e o feminino, juntamente com a invasão perversa da personalidade, são — ao nosso ver — os sinais de pior prognóstico. O psicótico que se acomoda nessa situação aumenta a sua passividade, e desaparece a angústia, que muitas vezes coincide, quando há alucinação, com uma mudança do conteúdo das vozes que ouve. Estas, que no início eram geralmente de caráter insultuoso, passam agora a tratá-lo com afeto, aparecendo no paciente uma certa sensação de bem-estar infantil, pueril. Essa situação relacionada com a mudança da conduta dos perseguidores expressa-se freqüentemente com a atuação de um aparelho de influência que, num primeiro período, começa lesando, mas depois, com a evolução da psicose, propicia ao paciente satisfações que têm o significado de uma entrega total à passividade, à homossexualidade, desaparecendo a angústia. Relacionado com o terceiro grupo, isto é, com os mecanismos paranóides, de perseguição, ciúmes, erotomania, etc., quanto maior racionalização o delírio tiver sofrido, pior será o prognóstico. Também, a observação de maneirismo, excentricidade e melindres é prova de que houve acomodação à situação psicótica. Relacionado com a regressão da libido, pode haver um certo predomínio de sintomas estruturados a partir da regressão oral-sádica secundária, condicionando sintomas de bom prognóstico da série maníaco-depressiva. A regressão do eu e sua cisão, e o funcionamento de núcleos isolados que condicionam o aparecimento do sintoma denominado ataxia intrapsíquica, assim como uma evolução especial do supereu que poderíamos denominar evolução heboidofrênica da personalidade psicótica, são sinais de mau prognóstico. Outros da mesma categoria são: sugestividade extrema, aparecimento de uma estereotipia bem estruturada com um conteúdo compreensível, evolução esquizofrênica da linguagem, que vai desde o surgimento de neologismos até a esquizofasia.

A esquizofrenia infantil

Todos os autores estão de acordo ao admitir um prognóstico grave nas esquizofrenias infantis. Recentemente, Lauretta Bender, Schilder, Bradley, Rapaport, Louise Despert e outros efetuaram uma revisão completa do problema, apresentando material muito interessante relacionado sobretudo com o tratamento desses doentes. As terapias por choque são muito pouco eficazes nesses casos. A única possibilidade de melhora ou cura é oferecida pelo tratamento psicanalítico, segundo as técnicas elaboradas por Anna Freud, Melanie Klein e Lauretta Bender. O interesse dos estudos relacionados com análise de crianças baseia-se, sobretudo para nós, no fato de que, no tratamento psicanalítico dos psicóticos, apresentam-se situações semelhantes à análise de crianças, que podem ser resolvidas segundo os critérios de Melanie Klein, que propôs a interpretação precoce e profunda dos materiais, e a técnica de Anna Freud, na qual se aconselha, antes de toda e qualquer interpretação em profundidade, fortalecer o eu da criança ou do psicótico, suprimir a angústia, só depois dando-se início ao trabalho em profundidade. O que caracteriza a personalidade pré-psicótica da criança esquizofrênica é a sua posição frente ao mundo, que se expressa por uma oposição mais ou menos sistemática e, por vezes, voltada para um dos progenitores. A essa oposição acrescenta-se a introversão, a tendência à fantasia e fortes crises de ansiedade. A doença geralmente se inicia por sintomas da série catatônica, grande indiferença ou embotamento afetivo. Passados os sintomas ativos do processo, permanece um resíduo que, visto estaticamente e sem se conhecerem os antecedentes do paciente, é difícil, às vezes, de se distinguir de uma oligofrenia.

Os tratamentos

O problema do prognóstico da esquizofrenia diante dos tratamentos biológicos de choque foi revisto e atualizado em inúmeros trabalhos. Por isso não insistirei nele. O psicótico, através de todos esses tratamentos, só modifica o aspecto quantitativo de suas tensões instintivas ao descarregar sua agressividade por meio da convulsão e do coma, que podem ser denominados "mecanismos de morte". Descarregada a destrutividade, o eu pode reorganizar-se até que um novo incremento dessas tensões provoque um novo surto da doença, uma vez que as condições psicodinâmicas que motivaram a esquizofrenia não tenham sido modificadas. Os conteúdos patológicos somente foram reprimidos ao se diminuírem suas cargas: permanecem mais ou menos inativos no inconsciente do sujeito durante um certo tempo, até que, criadas certas condições, eles ressurgem. A meu ver, a insulinoterapia tem a grande vantagem de criar, num certo momento, uma condição especial em que as repressões diminuem de intensidade. Havendo um verdadeiro desbloqueio dos conteúdos reprimidos, estes tornam-se mais ou menos conscientes e, em alguns casos, facilmente analisáveis, sobretudo ao despertar do coma. Aqui há um momento útil, que às vezes dura alguns minutos, em que o paciente deixa de ser psicótico; evoluindo para um nível mais ou menos neurótico, ele adquire consciência da doença e estabelece uma relação de transferência com o médico, que pode ser utilizada não só para a exploração mais a fundo dos seus psicodinamismos como também com uma finalidade terapêutica. Sustentamos o critério de que todo tratamento deve ser iniciado com o choque hipoglicêmico. Caso ele fracasse ou não chegue a reduzir totalmente a sintomatologia psicótica do paciente, deve-se recorrer ao cardiazol ou ao eletrochoque. Além disso, é aconselhável que o médico que esteja tratando o paciente nessas condições pelos métodos psicoterapêuticos não seja o mesmo a administrar os tratamentos biológicos, pois isso só aumentaria a ansiedade do paciente, fazendo-o retirar-se para posições cada vez mais distantes da realidade.

O tratamento psicanalítico da esquizofrenia e das psicoses em geral difere do tratamento psicanalítico das neuroses quanto aos detalhes da conduta do analista diante do paciente, mas não do ponto de vista de sua dinâmica, pois nos dois casos a situação gira em torno das manifestações ligadas à transfero-resistência. Frieda Fromm-Reichmann, num trabalho intitulado *Os problemas da transferência nos esquizofrênicos*, atualizou a questão resumindo a experiência e as idéias de todos os analistas a respeito, fornecendo as normas gerais do tratamento psicanalítico dos esquizofrênicos: a autora sustenta que eles são capazes de desenvolver relações em que o trabalho é viável, assim como reações de transferência. A psicoterapia eficiente dos esquizofrênicos depende sobretudo de o analista compreender a importância desses fenômenos de transferência e os enfrentar de maneira adequada.

Bibliografia

Garma, Ángel, "La realidad exterior y los instintos en la esquizofrenia", *Revista de Psicoanálisis*, 1944, vol. II, p. 1.
Fenichel, Otto, *Outline of Psychoanalysis*, 1932.
Freud, Sigmund, "Introducción al narcisismo", *Obras completas*, XIV, S. Rueda, Buenos Aires.
_____, "La pérdida de la realidad en las neurosis y en las psicosis", *idem*, XIV.
_____, "Neurosis y psicosis", *idem*, XIV.
_____, "Observaciones psicoanalíticas sobre un caso de paranoia (Dementia paranoide) autobiograficamente descrito", *idem*, XIV.
Fromm-Reichmann, F., "Transference problems in schizophrenics", *Psychoanalytic Quarterly*, 1939, vol. II.
Manz, F., *El pronóstico de las psicosis endógenas*, 1931.
Nunberg, Hermann, *Teoría general de las neurosis*, 1937.
Pichon-Rivière, Enrique, "Alteraciones del esquema corporal en el curso de la epilepsia, histeria y coma hipoglucémico", *Index de Neurología y Psiquiatría*, 1941, vol. 3.
_____, "Los dinamismos de la epilepsia", *Revista de Psicoanálisis*, 1939, vol. I, n° 5.
Schilder, Paul, "Psychology of schizophrenia", *Psychoanalytic Review*, 1939, vol. XVI, n° 3.
Tausk, Víctor, "Sobre el origen del 'aparato de influencia' en la esquizofrenia", *Revista de Psicoanálisis*, 1945, vol. II, n° 3.
Vowinkel Weigert, Edith, "Notas psicoanalíticas sobre el tratamiento de las psicosis funcionales por narcosis prolongada y convulsionantes", *Revista de Psicoanálisis*, 1946, vol. III, n° 3.
_____, "A contribution to the theory of schizophrenia", *International Journal of Psychoanalysis*, 1936, vol. XVII.

PSICANÁLISE DA ESQUIZOFRENIA*

É quase um hábito em psiquiatria, quando se tenta elaborar uma teoria geral das psicoses, adotar como ponto de referência a esquizofrenia.

A dificuldade para delimitar seus quadros clínicos e os enfoques parciais que se fizeram dela atrapalham qualquer tentativa de ordenação. Muitos conceitos clássicos, formais e estáticos caíram após a aplicação dos novos tratamentos de choque e sono. Todos nós já vimos uma psicose "desarmar-se", às vezes em poucas horas, e evoluir de forma inesperada — por exemplo, um psicótico tornar-se neurótico, um catatônico fazer-se paranóide. Através da psicanálise de esquizofrênicos e epilépticos, e com base nas observações realizadas durante os tratamentos biológicos, tornou-se evidente para nós a existência de um núcleo psicótico central, bem delimitado, do qual partem todas as outras estruturas como maneiras ou tentativas de resolver essa situação básica. Essa situação é configurada pelos elementos que caracterizam o estado depressivo ou melancólico, com seus conflitos e mecanismos específicos. O que passo agora a expor é uma teoria geral das psicoses que acaba desembocando numa teoria da esquizofrenia, que, na minha opinião, é constituída por uma combinação de todos os mecanismos psicóticos, sendo o seu único elemento específico uma regressão do eu a uma fase determinada do desenvolvimento.

Começarei expondo, portanto, os conceitos gerais sobre a etiologia e a patogênese das neuroses e psicoses.

Sabe-se que a psicanálise considera a causação das neuroses como uma equação etiológica composta de vários elementos que se vão intrincando sucessiva e evolutivamente, e que Freud chamou de séries complementares. A primeira dessas séries complementares é constituí-

---

* Trabalho apresentado do Primeiro Congresso Interamericano de Medicina, Rio de Janeiro, setembro de 1946. Reproduzido na *Revista de Psicoanálisis*, outubro-dezembro de 1947, vol. V, n.º 2.

da pelos fatores hereditários, constitucionais, e pelas vivências infantis traumáticas, fatores que num intrincamento recíproco dão lugar à fixação da libido num determinado estágio da evolução, condicionando o que se pode chamar de disposição para a fixação da libido. A segunda série complementar é constituída pela nova concatenação desse fator disposicional com situações atuais denominadas, em termos gerais, o conflito atual. Esse fator pode reduzir-se a situações de fracasso ou frustração no que se refere à satisfação do instinto. A partir dessa situação de frustração inicia-se o processo de regressão aos pontos disposicionais previamente determinados e específicos para cada neurose e psicose. Também o fator constitucional, hereditário, deve ser considerado a partir do ponto de vista da evolução da libido, existindo em cada indivíduo, desde o nascimento, uma certa fixabilidade constitucional, ou seja, um certo reforçamento de determinados erotismos parciais. A constituição deve ser considerada, por sua vez, como o produto de dois fatores: o fator hereditário, genotipicamente considerado, e a atuação das vivências da mãe sobre o feto durante a gravidez. Isso constituiria uma terceira série complementar, e a primeira em ordem cronológica. Esses conceitos de constituição e disposição para a neurose são conceitos de natureza biológica, sendo que os fatores mencionados influem no desenvolvimento do indivíduo em sua totalidade.

O conflito atual, agente provocador ou desencadeador da neurose ou psicose, é inespecífico e só atua desencadeando o processo da doença. Na literatura psiquiátrica, ao se expor e ao se fazer a crítica da teoria psicanalítica das psicoses, leva-se em conta apenas esse último fator, o que constitui um flagrante equívoco.

A equação etiológica, com suas três séries complementares, enfocada do ponto de vista dinâmico e evolutivo (um plano vertical), também pode expressar-se a partir do ponto de vista estrutural (no plano horizontal) como a interferência de duas grandes séries de fatores relacionados com os instintos, por um lado, e com o eu, por outro. Qualquer fator que produza um incremento das tensões instintivas (seja por uma causa endógena, biológica, ou exógena e reativa), ou que faça com que o eu se debilite por causa de um dano em sua estrutura orgânica (por exemplo, um fator tóxico), cria uma situação a partir da qual se inicia o processo da doença. Expressando-se esse processo em termos da libido, poder-se-ia dizer que, quando as cargas do id são demasiado intensas ou quando as contracargas do eu se debilitam, cria-se uma situação patogênica inicial, situação que se inverte depois de efetuada a regressão, dominando então as contracargas do eu.

A atuação desses diferentes fatores pode condicionar, em termos gerais, equações etiológicas em que o predomínio de um dos fatores sobre os outros possibilita uma certa ordenação: 1) aquelas em que predomina o fator hereditário; 2) aquelas em que predomina o fator disposicional; 3) aquelas em que predominam os fatores atuais, que podem ser referidas tanto ao instinto quanto ao eu. Os dois primeiros casos dão lugar às chamadas psicoses endógenas, e o terceiro, às psicoses exógenas e reativas. Mas o exame minucioso desses tipos de equação etiológica demonstra sempre a intervenção de todos os fatores e é sempre a soma de sua atuação que produz a doença. Como disse Freud, só assim se prescinde das estéreis antíteses entre endógeno e exógeno, entre o que é constitucional no indivíduo e o que está ligado ao seu destino.

Estabelecidas as normas que regem a etiologia e a patogênese das neuroses e psicoses, veremos agora como é possível também no plano psicológico encontrar analogias entre esses dois tipos de estruturas que, conforme demonstrou A. Garma, são produto de um conflito entre o id (os instintos), por um lado, e o eu a serviço do supereu, por outro. Isso significa que também nas neuroses, tal como nas psicoses, há uma rejeição da vida instintiva e que as diferenças formais e estruturais existentes entre os dois tipos de afecções são regidas por diferenças quantitativas, no que se refere à intensidade da rejeição. Esta rejeição resulta sempre numa situação psíquica caracterizada por um eu masoquista e um supereu severo, e no predomínio de uma posição passivo-masoquista acompanhada de uma intensificação da libido homossexual. Deve-se destacar também que a repressão inclui tanto os instintos quanto o eu e a realidade. Essa situação é mais intensa nas psicoses do que nas neuroses e é condicionada, a meu ver, por um processo ligado à regressão, processo constituído pela dissociação dos instintos, os quais, num plano normal, atuam misturados. Num plano regressivo, ao dissociar-se, o instinto de agressão fica livre e é canalizado para o supereu, que se torna então cruel e sádico. Outra parte desse instinto de agressão é canalizada para o próprio eu do indivíduo, reforçando assim o masoquismo primitivo e erógeno, ao mesmo tempo que se criam paralelamente as condições propícias ao surgimento do masoquismo feminino. A atuação do instinto de agressão e a libido homossexual dominam a vida instintiva do psicótico, podendo-se estabelecer entre os dois fatores uma relação energética, na medida em que a libido homossexual é considerada como a energia do instinto de morte.

A situação assim estabelecida de um eu masoquista diante de um supereu sádico, situação básica das psicoses e configurada no sentido de uma estrutura melancólica, é o ponto em que se inicia a elaboração de outras situações que configurarão todos os outros tipos clínicos descritos. Em termos gerais, poderíamos dizer que essa é a única doença; todas as outras estruturas são tentativas realizadas pelo eu para desfazer-se dessa situação depressiva básica.

Tentaremos agora compreender como se produz essa situação depressiva básica. Toda neurose e psicose se inicia no plano genital; a angústia de castração é reativada pelo conflito atual, situação que se produz com certa facilidade nos indivíduos predispostos, uma vez que são pouco resistentes às frustrações impostas pela realidade. No caso da esquizofrenia, por exemplo, encontramos intensas fixações orais que condicionam essa hipersensibilidade à frustração. Reativada a angústia de castração, o indivíduo inicia um processo de regressão para se defender dos perigos que o ameaçam, negando a possibilidade de castração e reativando-se desse modo toda sua vida sexual infantil, perversa e polimorfa. Nas neuroses histérica e obsessiva, a regressão chega aos estágios fálico e anal-sádico secundário, limite exato em que o processo de regressão preserva ainda a pertença dos objetos. A linha divisória entre as neuroses e as psicoses encontra-se entre as duas fases do erotismo anal; uma regressão ao estágio anal-sádico primário provoca uma intensificação da agressividade, e o objeto é então destruído e abandonado. Diante dessa situação de perda de objeto, que acarreta um novo incremento da ansiedade, ou seja, um perigo renovado, surge um novo mecanismo de defesa tendente a refazer a situação anterior com o objeto. Pelo fato de a regressão ter prosseguido até a fase oral, o objeto é incorporado, introjetado psiquicamente, e o eu identifica-se com ele, criando-se assim a situação específica da melancolia.

Quando essa situação é elaborada dentro do aparelho psíquico, dentro dos limites do eu, configura-se uma estrutura melancólica com seus conteúdos e mecanismos específicos. A situação criada é a de um eu masoquista em face de um supereu cruel e sádico, aparecendo então uma forte tensão entre as duas instâncias psíquicas e surgindo o sentimento de culpa, os remorsos, a necessidade de castigo e expiação, a inibição psicomotora, etc. Criada essa situação penosa, o eu tende a desfazer-se dela recorrendo então a um novo mecanismo de defesa, a projeção. Se a situação melancólica é parcial ou totalmente eliminada dos limites do aparelho psíquico e projeta-se nos órgãos, dentro dos limites do corpo, configura-se a segunda estrutura, que é a hipocondríaca. Tudo o que o hipocondríaco diz de seus órgãos é uma transposição da situação anterior, podendo-se dizer que enquanto o melancólico é um indivíduo perseguido por sua consciência, o hipocondríaco o é por seus órgãos.

Se a estrutura hipocondríaca continuar sendo elaborada pelo eu do sujeito, acabará adquirindo formas extremas, como o delírio de Cotard ou delírio de negação. O hipocondríaco que sofre de ansiedade deslocou os conteúdos psicológicos relacionados com a angústia de castração para algum órgão de sua economia, e a situação pode, então, tornar-se novamente intolerável. Se o eu do sujeito é dotado disposicionalmente de uma maior capacidade de projeção, a situação é projetada para o exterior, configurando-se dessa maneira a terceira estrutura: a estrutura paranóide. Desse modo, os perigos são expulsos para o exterior, sendo mais fácil para o eu defender-se deles do que defender-se dos perigos internos anteriores. À fórmula já apresentada de que o melancólico é perseguido por sua consciência e o hipocondríaco por seus órgãos, acrescentaremos agora que o paranóide é perseguido por seus inimigos externos, que representam os objetos anteriormente introjetados e carregados de uma agressividade oral e anal sádica, voltados contra o próprio sujeito. A idéia central da perseguição, perseguir para matar, deve ser interpretada, por sua vez, nos diferentes planos oral, anal e genital, configurando-se tipos distintos de perseguição: idéias de ser asfixiado, envenenado, atacado pelas costas, assassinado, em relação com as fases oral-respiratória, oral-digestiva, anal e genital. Essa consideração estratigráfica da perseguição deve ser feita também com respeito aos objetos perseguidores, que já em planos sucessivos podem representar o médico, o pai, a mãe, em sua totalidade ou previamente fracionados durante o processo da incorporação oral.

Quando a situação melancólica é elaborada dentro do eu e tem uma evolução característica, ela dá lugar à estrutura melancólica pertencente à psicose maníaco-depressiva; devido a fatores constitucionais e disposicionais, pode fazer uso de um mecanismo de cura dessa situação anterior, o mecanismo maníaco. Nessa situação produz-se a inversão da situação anterior. O supereu funde-se dentro do eu e se debilita, desaparecem as inibições psicomotoras e surge a euforia, um sentimento de triunfo, como uma festa após um luto penoso e prolongado. As diferentes formas clínicas da psicose maníaco-depressiva são condicionadas pela alternância e mistura desses dois mecanismos.

Se o conflito melancólico é projetado nos órgãos, a situação pode elaborar-se aí, configurando-se a estrutura hipocondríaca; se o mesmo se faz no exterior, temos a estrutura paranóide ou paranóica, conforme intervenham ou não elementos provenientes de uma maior regressão do eu.

Antes de aplicar essas idéias gerais à teoria da esquizofrenia direi que esses mecanismos e regressões referem-se ao eu desperto, ao eu em vigília, e que a esse tipo de regressão podem juntar-se outros que aparecem também diante de situações de angústia, em que o eu recorre, na realidade, a outros mecanismos de fuga, nesse caso semelhantes ao sono, como nos estados confusionais. Os conteúdos psicológicos expressos por esses pacientes são semelhantes aos do sono, e os diferentes graus relacionam-se com os graus de profundidade do processo de dormir: a sonolência, o sono com sonhos e o sono profundo. A confusão mental simples, a confusão com onirismo e o estupor confusional correspondem a esses três graus de regressão do eu durante o sono. Nos conteúdos psicológicos dos estados oniróides voltamos a encontrar os temas relacionados com a angústia de castração, o supereu rígido e a perseguição. Em síntese, podem-se descrever mecanismos psicóticos gerais do tipo melancólico, maníaco, hipocondríaco, paranóide, oniróide, aos quais acrescentaremos também mecanismos perversos e criminosos relacionados a enfraquecimentos temporários ou permanentes do supereu. A nossa teoria da esquizofrenia pode ser enunciada assim: é uma estrutura na qual se combinam todos os mecanismos enunciados e que surgiram por ordem cronológica, tal como o expusemos, processo ao qual se soma outro mecanismo, específico para a esquizofrenia, caracterizado por uma regressão do eu, que começa já nas outras formas de psicose mas que nesta chega a graus mais profundos, em virtude de pontos disposicionais específicos: fixação oral primária e pré-natal. Todos os graus intermediários são possíveis; por isso considero estéreis todas as discussões nosográficas que não levem em conta os fatores dinâmicos e evolutivos do processo.

A regressão do eu dá lugar a uma série de sintomas que caracterizam a esquizofrenia, sendo o mais importante deles uma cisão do eu, fenômeno observado por Bleuler, que o qualificou como o distúrbio fundamental. Os sintomas primários descritos por ele como distúrbios das associações de idéias estão relacionados com essa regressão a um eu desintegrado, desagregado, infantil. As denominações que se seguem levaram em consideração exclusivamente esse aspecto fenomenológico do distúrbio: ataxia intrapsíquica de Stransky, discordância de Chaslin, orquestra sem regente de Kraepelin, distúrbio da coordenação sob a forma de distúrbio paralógico da ativação de Kleist, destruição do consciente com emancipação das vias associativas anexas de Otto Gross, insuficiência da atividade psíquica de Berze, etc.

O pensamento desse eu regressivo é regido pelas leis do pensamento pré-lógico, mágico-animista, infantil, surgindo analogias com o pensamento onírico, uma vez que sua elaboração é governada pelos mesmos mecanismos empregados no trabalho do sonho. A regressão produz-se a uma fase em que o eu não realizou a sua síntese, coexistindo no interior de sua estrutura núcleos mais ou menos autônomos, que atuam independentemente, relacionados com diferentes identificações e dando lugar a sintomas como interceptações, eco do pensamento, pseudo-alucinações, etc. Os sintomas psicomotores da catatonia obedecem ao mesmo processo de regressão do eu, produzindo-se a liberação de mecanismos arcaicos que deixam de ser controlados pelo eu, adquirindo alguns deles certos graus de automatização e ritmo. A perda dos sistemas de integração do eu dão à motricidade do catatônico o seu aspecto caótico, os sistemas de excitação e inibição funcionando de forma anormal. Esse aspecto psicomotor do catatônico acompanha uma estrutura psíquica em que encontramos todos os elementos do pensamento melancólico, sendo que todos os conteúdos giram em torno de um núcleo formado pelo sentimento de culpa.

A esquizofrenia seria então uma soma de todos os mecanismos psicóticos descritos e surgidos segundo uma determinada cronologia, mais uma regressão do eu. O predomínio de algum mecanismo, ou a regressão desse eu condicionariam diversas formas clínicas dessa psicose. Além disso, é preciso considerar três períodos em sua evolução:
1) Período de perda e recuperação do objeto.
2) Período de expulsão do objeto.
3) Período de restituição, ou período das tentativas de recuperar as relações com a realidade, ou período parafrênico.

Os tratamentos modernos da esquizofrenia atuam justamente sobre a situação depressiva básica, primária. Por meio do coma, da convulsão, o psicótico descarrega suas tensões instintivas, sobretudo as de caráter agressivo, satisfazendo, além disso, as tendências masoquistas do eu e as tendências sádicas do supereu. Ou seja, só se modifica o aspecto quantitativo de suas tensões instintivas, tornando possível ao eu conseguir uma nova síntese ao moderar a ansiedade. Mas os conteúdos patológicos reprimidos, com suas cargas diminuídas, permanecem no inconsciente, prontos para serem novamente movimentados por qualquer situação exterior. A única coisa que se conseguiu foi transformar um psicótico num neurótico, e o psiquiatra abandona o paciente justo no momento em que este, colocado em condições de adquirir uma total consciência da sua enfermidade, é capaz de estabelecer uma relação de transferência que permite uma análise em profundidade de suas situações patogênicas.

Resumo

Com base na experiência colhida através da análise e de tratamentos biológicos de esquizofrênicos, o autor sustenta o princípio geral de que todas as psicoses partem de uma situação básica de estrutura depressiva, situação a partir da qual — e devido a disposições anteriores — configuram-se as psicoses, que se manifestam como mecanismos tendentes a resolver essa situação básica. Os outros princípios são: tanto as psicoses quanto as neuroses são produto de um conflito entre o id e o eu a serviço do supereu. As diferenças estruturais entre esses dois tipos de doenças referem-se a diferenças quantitativas entre a repressão e a regressão. A rejeição da vida instintiva acarreta uma situação psicológica caracterizada por um eu masoquista e um supereu sádico, predominando a posição passivo-feminina no homem e a de sinal contrário na mulher, acompanhadas de uma intensificação da libido homossexual. Durante o processo da regressão produz-se uma dissociação dos instintos: o instinto de agressão é canalizado tanto pelo eu como pelo supereu, situação que determina as atitudes masoquista do eu e sádica do supereu. A tensão entre as duas instâncias dá origem à angústia, ao sentimento de culpa e à necessidade de castigo, satisfeita pelas terapias de choque, o mecanismo mais importante de cura. A situação depressiva assim configurada pode ser elaborada dentro do aparelho psíquico (estrutura melancólica), ou projetada num órgão (estrutura hipocondríaca), ou projetada no exterior (estrutura paranóide). Além desses mecanismos aparecem outros: maníacos, oniróides, criminosos, perversos, etc. O único específico da esquizofrenia seria a regressão do eu desagregado a uma fase infantil, com mecanismos psicomotores. (Ver: "Contribución a la teoria psicoanalítica de la esquizofrenia", *Revista de Psicoanálisis*, vol. IV, N? 1, pp. 6-22.) A esquizofrenia poderia ser definida como uma combinação de todos esses mecanismos, mais essa regressão específica do eu. A doença iniciar-se-ia sempre no plano genital, com uma perda de objeto no nível anal-sádico primário, uma recuperação do objeto no nível oral, iniciando-se então a depressão básica e as tentativas posteriores tendentes a desvencilhar-se dela.

ALGUNS CONCEITOS FUNDAMENTAIS DA TEORIA PSICANALÍTICA DA EPILEPSIA*

Stekel (1911) tem o mérito de ter sido o primeiro a estudar a epilepsia do ponto de vista psicanalítico, admitindo a psicogênese de um grande número de casos. Já os autores que o precederam tinham detectado claramente as relações entre a histeria e a epilepsia, criando um elo intermediário chamado histero-epilepsia. Inspirado nessas observações e nas contribuições da teoria psicanalítica, Stekel sustenta no seu primeiro trabalho que muitos pacientes tratados com base em um diagnóstico de epilepsia seriam psiconeuróticos (parapáticos), sendo as manifestações epilépticas formas particulares da simulação. Haveria neles uma grande tendência para a cisão da personalidade, que se manifestaria não apenas pelas crises mas também por outros fenômenos, como estados crepusculares, devaneios, ausências passageiras, distrações, uma grande atividade imaginativa e, finalmente, uma criminalidade de intensidade extraordinária, mais ou menos reprimida por instâncias repressoras hipertróficas e hipermorais. Na crise epiléptica se cumpriria a vitória do consciente moral sobre o inconsciente criminoso, sendo o crime substituído pela crise. No conteúdo latente das fantasias da maioria dos pacientes com crises epilépticas encontrar-se-iam crimes de natureza sexual (violação, crime passional, pedofilia, necrofilia, canibalismo, vampirismo, incesto, etc.). O mesmo aconteceria nas fantasias que acompanham a masturbação e o coito, sendo que em alguns casos esse conteúdo chegaria a ser mais ou menos consciente, fenômeno que explicaria a produção de crises durante esses dois momentos da vida sexual.

Além disso, o autor destaca a freqüência de um complexo religioso, bondade, solicitude, que seriam supercompensações para o primi-

---

* Baseado nas notas de uma comunicação à Sociedad de Neurología y Psiquiatría, cujo título era "Consideraciones psicoanalíticas sobre la epilepsia", 1941. *Index de Neurología y Psiquiatría*, dezembro de 1941, vol. 3, n° 3.

tivo, que é o ódio: "por fora Cristo, por dentro Satanás". Assim resume Stekel a sua concepção no primeiro trabalho (1911), baseado na análise de quatro casos:

1) A epilepsia é — mais freqüentemente do que se pensa — uma doença psicogênica.
2) Em todos os casos ela revela uma forte criminalidade, rejeitada por ser considerada irrealizável (caso Dostoievski).
3) A crise substitui o crime e, eventualmente, um ato sexual que também é um crime (autoproteção).
4) A crise é produzida com freqüência por uma angústia ante o castigo divino e simboliza a falta cometida, a punição, o nascimento, o renascer e a morte.
5) A pseudo-epilepsia é curável por uma psicoterapia analítica, devendo esta ser acompanhada de uma reeducação pelo trabalho.

Num estudo posterior (1924), Stekel, embora reconhecendo uma epilepsia organicamente condicionada (epilepsia sintomática), sustenta que também esses casos são suscetíveis de tratamento psicanalítico, uma vez que sobre a base orgânica constrói-se uma superestrutura parapática (psicogênica) que aproveita o distúrbio orgânico em benefício da neurose.

Nesse estudo, Stekel estabelece uma série de tipos de crise:

1) O epiléptico foge de uma situação penosa para um estado de embriaguez afetiva ou um desmaio. Nesta categoria situa também a epilepsia afetiva de Bratz.
2) O epiléptico vive uma experiência de seus últimos tempos.
3) Vive um trauma de sua infância.
4) A crise repete o ato do parto (nascimento).
5) A crise leva a regressão até a época embrionária.
6) O epiléptico vivencia a sua própria morte.
7) Realiza um ato sexual proibido.
8) Comete um delito.

Nesse último trabalho, uma publicação em conjunto com seus discípulos (Graven, Helberer, Wittels, Sonnenschein), Stekel afirma ter tratado 22 casos, dos quais 15 foram curados (70%).

P. Clark (1915), sem fazer referência em seus primeiros trabalhos à concepção de Stekel, tenta uma explicação do fenômeno epiléptico em sua totalidade com base na concepção psicanalítica da esquizofrenia, sendo a sua contribuição muito numerosa, pois abrange até o ano de 1926. O ataque epiléptico seria para esse autor uma tentativa de satisfação de desejos sexuais. Ele considera como causa essencial um distúrbio do processo vital suscitado por uma fixação da libido num estágio precoce do seu desenvolvimento (infantilismo afetivo, narcisismo). Outros elementos comuns no epiléptico seriam uma identificação com a mãe, fixação no genitor do mesmo sexo ou substituto, fortes componentes narcisistas e homossexuais, uma incapacidade da libido de objeto para realizar ocupações. Esses pacientes não suportariam os traumatismos cotidianos, reagindo aos danos físicos e psíquicos em forma de ataques (manifestação secundária), que teriam o significado de uma reação de proteção diante de estímulos demasiado intensos. Esse mecanismo protetor de caráter regressivo teria, além disso, o sentido de uma fuga da realidade até a época fetal (fantasias de claustro materno, metro-erotismo) e derivaria da disposição narcisista prévia (narcisismo epiléptico como manifestação primária).

P. Schilder (1925) estudou especialmente o conteúdo das confusões episódicas e estados crepusculares pós-paroxísticos, elaborando a sua teoria da epilepsia a partir desse enfoque. As vivências fundamentais que ele aponta nesses estados são as de aniquilamento ou morte e as de renascimento, vinculando os fenômenos de *déjà-vu* a fantasias ligadas ao segundo tema. Essas fantasias devem ser consideradas mais ou menos típicas da epilepsia, apesar de terem sido também descritas por Jung na esquizofrenia, juntando-se a elas, na epilepsia, elementos de tipo sádico, ou seja, de agressão. Aparecem também fenômenos do tipo da perseveração, que poderiam relacionar-se com o que Freud denominou tendências ou impulso à repetição e que, segundo Schilder, seriam a expressão de um determinado ritmo biológico, típico da epilepsia. Embora a tendência à repetição esteja mais próxima do psíquico do que a tendência à perseveração, seria impossível negar uma relação íntima entre esses dois fenômenos. O epiléptico, fora de seus ataques, se caracterizaria por um forte auto-erotismo (Maeder). Sua religiosidade, beatice e afã de justiça constituiriam formações reativas diante das tendências primárias (agressão, crueldade, violência). A demência epiléptica estaria caracterizada por fenômenos de perseveração, viscosidade e fortes componentes narcísicos, juntando-se a eles com muita freqüência sintomas deficitários francamente orgânicos.

Finalmente, Schilder aborda o problema da gênese da epilepsia, sustentando que as explicações dadas até então não são suficientes. Defende o ponto de vista de que cada modificação no suceder psíquico é abordável e definível também psicologicamente. No caso da epilepsia, como em geral para todas as afecções mentais, seria necessário encontrar pontos específicos de fixação muito próximos do orgânico, embora sempre compreensíveis psicologicamente. Insiste particularmente na importância de se definirem perfeitamente os limites entre a questão da psicogênese da epilepsia e a questão da psicogênese do ataque isolado, devendo-se, além disso, estabelecer uma separação nítida entre a causa atual e o ponto ou lugar de fixação.

Num artigo escrito em 1925 e publicado em 1930, W. Reich aborda o problema específico do ataque epiléptico do ponto de vista psicanalítico, baseando-se principalmente em sua teoria da função do orgasmo. Ao analisar os trabalhos de Stekel e Schilder, diz que esses investigadores não encontraram o elemento específico da etiologia e mecanismo da epilepsia, e que o que foi descoberto por eles pode ser encontrado em todo sintoma histérico ou neurótico em geral, e até mesmo em manifestações normais. Reich não se ocupa do problema da epilepsia do ponto de vista patogênico, mas do ataque em si, evitando a alternativa de definir a doença. O ataque representaria o coito por meio da motricidade epiléptica e não por meio da motricidade de tipo histérico. Neste último caso, como se sabe, a descarga não se produz porque a excitação já diminui antes do clímax, enquanto que no ataque epiléptico chega-se ao orgasmo, não faltando nenhum dos sinais característicos. A única diferença entre a manifestação epiléptica e o coito normal é que neste último predominam as contrações dos músculos do baixo ventre e das extremidades inferiores, ao passo que no ataque epiléptico predominariam as contrações na cabeça e nos membros superiores. Isso levaria Reich a supor que, na epilepsia, o aparelho genital está excluído do circuito da excitação sexual, esta desenvolvendo-se então em todo o corpo, faltando-lhe finalmente a polarização nos órgãos genitais, como ocorre no orgasmo normal. Esse orgasmo extragenital seria específico da epilepsia e estaria condicionado organicamente, podendo ser desencadeado por via psíquica, sem que isso signifique considerar a epilepsia uma enfermidade puramente psicogênica. Também seria importante assinalar que esse orgasmo extragenital é precedido de angústia e que, segundo alguns autores, este último fenômeno seria produzido pela excitação libidinal do sistema neurovegetativo, sendo considerado, portanto, como um fenômeno de acumulação. Essa excitação, acumulada nesse sistema, passaria para os órgãos genitais (auras genitais) em pouca quantidade, sem poder descarregar-se, fazendo-o na epilepsia por meio do aparelho muscular (orgasmo extragenital muscular epiléptico). Portanto, o ataque epiléptico seria um sintoma especial de uma neurose atual. As tendências que se expressariam por meio desse ataque variariam em cada indivíduo: homossexualidade, desejos heterossexuais, sadismo, exibicionismo, sem que tudo isso possa explicar o acidente paroxístico. A exclusão da motricidade libidinal do aparelho genital traria como conseqüência um aumento do narcisismo, o ataque desenvolvendo-se em todo o corpo, com exclusão dos genitais, sendo o papel destes assumido pelo corpo todo. Os psicanalistas já sabem que a fantasia de regressão ou volta ao ventre materno pode substituir as fantasias relacionadas com o ato sexual nos casos em que o corpo adquire o significado de pênis. Durante a evolução, o pênis assumiria o papel do eu-corpo que penetra na mãe

(Ferenczi), explicando-se assim que durante o ataque epiléptico se produzam essas fantasias por genitalização do corpo. As investigações de Reich sobre a relação energética entre os impulsos eróticos e destrutivos dão como resultado que todo entorpecimento na descarga normal da libido (psíquica ou somática) aumenta a agressividade (sadismo). Portanto, o caráter epiléptico se deveria a uma acumulação crônica da libido, de onde derivaria o sadismo, bem como fortes formações reativas (compadecimento, religiosidade). Finalmente, Reich diz que só lhe foi possível esclarecer o mecanismo do ataque epiléptico, ficando por resolver o problema de sua gênese, embora suspeitasse de que esse ataque podia ser desencadeado tanto por fatores físicos quanto por fatores psíquicos. Além disso, ele afirma que se deve esperar muito da etiologia endócrina e neurovegetativa da epilepsia, mas que essas concepções permanecerão estéreis enquanto não se avaliar em toda a sua extensão a teoria psicanalítica da libido.

Freud, no seu ensaio *Dostoievski e o parricídio* (1930), diz que a epilepsia se apresenta como uma doença cuja unidade clínica é apenas aparente e cujos limites são imprecisos. Seria caracterizada pela presença de crises paroxísticas e manifestações permanentes do caráter, como irritabilidade, agressividade e diminuição da capacidade mental, que pode estar ausente em muitos casos. A causa principal de sua determinação seria um fator corporal ainda pouco conhecido, sendo possível admitir uma causação puramente psíquica que daria como resultado a formação de um estado particular caracterizado por um tipo de reação desencadeada diante de estímulos semelhantes. A igualdade dos sintomas objetivos deporia a favor de um critério funcional que consideraria a presença, na epilepsia, de um mecanismo orgânico préformado, apto para a descarga de impulsos e capaz de ser acionado por diversas condições (tóxico-tissulares e emocionais). Sob esse duplo aspecto seria fácil suspeitar de que haja uma identidade com o mecanismo fundamental de descarga dos instintos, e Freud lembra que os médicos da Antiguidade já qualificavam o coito como uma pequena epilepsia. A reação epiléptica (nome dado a todas as suas manifestações clínicas), considerada como uma neurose, teria por finalidade descarregar por via somática o montante de excitação cuja elaboração não pode ser conseguida por via psíquica (analogia com o sintoma histérico). Essa noção importante já tinha sido enunciada por Freud num trabalho anterior (*O eu e o id*, 1923), ao tratar da dissociação dos instintos. Segundo o conceito elaborado nessa obra, o instinto de destruição entraria regularmente a serviço do Eros para efeitos de descarga, suspeitando-se, por último, que o ataque epiléptico seria um produto e um sinal dessa dissociação dos instintos.

Freud afirma ser necessário distinguir uma epilepsia orgânica de uma epilepsia afetiva (Dostoievski), uma vez que os pacientes do primeiro tipo devem ser considerados doentes cerebrais, orgânicos, e os do segundo, neuróticos. Nos primeiros a vida anímica é alterada a partir de fora, ao passo que nos segundos essa alteração ocorre a partir de dentro do próprio aparelho psíquico. Ao estudar o caso de Dostoievski, Freud observa que, antes de suas crises epilépticas típicas (que sobrevieram aos 18 anos e depois do assassinato do pai), Dostoievski tivera outras de uma categoria especial, denominadas "crises de morte", que tinham de fato esse significado. O sentido dessas manifestações seria o seguinte:

Identificação com uma pessoa morta ou com uma pessoa cuja morte se deseja, a crise assumindo então o papel de uma punição por se ter desejado a morte de outra pessoa. Quem morre é o sujeito que a tinha desejado e, segundo a experiência psicanalítica, essa outra pessoa é sempre o pai. A crise, que tem a estrutura de um sintoma histérico, teria o significado de uma autopunição por se ter desejado a morte do pai odiado — e o parricídio, segundo Freud, é o crime original e primitivo da humanidade e do indivíduo, e a principal fonte do sentimento de culpa.

Ao fazer intervir outros fatores, como bissexualidade, supereu e complexo de castração (chave-mestra para a compreensão de toda a neurose), Freud penetra mais profundamente na estrutura interna do caso Dostoievski. O forte sentimento de culpa do escritor, assim como a sua conduta masoquista, derivaria de um intenso componente feminino, podendo expressar-se a sua fórmula psíquica como uma vigorosa disposição bissexual que se defende com energia da dependência de um pai extremamente duro.

Os primeiros sintomas, "ataques de morte", devem ser compreendidos como uma identificação com o pai, permitida pelo supereu a título de punição. Isso poderia ser formulado assim: "Você quis matar seu pai para se transformar nele. Agora, você é o pai, mas o pai morto." (Mecanismo comum dos sintomas histéricos.) A essa primeira formulação juntar-se-ia finalmente esta: "Agora é seu pai quem mata você." Para o eu, o sintoma da morte constituiria a satisfação de fantasias que expressam o desejo masculino e, ao mesmo tempo, uma satisfação masoquista. Para o supereu, seria uma satisfação de caráter punitivo, ou seja, sádico. O conteúdo da relação entre o sujeito e o pai considerado como objeto foi transferido ou transposto para uma relação entre o eu e o supereu.

Essas reações infantis ligadas ao complexo de Édipo podem ter vários destinos, extinguir-se ou intensificar-se, podendo a realidade, em alguns casos, responder aos desejos reprimidos. No caso Dostoievski, o caráter duro, cruel e violento do pai, longe de se moderar com o tempo, piorou ostensivamente, o que possibilitou ao filho conservar o ódio e o desejo de que ele morresse. Isso aconteceu, de fato, de uma forma trágica: e, ao cumprirem-se os desejos expressos em suas fantasias, todos os mecanismos de defesa da sua neurose se fortaleceram. Os ataques assumiram o caráter tipicamente epiléptico e adquiriram uma intensidade terrível, tal como foi a forma como seu pai morreu. Esses ataques tinham o sentido de uma autopunição, sendo substituídos em certas épocas de sua vida por circunstâncias que tinham esse significado (durante sua estada na Sibéria, parece que não sofreu ataques). Isso também explicaria a aceitação passiva do castigo não merecido pelas mãos do czar, como substituto do castigo merecido por suas tendências parricidas. Substituiu assim o castigo (ataques) que ele próprio se aplicava pelo castigo (reclusão na Sibéria) que lhe impôs o substituto do pai (o "paizinho" czar). Ao que parece, Dostoievski nunca conseguiu libertar-se do remorso causado por essas tendências parricidas, e prova disso são duas orientações de sua vida interior: a autoridade do Estado e sua fé em Deus. Resumindo, poderíamos dizer que, quando um forte instinto de morte, agressão ou destruição consegue sua livre expressão no mundo exterior, faz do homem um criminoso (sadismo), ao passo que, dirigido contra si mesmo, expressa-se como masoquismo, sentimento de culpa (neste caso, como crises epilépticas).

O epiléptico participa alternadamente e de forma variável dessas duas direções do instinto de agressão, sendo o seu caráter habitual predominantemente sádico e, durante suas crises paroxísticas, profundamente masoquista. Dessa maneira, a fenomenologia tanto psíquica quanto neurológica da epilepsia adquire caráter de finalidade, sentido e unidade.

Otto Fenichel (1931), ao referir-se às organoneuroses em geral, diz que os seus mecanismos pré-genitais, profundamente narcísicos, fariam lembrar a hipocondria (ou depressões), e era possível encontrá-los com freqüência nas neuroses vasomotoras, neuroses que compreendem o sistema autônomo, e nos distúrbios psicogênicos da pele. A semelhança da estrutura psicológica dessas neuroses com o que Freud descreveu ao estudar a personalidade de Dostoievski levaram o autor a perguntar-se se a epilepsia (ou melhor, a histero-epilepsia) não constituiria uma organoneurose narcísica. O complexo sintomático epileptóide descrito por Freud seria uma síndrome organicamente pré-formada, podendo encontrar sua expressão sob forma de reação orgânica (epilepsia jacksoniana, epilepsia idiopática). Fenichel duvida dos dados obtidos por Stekel e Clark, mas reconhece que uma análise desses casos permitirá descobrir relações psicológicas a partir do princípio de que todo sintoma orgânico tem, na sua essência, um significado patoneurótico. Nos casos próximos do tipo puramente psicogênico e de acordo com a natureza arcaica do sistema epileptóide, a regressão seria mais profunda e fixada de um modo mais narcísico do que a regressão da simples histeria de conversão. A epilepsia seria caracterizada por Fenichel como uma organoneurose do cérebro, sendo as cargas desse órgão principalmente a expressão de um movimento de caráter destrutivo, extraordinariamente sádico e dirigido contra o próprio eu.

Ao referir-se às manifestações do caráter oral, este autor faz menção a um fenômeno que tem, provavelmente, uma grande relação com uma das modalidades mais típicas do caráter epileptóide: ele afirma que a exigência oral-sádica tem com freqüência o caráter de vampiro "sugador" e que as pessoas que participam desse tipo de conduta pedem, exigem, e não soltam o seu objeto, como se fossem verdadeiras sanguessugas, mantendo-se aderidas ao objeto, chupando-o. Essa forma de "apegar-se ao objeto", comum a muitos esquizofrênicos, levaria a pensar que, durante o estágio oral, o temor da perda do objeto, na realidade motivado pela separação do seio materno, é especialmente grande e condicionaria essa "aderência por sucção", que, segundo Fenichel, poderia relacionar-se com o caráter epiléptico.

S. E. Jelliffe (1935-1937) considera um distúrbio essencial e comum a todas as formas de epilepsia uma distribuição defeituosa ou deficiente da energia nervosa, podendo ser causada de muitas maneiras e por diversas vias. O organismo são, por meio de seus mecanismos nervosos, distribuiria a energia em ações harmonicamente coordenadas nos níveis físico-químico, sensório-motor e psíquico. Nos estados convulsivos se produziria uma alteração dessa distribuição da energia com um conseqüente distúrbio nos três níveis citados, caracterizando assim formas distintas desses estados convulsivos. A corrente de energia pode ser bloqueada, contida e conduzida através de uma descarga difusa em qualquer dos níveis. Por exemplo, na tetania seria o nível físico-químico; na epilepsia jacksoniana, o sensório-motor; e finalmente, na histeria, o psíquico ou simbólico. No ataque epiléptico clássico, todos esses níveis estariam comprometidos, podendo esses distúrbios, em outros casos, limitar-se a um único nível. Portanto, há uma série de estados intermediários, que vão desde os níveis instintivos mais altos aos mais baixos (convulsão histérica, convulsão psicastênica de Oppenheim, epilepsia afetiva de Bratz, ataque epiléptico típico).

Do ponto de vista psicológico, o ataque seria, para Jelliffe, uma fuga para um estado de inconsciência, que surge em épocas de grandes tensões, como crises emocionais (conflitos) ou crises de desenvolvimento (puberdade), as quais exigiriam uma série de reajustes psicológicos, fisiológicos e sociais. O ataque seria, portanto, uma tentativa de adaptação às exigências da vida e uma tentiva de fuga em face de estímulos intoleráveis, sejam eles interiores (toxinas, tumor, etc.) ou exteriores (situações vitais).

A. Kardiner (1932-1941) tenta uma compreensão do "problema do eu" valendo-se do estudo das neuroses traumáticas e das reações epilépticas, onde essa instância psíquica parece ocupar o plano principal.

Ele substitui o princípio etiológico da privação pelo de trauma, que se caracteriza por, além de prejudicar o valor narcísico de um determinado apêndice do eu, prejudicar também o seu valor de utilidade (*Nutzlichkeitsfunktion*). A intervenção da privação somente seria possível nos casos em que existem cargas livres, cuja mobilidade permite a regressão e o deslocamento. O trauma só lesaria as cargas ligadas ao órgão (silenciosas num eu normalmente integrado), sendo essa a classe de energia que deve ser considerada na epilepsia, cuja organicidade é admitida por essa razão. Em certas neuroses conseqüentes de um trauma que teria prejudicado parcelas psíquicas ou somáticas do eu corporal, Kardiner encontra uma série de fenômenos de inibição e contrácteis, que compreenderiam partes bem localizadas do eu corporal ou o sensório integral. Esses fenômenos viriam acompanhados por processos secundários do sistema autônomo e por uma fenomenologia psíquica típica. Mas, diferentemente das neuroses de transferência, nesses casos as cargas existentes naquelas porções executivas do eu e compreendidas no aparelho sensório-motor perceptivo não seriam deslocáveis nem livremente intercambiáveis, por estarem ligadas ao próprio órgão. A tese de Kardiner baseia-se no postulado de Freud sobre a fusão ou mistura dos instintos, e dessa maneira uma inibição protetora das cargas ligadas ao órgão conduziria a processos que Freud denominou dissociação dos instintos. Então, por esse processo, a agressão normalmente levada a efeito no interior da libido se tornaria anárquica, voltando-se de forma veemente e desorganizada contra o mundo exterior ou revivendo um dos tipos primitivos de poderio (como o poderio oral), ou dirigindo-se contra o próprio eu do sujeito.

Uma das características essenciais da epilepsia seria, para Kardiner, a tendência à repetição, observada entre seus sintomas. O ataque epiléptico, que se repete exatamente em todos os seus detalhes, daria a impressão de constituir um esforço para voltar a conseguir a integração dos órgãos lesados. O ataque teria o significado simbólico do renascimento, ou seja, de uma regressão a um ponto de completa inconsciência, simulando a morte. Assim, todos os fenômenos que ocorrem durante o ataque epiléptico e depois dele repetem, de forma abreviada, os acontecimentos que têm lugar desde o instante do nascimento, podendo-se considerar por isso que o epiléptico realiza esforços grandes e contínuos para curar a si mesmo. Em outras palavras, devido a essa tendência ou impulso à repetição, o eu tentaria voltar a fundir ou misturar essas energias anárquicas e destrutivas, obtendo às vezes êxitos espontâneos, após ter repetido as fases primitivas que prevaleceram na infância. Nas neuroses traumáticas, a nova fusão é incompleta, sendo periodicamente tentada na epilepsia por meio de uma regressão à situação do nascimento. Na epilepsia, essa fusão secundária pode chegar a ter êxito em forma de sublimação, reforçando com essas energias os processos intelectuais ou a moralidade (Dostoievski-Religião), ou voltar-se contra o mundo exterior (criminalidade). O padecimento orgânico impediria uma expressão adequada da energia existente. Portanto, esta, que comumente se descarrega por vias ou canais normais de auto-expressão, na epilepsia estaria aprisionada ou retida, libertando-se bruscamente em certas circunstâncias, em forma de acessos de agressividade, violência e destrutividade de caráter sadomasoquista. Kardiner afirma, seguindo estritamente Freud, que na reação epiléptica haveria uma dissociação dos instintos, liberando-se tendências agressivas que normalmente operam no interesse da libido, mas que no caso particular da epilepsia se descarregam de forma destrutiva contra o mundo exterior ou contra o próprio eu.

Segundo Y. Hendrick (1940), seria um fato já conhecido por outros investigadores, como Fremont-Smith, Rows, etc., que os ataques epilépticos freqüentemente podem ser desencadeados por crises de ansiedade. Ele ressalta, porém, que as relações entre as auras e as crises de ansiedade, com os distúrbios psiconeuróticos que estão na sua base e são a sua verdadeira causa, ainda não foram suficientemente estudadas. A razão disso parece ser que as experiências emocionais mais críticas da história do indivíduo são, com freqüência, vítimas de uma amnésia completa, e são reveláveis apenas por um tratamento psicanalítico profundo e prolongado, e não pelo interrogatório psiquiátrico comum. Nos dois casos analisados por Hendrick, esses fatos foram recordados após um extenso período de análise. Além disso, a aura pré-paroxística não representava, na realidade, detalhes das circunstâncias objetivas associadas à crise de ansiedade, sendo apenas um vestígio da própria ansiedade, anterior à manifestação objetiva da epilepsia e neuroticamente condicionada.

A repetição dessas crises de ansiedade estaria inibida e, em conseqüência disso, a descarga que se fazia através do sistema autônomo ocorreria então através do sistema nervoso central, o ataque epiléptico substituindo, assim, a própria crise de ansiedade. A função da aura seria uma tentativa frustrada de reproduzir a ansiedade cada vez que a repetição do conflito emocional patognomônico e patogênico parecesse provável. Nos ataques epilépticos sem aura, certamente a ansiedade teria existido, tendo-se apagado os seus traços conscientes. Hendrick assinala a importância dessas observações psicológicas e considera-as de grande interesse para o estudo fisiológico da epilepsia. Na síndrome convulsiva teriam sido considerados sobretudo os distúrbios da função cortical, sendo os estudos realizados a respeito da circulação, oxidação e eletrencefalografia contribuições muito valiosas e concretas. Mas as observações psicanalíticas indicam a possibilidade de que o distúrbio cortical em si seja iniciado, desencadeado, por tensões críticas do sistema autônomo, cuja descarga como crise de ansiedade está inibida, relacionando os sintomas da síndrome de ansiedade com a etiologia das convulsões. As investigações posteriores estariam dirigidas, segundo Hendrick, para o conhecimento da psiconeurose que atuou como barreira primitiva e evitou ou desviou assim a descarga emocional normal, isto é, as tensões psicofisiológicas. Para definir as causas originais dos ataques em termos de estrutura orgânica e função, a fisiologia deveria explicar a base neurológica hormonal dessas síndromes de ansiedade, o mecanismo pelo qual são inibidas e a base fisiológica e anatômica pela qual essa tensão do sistema autônomo é descarregada através do sistema nervoso central em forma de convulsão. Assinala, finalmente, que alguns contemporâneos de Galeno já sustentavam a teoria de que a aura era a causa do ataque, devendo essa fórmula ser modificada para afirmar que não são as sensações experimentadas durante a aura que produzem o ataque, mas a experiência ansiosa, da qual a aura é somente um vestígio.

Bibliografia

Clark, P., "Some psychological studies on the nature and pathogenesis of epilepsy", *J. of Nerv. and Ment. Dis.*, 1915, n? 42.
_____, "The nature and pathogenesis of epilepsy", *N. Y. Med. Jour.*, 1915, 101.
_____, "The psychobiologic concept of essential epilepsy", *J. of Nerv. and Ment. Dis.*, 1923, t. 57.
_____, "A further contribution to the psychology of essential epilepsy", *J. of Ner. and Ment. Dis.*, 1926, t. 63.
Fenichel, O., *Hysterien und Zwangsneurosen*, 1931.
_____, *Perversionen, Psychosen, Charakterstorungen*, 1931.
Freud, S., "Dostoievski und die Vatertötung", *Almanach d. Psa.*, 1930.
_____, "El yo e el ello", *Obras Completas*, tomo IX, S. Rueda, Buenos Aires, 1923.
Hendrick, Y., "Psychoanalytic observations on the aurae of two cases with convulsions", *Psychosomatic Medicine*, 1940, vol. II, n? 1.
Jelliffe, S. E., *Diseases of the nervous system*, 1935.
_____, "Les concepts dynamiques et la crise épileptique", *L'Encéphale*, 1937, vol.II.
Kardiner, A., "The bio-analysis of the epileptic reaction", *Psychoanalyt. Quart.*, 1932, I, n? 3-4.
_____, "The traumatic neuroses of war", *Psychosomatic Medicine Monograph*, 1941, II-III.
Reich, W., "Über den Epileptischen Anfall", *Internat. Zeitschr. f. Psychoanal.*, 1931, 17, pp. 263-275.
Schilder, P., *Entwurf zu einer Psychiatrie auf psychoanalytischer Grundlage*, 1925.
Stekel, W., *Zentralbl. f. Psychoanalyse*, 1911, vol. I, fascs. 5-6.
_____, *Fortschritte der analytischen Sexualwissenschaft*, 1924, t. I.

PATOGÊNESE E DINÂMICAS DA EPILEPSIA*

Consideramos que para uma melhor apresentação do problema geral da epilepsia deve-se levar em conta a totalidade de suas manifestações, sejam elas de caráter paroxístico ou permanente. A avaliação parcial dessas manifestações por parte da neurologia e da psiquiatria, respectivamente, foi que, em nosso entender, impediu uma concepção unitária dessa afecção.

Em termos gerais, a epilepsia é um tipo de resposta total do organismo em face de determinadas situações vitais, estando por sua vez esse tipo de resposta condicionado por fatores dependentes da estrutura do eu e dos instintos. Essa situação possibilita que um certo montante de agressão seja descarregado de maneira especial, seguindo canais e níveis determinados. A situação patogênica da epilepsia é regida por uma policausalidade, expressa como pluralidade fenomênica, sob o impulso de uma unidade funcional.

O sintoma epiléptico é de caráter funcional, espontaneamente reversível, segue um determinado ritmo e constitui um mecanismo de defesa do tipo da conversão somática. Essa conversão somática não se diferencia de qualquer outro sintoma neurótico, uma vez que, como estes, tem uma estrutura, um sentido, uma finalidade e uma causa.

Na equação etiológica da enfermidade intervêm fatores constitucionais, herdados, com uma expressão estrutural determinada, ou fatores acidentais que podem chegar a criar essa condição, sendo que os fatores do primeiro tipo entram em relação com os segundos, condicionando os diversos tipos de epilepsia, que vão desde a chamada epilepsia essencial até a epilepsia sintomática, passando por todas as graduações intermediárias. A conversão somática é um mecanismo de de-

---

* Trabalho lido no I Congresso da Sociedade de Neurologia e Psiquiatria de Buenos Aires, em 14 de novembro de 1944. Constitui, na realidade, um resumo dos trabalhos anteriores sobre epilepsia publicados em *Index de Neurología y Psiquiatría*, 1941, vol. 3, n? 3, e na *Revista de Psicoanálisis*, 1944, vol. I, n? 3.
Revista de Psicoanálisis, 1944, ano II, n? 4.

fesa empregado pelo eu em face de determinadas situações de ansiedade causadas por coerções instintivas. Assim, o eu tenta evitar o desprazer criado pela situação de ansiedade, obedecendo às leis do princípio de prazer. A angústia é a expressão do perigo sentido pelo eu. Temendo por sua integridade, o eu aciona seus mecanismos de defesa, que nos casos de sintomas paroxísticos são do tipo de conversão somática quando a situação de ansiedade é aguda, ao passo que, diante de uma situação de ansiedade mais ou menos permanente, emprega outros mecanismos, como a inibição, a formação reativa, a sublimação, a idealização, etc.

A situação de ansiedade e suas causas podem ser vistas a partir de três enfoques distintos: 1) do ponto de vista quantitativo, trata-se de uma tensão exagerada da libido, com caráter agudo ou crônico; 2) do ponto de vista qualitativo, trata-se de uma libido homossexual; e 3) essa angústia também não é indiferente, pois surge em face da intensificação do instinto de agressão, que tenta expressar-se quer de forma livre, como o sadismo, ou como inibição brusca, em forma de ataque epiléptico. A elaboração dessa situação por parte do eu configura a personalidade epiléptica. Além da libido homossexual, do instinto de agressão e da ansiedade, deve-se considerar na epilepsia um fator temporal, um certo ritmo nos aumentos da tensão libidinal, variações quantitativas que dependem da tensão de fatores endógenos, ritmo biológico, ritmo dos instintos, e também de fatores exógenos, como a superestimulação, muito característicos na infância, como demonstra o trabalho de A. e L. Rascovsky. Nos casos em que o fator estimulante é atual, reproduz-se o dinamismo das epilepsias reflexas. O princípio de prazer, guardião do aparelho psíquico, governa os limiares das tensões, sendo característico da forma paroxística da epilepsia um determinado ciclo, que se expressa por um aumento paulatino dessas tensões com tentativas de descarregá-las a partir do próprio momento em que se iniciam. As primeiras tentativas constituem os fenômenos prodrômicos, depois as auras, terminando, nos casos típicos, com um ataque epiléptico, que constitui a tentativa mais bem-sucedida de descarregar essas tensões. O ataque, o sintoma mais profundo e também o mais eficaz para a descarga, também não parece atingir plenamente a sua finalidade, pois uma descarga total dos instintos só é possível por vias normais e num nível genital. Por isso resta sempre um remanescente de tensão, que, junto com o automatismo de repetição, impulsiona o eu para a realização de novas tentativas. Assim, quanto menos profunda tiver sido a descarga, como por exemplo na ausência epiléptica ou na picnolepsia, maior será a freqüência com que as crises tenderão a se repetir, observando-se também o inverso, ou seja, elas diminuem quando esse estado de tensão se resolve num ataque típico. Na produção desse ataque pode-se considerar uma etapa intermediária o fato de a situação de ansiedade expressar-se pelo sistema nervoso autônomo, o que acarretaria uma neurose vascular que seria, em última instância, responsável pelos fenômenos corticais que desencadeiam o ataque (relação entre sistema vascular e hostilidade). As recentes pesquisas de Penfield demonstram que o ataque epiléptico é produzido por uma descarga neuronal primária, sendo os fenômenos vasculares uma conseqüência dela. Os sintomas da epilepsia são de caráter permanente ou paroxístico, encontrando-se entre estes últimos todo o complexo sintomático da crise paroxística, que se inicia com toda a classe de pródromos e auras, tanto no plano mental quanto no plano visceral, que são tentativas de alívio da situação de ansiedade, geralmente não conseguido por esse mecanismo, culminando no ataque com todas as suas fases. O epiléptico é geralmente vítima de uma amnésia de diferentes graus e extensão, que pode compreender as circunstâncias anteriores e posteriores ao ataque, manifestar-se, subseqüentemente, de forma retardada, e até, em alguns casos, estar ausente. O mecanismo gerador da amnésia é a repressão, e a perda de consciência durante o ataque está relacionada com o grau de regressão conseguido na crise. A amnésia epiléptica deve ser considerada um fenômeno funcional devido a uma intensa repressão dos próprios conteúdos do ataque, sendo possível reduzi-la ou suprimi-la totalmente por meio da hipnose. O ataque, além do seu aspecto formal, tem um significado, um sentido e uma finalidade. A situação psíquica típica do epiléptico é constituída por um eu masoquista e um supereu sádico, criando-se entre essas duas instâncias psíquicas um estado de tensão que acarreta um sentimento de culpa, uma necessidade de castigo; pode-se comparar a crise epiléptica à situação psíquica do suicida, uma vez que o ato suicida representa, em última instância, um crime introjetado (crime e castigo, simultaneamente). Nas crises epilépticas existe uma satisfação de ambos os instintos, descarregando-se tensões do instinto de vida em favor das descargas do instinto de morte. Da análise dos epilépticos (referimo-nos a homens) deduzem-se: existência de fortes tendências homossexuais em virtude de uma identificação precoce com a mãe, e uma identificação com o pai na circunstância do ataque; durante este último, realiza-se também uma união de caráter homossexual entre sujeito e objeto. A crise expressaria a situação ambivalente de ódio e amor ao pai, tendo o significado tanto de crime como de coito realizados sobre a mesma pessoa; daí surge uma dupla fonte do sentimento de culpa, criando-se uma situação insolúvel que tende a repetir-se e que, além de representar o crime e o coito com o pai, representa o castigo por ambos os delitos.

Entre os sintomas permanentes que se estruturam diante de uma situação de ansiedade com alternâncias de ritmo menos intensas que nos casos de crises convulsivas, o eu emprega outros mecanismos de defesa, como a inibição, a formação reativa, a sublimação e a idealização. Nos epilépticos, tinham sido observados certos traços de caráter, como escrupulosidade, prolixidade, tendência para a exatidão, detalhismo, pedantismo, egocentrismo, solenidade, pomposidade, afã de justiça, compaixão exagerada, superestimação da família, religiosidade, beatismo, lentidão, viscosidade, perseverança, limitação do círculo de interesses. Através da psicanálise, esses traços caracterológicos tornam-se compreensíveis, derivando sobretudo das três fontes de agressividade que também atuam como disposicionais (anal, oral e uretral). Do predomínio de uma fonte sobre as outras, surgem os diversos tipos caracterológicos. A personalidade epiléptica, em sua forma mais típica, integra fundamentalmente todos os traços do caráter anal, diferenciando-se da personalidade obsessiva, em linhas gerais, somente do ponto de vista quantitativo (um dado confirmado, por exemplo, pelo teste de Rorschach). A agressividade pode ser sublimada sob forma de criação literária ou de atividade plástica. Também pode sofrer o processo de idealização. Uma outra elaboração da agressividade é constituída pela formação reativa — compaixão e bondade exagerada —, estando a agressão, em outros casos, bloqueada ou inibida, quando se produz então o fenômeno tão freqüente da "lentificação" ou bradipsiquia. As tendências oral-sádicas condicionam um certo tipo especial de adesividade, devido a uma relação ambivalente com o objeto que, juntamente com a morosidade dos processos mentais e sua tendência para a perseveração, caracteriza a conduta de certos epilépticos em face de seus objetos. Esse complexo sintomático expressa-se clinicamente como viscosidade.

O epiléptico é fundamentalmente um indivíduo sadomasoquista que participa das três formas de masoquismo — moral, erógeno e feminino — que, somadas à outra direção da agressão, o sadismo, dão origem à estrutura sadomasoquista mais característica e intensa da patologia mental.

Nos sonhos dos epilépticos expressa-se a situação básica de ansiedade e seu condicionamento instintivo. No conteúdo onírico manifesto, o ataque pode ser representado de forma simbólica, aparecendo às vezes em forma estereotipada com o caráter de aura ou equivalente. Outros sonhos são de conteúdo homossexual e, finalmente, os de conteúdo sadomasoquista costumam alternar uma direção da agressividade com outra relacionada com a situação total. São muito freqüentes perturbações do sono, como insônia e sobressaltos, e foi especialmente na epilepsia infantil que as estudamos. Aí se encontra com grande freqüência o que denominamos síndrome noturna da epilepsia, caracterizada por pavor noturno, soniloquia, sonambulismo, enurese, etc. Nas psicoses epilépticas e, sobretudo, nos estados crepusculares, encontramos idéias de aniquilamento ou de morte e renascimento referidas ao próprio corpo do sujeito e projetadas no exterior como fantasias de destruição e reconstrução do mundo, fantasias de regressão ao ventre materno, fenômenos de *déjà vu*, o que, juntamente com a situação maníaco-melancólica, configura os diversos quadros. A perseveração, relacionada com o automatismo de repetição, domina o curso do pensamento desses pacientes. A demência epiléptica, caracterizada por perseveração, viscosidade, narcisismo e fenômenos de autoerotismo, é acompanhada de distúrbios deficitários relacionados com as conseqüências estruturais dos ataques produzidos com freqüência. Além desses quadros típicos, na epilepsia podem apresentar-se, de forma transitória, fobias, obsessões, tiques, gagueira, estados paranóides, em que o tema místico costuma ocorrer com grande freqüência.

Registram-se com freqüência nos epilépticos distúrbios gastrintestinais relacionados com a situação epiléptica básica. Descrevemos um caso bastante característico, onde a uma constipação persistente relacionada com a inibição da agressividade seguiam-se crises de diarréia súbitas e por vezes dolorosas, que tinham o caráter de verdadeiros equivalentes. A enxaqueca oftálmica, aparentada com a epilepsia, foi tema de estudo do dr. Cárcamo. Insiste-se sobre a polimortalidade nas famílias de epilépticos, que nós relacionamos com uma intensificação constitucional do instinto de morte. Constata-se, além disso, uma tendência para a esterilidade, relacionada, sem dúvida, com profundos distúrbios endócrinos e distúrbios da fórmula instintiva desses pacientes.

A eletrencefalografia constitui hoje um dos métodos mais valiosos para a investigação dos fenômenos epilépticos. Dos estudos de Lennox, F. Gibbs, H. P. Daves, Jaspers e outros, podemos sintetizar que os epilépticos apresentam uma alteração do ritmo das ondas cerebrais, sendo a disritmia cerebral paroxística a sua manifestação extrema. Essa disritmia tem características particulares, segundo cada tipo clínico. Os epilépticos, em 95% dos casos, fora de seus sintomas agudos, apresentam distúrbios de ritmo denominados subclínicos e também específicos para cada tipo. O número de pessoas com traçados de tipo epiléptico é 20 vezes maior do que o das que sofrem essa doença de forma manifesta. Nos Estados Unidos há 500.000 epilépticos em assistência, deduzindo-se que existam, além disso, cerca de 10 milhões de pessoas com um ritmo anormal, Os estudos realizados com parentes de epilépticos indicam que 60% deles têm traçado anormal. Nas chamadas crianças problemáticas, com má conduta, e em adultos com um comportamento anti-social, onde predomina a agressividade, observam-se traçados semelhantes. Daves estudou 132 esquizofrênicos, concluindo que na metade dos casos apresentam-se gráficos anormais; esses pacientes caracterizam-se por uma conduta anormal de tipo francamente agressiva. Apresenta-se assim uma situação interessante, do ponto de vista prognóstico, em face das terapias convulsivas. Os dados fornecidos por essas investigações comprovam a natureza constitucional da disposição para essa doença, que se caracterizaria fundamentalmente por um baixo limiar de reação e uma forma instintiva especial, em que predomina a agressividade.

Do ponto de vista da patogênese, é absolutamente necessário estabelecer a diferença entre causa do sintoma e causa da doença, uma vez que a confusão entre esses dois conceitos teve como conseqüência uma falsa avaliação da teoria psicanalítica dessa doença. No surgimento de qualquer neurose é preciso considerar duas classes de fatores: uns dependentes do id, ou seja, da vida instintiva, e outros do eu, estabelecendo-se entre esses dois fatores uma série complementar, que pode ser preenchida de um lado ou do outro. Na epilepsia, por exemplo, os fatores constitucionais, ou seja, congênitos, podem expressar-se em termos do eu e em termos de instinto. No que se refere a este último, haveria para nós uma especial intensidade do instinto de agressão; no que se refere ao eu, uma determinada debilidade, estruturalmente expressa, que impossibilitaria uma perfeita mistura e evolução dos instintos. A grande freqüência de crises convulsivas nos oligofrênicos e na infância explica-se por um baixo limiar de reação, relacionado com a estrutura orgânica do eu. Essa situação constitucional, freqüentemente herdada, pode sofrer diferentes evoluções relacionadas com vivências ou experiências infantis, as quais, somando-se aos fatores constitucionais, configuram a primeira série complementar, cujo resultado é a disposição para a doença — tomado este termo em sentido analítico —, e que pode expressar-se, mais uma vez, como um limiar determinado de reação dependente do eu e da vida instintiva. No que se refere ao eu, vemos que pode haver uma debilidade constitucional e uma debilidade adquirida posteriormente por lesões cerebrais, como tumor ou traumatismo, intoxicação, infecção, etc., que trazem à tona uma situação epiléptica latente, conforme demonstram os estudos eletrencefalográficos. Nos casos de lesões muito graves a situação epiléptica é criada em sua totalidade pelo fator atual. Quanto à vida instintiva, um aumento endógeno, por exemplo puberal, das energias instintivas, com um eu até então resistente, pode desencadear um acidente epiléptico; os aumentos exógenos, assim como a superestimulação nas epilepsias infantis, podem produzir o mesmo efeito.

A epilepsia, sobretudo em seu mecanismo de expressão convulsiva, apresenta hoje problemas interessantes, devido ao emprego da convulsão como terapia das enfermidades mentais. Sustentamos, com Garma, que a situação básica na psicose caracteriza-se pela submissão de um eu masoquista a um supereu sádico, concomitantemente com uma intensificação da libido homossexual e dos instintos de morte. A situação psicótica reproduz o que já dissemos da situação psíquica do epiléptico, distinguindo-se esta da melancolia e da esquizofrenia, por exemplo, pelo fato de dispor de um meio de descarga como a convulsão. O psicótico tende a permanecer na situação descrita ao não poder resolvê-la por meio da produção de seus sintomas paroxísticos. A provocação artificial de um ataque epiléptico num psicótico nas condições descritas resolve a situação de conflito e suas conseqüências, na medida em que satisfaz as tendências masoquistas. Ao desaparecer a ansiedade relacionada com tensão das energias instintivas, o eu pode tentar, através de um verdadeiro processo de renascimento, novas relações de objeto e uma nova síntese.

Resumo

O autor considera que o problema geral da epilepsia foi mal apresentado, uma vez que a neurologia e a psiquiatria, cada uma por seu lado, ocupavam-se de manifestações que pertenciam ao campo de investigação de cada uma delas, dando-se interpretações parciais e dificultando-se desse modo uma concepção unitária. Em termos gerais, deve-se considerar a epilepsia como uma resposta total do organismo diante de determinadas situações vitais, estando por sua vez esse tipo de resposta condicionado por fatores dependentes da estrutura do eu e dos instintos. Considera a agressão e suas diversas elaborações através de diferentes níveis e canais como determinando a pluralidade fenomênica dessa afecção. O sintoma epiléptico seria de caráter funcional, obedecendo a um determinado ritmo e com as particularidades de um mecanismo de defesa do tipo da conversão somática expressa em níveis primitivos, narcísicos e pré-genitais. O eu do epiléptico empregaria esses diferentes mecanismos para aliviar a situação de ansiedade, conforme as leis do princípio de prazer. Considera tal situação de ansiedade e suas causas a partir de três enfoques distintos: 1) do ponto de vista quantitativo, trata-se de uma tensão exagerada da libido, de caráter agudo, como a que determina os fenômenos paroxísticos; ou de caráter crônico, como a que determina os aspectos caracterológicos da doença; 2) do ponto de vista qualitativo, trata-se de uma libido homossexual (destrutiva); e 3) essa angústia também não é indiferente, pois ela surge diante da intensificação do instinto de morte que tenta expressar-se. Além da libido homossexual, do instinto de agressão e da ansiedade, devem-se considerar certos fatores temporais, um certo ritmo na tensão libidinal. Os diversos sintomas paroxísticos, pródromos, auras, convulsão, constituem diferentes maneiras ou tentativas de descarregar as tensões crescentes. A amnésia consecutiva é de caráter funcional, às vezes reversível, e está ligada ao recalque dos conteúdos latentes do sintoma. A perda de conhecimento está relacionada com o grau de regressão conseguido na crise. A situação psíquica do epiléptico é constituída por um eu masoquista e um supereu sádico, criando-se entre essas duas instâncias um grande estado de tensão, que acarreta um sentimento de culpa, uma necessidade de punição, podendo-se comparar a crise epiléptica à situação psíquica do suicida (crime introjetado). O significado essencial do ataque representaria o crime e o coito com o pai, e a punição pelos dois delitos. Baseando-se sobretudo na análise de epilépticos, o autor estabelece finalmente uma relação entre instinto de morte e libido homossexual, sustentando, em última instância, que esta representa a energia daquele. Estuda em seguida a personalidade epiléptica com suas três fontes disposicionais — anal, oral e uretral — que condicionam os diferentes tipos caracterológicos. Os sonhos e os distúrbios do sono também são estudados do ponto de vista da situação básica, descrevendo na criança uma síndrome noturna típica, caracterizada por pavor noturno, soniloquia, sonambulismo e enurese. Depois, estuda as psicoses epilépticas, a enxaqueca e alguns distúrbios gastrintestinais que têm o caráter de verdadeiros equivalentes. Os estudos eletrencefalográficos são analisados e empregados para um esquema da patogênese geral dessa enfermidade. Nessa patogênese intervêm fatores dependentes do eu (debilidade do eu), de caráter congênito e adquirido, e com uma expressão estrutural. Os outros fatores dependem da fórmula instintiva, sobretudo da intensificação congênita ou adquirida do instinto de agressão e, em consequência, uma fusão deficiente de instintos. Os fatores dependentes do eu e dos instintos entram em inter-relação como séries complementares, configurando as epilepsias, que vão desde as genuínas até as sintomáticas (organoneuroses e patoneuroses). Finalmente, ocupa-se do valor terapêutico da convulsão provocada artificialmente, que atuaria, em termos gerais, satisfazendo as tendências masoquistas e acalmando a ansiedade relacionada com o incremento do instinto de agressão.

AS DINÂMICAS DA EPILEPSIA*

> A agressão impedida parece constituir um grave dano; na realidade, é como se tivéssemos que destruir outras coisas e outros seres para não destruirmos a nós mesmos, para nos protegermos contra a tendência à autodestruição. Triste descoberta para os moralistas!
>
> S. Freud (1)

Na epilepsia, devem ser consideradas duas classes de manifestações: uma de caráter paroxístico (as crises) e outra de caráter permanente (a personalidade epiléptica). A apreciação parcial dessa dualidade fenomênica, enfocada respectivamente pela neurologia e pela psiquiatria, impediu que se chegasse a uma concepção unitária dessa enfermidade. A epilepsia como resposta total do organismo a determinadas situações vitais foi prevista por muitos observadores, poetas, filósofos e médicos de todas as épocas, mas só se tornou compreensível como uma totalidade através do enfoque psicanalítico.

O problema da epilepsia gira em torno da agressividade considerada como um instinto, e a forma que essa agressividade assume em

---

* Trabalho lido na Associação Psicanalítica Argentina em 26 de agosto de 1943. *Revista de Psicoanálisis*, 1944, ano I, n.º 3.

Este trabalho constitui a nossa segunda abordagem do problema da epilepsia (69, 70, 71) e tem um caráter fragmentário; alguns dos conceitos emitidos são, por enquanto, apenas hipóteses, embora tenham surgido muito claramente no decorrer das nossas investigações. A essa categoria pertencem as relações que pretendemos estabelecer entre o instinto de morte e a libido homossexual na patogênese das doenças mentais, assim como as denominações libido destrutiva e libido construtiva. O material do qual surgiu este trabalho é constituído pela análise de alguns pacientes epilépticos, pela observação clínica de muitos casos e pelo tratamento das psicoses por meio dos métodos de choque.

Este artigo é o ponto de partida de dois trabalhos a serem publicados em breve: um sobre van Gogh e outro sobre o conde de Lautréamont.

sua busca de expressão (descarga ou inibição) é a que lhe é dada pelos diferentes aspectos fenomenológicos (pluralidade fenomênica) que, juntamente com a unidade funcional e a policausalidade, representam os três princípios que regem a estruturação da enfermidade.

É corrente na literatura médica atual considerar-se a teoria analítica dessa enfermidade como sinônimo de uma teoria psicogênica, negando-se dessa maneira a avaliação que ela faz dos fatores orgânicos de sua determinação (Redlich [2], e Frisch [3]).

Isso deve-se, fundamentalmente, ao fato de não se estabelecer a distinção necessária entre a causa do sintoma e causa da doença. A causa do sintoma (por exemplo, o ataque), seu sentido e sua finalidade em nada se diferenciam de qualquer sintoma neurótico (histérico), encontrando-se no fenômeno convulsivo, ou nos outros chamados seus equivalentes, conteúdos semelhantes a qualquer sintoma neurótico. O sintoma epiléptico é de caráter funcional, espontaneamente reversível, e seu surgimento obedece a um determinado ritmo, constituindo um mecanismo de defesa do tipo da conversão somática. Na equação etiológica geral da doença intervêm tanto fatores constitucionais (herdados), com uma determinada expressão estrutural, quanto fatores acidentais, que entram em inter-relação com os primeiros, formando-se dessa maneira séries complementares[1]. O mecanismo de defesa (a convulsão) está organicamente pré-formado, como diz Freud (5), sendo esse mecanismo acionado por determinadas situações que podem ser expressadas como tensões exageradas da libido. Esse mecanismo de defesa é utilizado pelo eu para evitar o desprazer criado pela angústia, e conforme as leis do princípio de prazer. O sintoma epiléptico paroxístico, de qualquer espécie que seja, deve ser considerado como todo sintoma neurótico: quanto a sua estrutura, sua finalidade, seu sentido e sua causa; também os sintomas permanentes ou caracterológicos são defesas contra as mesmas situações de ansiedade através de fenômenos de sublimação, idealização, formação reativa, inibição, etc.

---

1. Como se sabe, na determinação de toda neurose entram em jogo diversos fatores relacionados com duas séries complementares principais. A primeira é constituída por fatores constitucionais, herdados (determinada extensão do instinto de morte e mecanismos de defesa pré-formados), e por vivências infantis traumáticas que entram em inter-relação, criando a disposição à neurose. Essa disposição à epilepsia, comprovada pela eletrencefalografia, dá lugar à aptidão convulsiva (umbral), a partir da qual podem expressar-se determinados estados de tensão. A segunda série complementar é constituída pela disposição e por fatores atuais desencadeantes, onde devem ser incluídos fatores de ordem psíquica (privação ou frustração) e fatores orgânicos, estruturais, tais como tumores, traumatismos, intoxicações, etc., que contribuem para debilitar o eu. A esses fatores estruturais referem-se, geralmente, as múltiplas causas capazes de produzir uma epilepsia, sem levar em conta as condições anteriores. (S. Cobb [4] diz que foram enumeradas mais de sessenta.)

A situação de ansiedade

O sintoma neurótico estrutura-se a partir de uma determinada situação (incremento de um instinto que tende a se manifestar) que pode ser considerada como uma situação de perigo, na medida em que recorda situações traumáticas anteriores (como o nascimento). A angústia é a expressão do perigo sentido pelo eu; e este, temendo por sua integridade, aciona os seus mecanismos de defesa com o objetivo de impedir a satisfação direta do instinto perigoso e desfazer-se da angústia. Isso ocorre quando o eu não pode elaborar adequadamente a tendência e quando também se opõe à sua livre realização.

A situação de ansiedade e suas causas podem ser vistas de três maneiras diferentes:

1) Do ponto de vista quantitativo trata-se, como já dissemos, de uma tensão exagerada da libido, em virtude de sua acumulação primeiro no id e, depois, sua irrupção no eu. Esse incremento tem na epilepsia duas formas particulares de manifestação: a) uma de caráter mais ou menos permanente (incremento ou acumulação crônica) e b) outra que se produz de forma brusca, a partir do nível anterior (incremento agudo ou paroxístico).

2) Mas essa libido acumulada não é de caráter indiferente, deve ter uma qualidade determinada, sendo para nós uma libido de caráter homossexual (libido destrutiva). Da natureza bissexual do indivíduo, das variações quantitativas dessa libido homossexual e dos conflitos específicos criados por essa situação originar-se-iam, em última instância, todos os processos patológicos.

3) A angústia tampouco é indiferente, já que é gerada em face de um determinado instinto, estabelecendo-se a defesa contra este último. O instinto de morte ou de destruição intensificado cria a situação de perigo, surgindo a angústia como reação diante dessa situação; esse conceito pode estender-se a qualquer manifestação de ansiedade, que representaria uma angústia de morte em face de um perigo interno, externo projetado ou externo real. A livre expressão do instinto de morte manifesta-se na agressão direta (sadismo, crime), sua inibição brusca condiciona o aparecimento do acidente paroxístico (ataque epiléptico), e sua elaboração pelo eu em forma de traços de caráter configura a personalidade epiléptica.

Além da libido homossexual, do instinto de morte e da ansiedade, deve-se considerar um fator temporal, de ritmo, nos aumentos da tensão libidinal, observando-se na epilepsia a influência desses últimos fatores de um modo típico. As variações quantitativas da tensão da libido dependem geralmente de fatores endógenos (ritmo biológico) e também de fatores exógenos (estimulação, privação), sendo os primeiros os mais característicos na epilepsia. A intensificação da libido também pode depender de fatores exógenos, reativos, menos freqüentes no adulto do que na criança, onde as crises são, na maioria dos casos, deflagradas por situações de superestimulação, à semelhança do que ocorre nas epilepsias reflexas. Nestas últimas variedades, o fator desencadeante atua como na neurose de angústia, sendo possível por isso fazer desaparecer os acidentes paroxísticos apenas com a supressão das situações patogênicas presentes.

O princípio de prazer (guardião do aparelho psíquico) governa os umbrais das tensões, sendo característico da epilepsia, em sua forma paroxística, um determinado ciclo que se expressa através de um aumento paulatino dessas tensões, com tentativas de descarregá-las a partir do próprio momento em que se iniciam. Essas primeiras tentativas constituem, em primeiro lugar, fenômenos prodrômicos, depois auras, terminando nos casos típicos com um ataque epiléptico, que representa a tentativa mais bem-sucedida de descarregar essas tensões. Esse sintoma paroxístico, o mais profundo e mais eficaz na descarga, parece também não conseguir sua finalidade plenamente, uma vez que isso só é possível em forma completa por vias normais e em nível genital. A repetição dos ataques deve-se a que a descarga nunca é completa num nível pré-genital, subsistindo sempre um remanescente de tensão — semelhante ao que ocorre no neurastênico — que junto com o automatismo de repetição impulsiona o eu a realizar novas tentativas. Quanto menos profunda tiver sido a descarga (a ausência epiléptica ou a picnolepsia, por exemplo), com maior freqüência as crises tenderão a se repetir, e, inversamente, elas diminuem quando esse estado de tensão se resolve num ataque típico.

O ataque epiléptico é uma conversão somática de caráter pré-genital que se expressa por meio do sistema nervoso central, podendo-se considerar um elo intermediário através do sistema nervoso autônomo que acarretaria uma neurose vascular, responsável em última instância pelos fenômenos corticais que desencadeiam o ataque. Mas as investigações recentes, sobretudo as de Penfield (6), demonstram que o ataque epiléptico é produzido por uma descarga neuronal primária, sendo os fenômenos vasculares unicamente uma conseqüência dessa descarga.

Esse fenômeno de conversão e descarga de tensões relaciona-se especificamente com o instinto de destruição, e Freud (7) sustenta que no ataque epiléptico existe uma dissociação profunda dos instintos, libertando-se o instinto de morte, que entraria secundariamente a serviço do eros para os fins de descarga. Considera o ataque epiléptico como um produto e um sinal dessa dissociação entre os instintos de vida e de morte, permanecendo, porém, uma certa quantidade de misturas que contribuem para dar ao fenômeno epiléptico o caráter de manifestação típica de masoquismo erógeno. Devido a isso, o princípio de prazer condiciona também o surgimento do ataque epiléptico, atuando junto com o princípio do Nirvana, uma vez que a busca de estabilidade e a diminuição de tensões estão associadas. Assim como no começo da vida, esses dois princípios atuam na mesma direção, tendo o ataque epiléptico o significado de morte e de orgasmo.

Análise da sintomatologia

> ... Gustave [Flaubert] erguia a cabeça e ficava muito pálido: tinha sentido a aura, esse sopro misterioso que passa sobre o rosto como o vôo de um espírito; seu olhar estava cheio de angústia...
> Maxime du Camp [8]

Dividimos os sintomas da epilepsia em permanentes e paroxísticos, encontrando-se entre estes últimos o ataque epiléptico típico e, além disso, todos os sintomas que integram a epilepsia menor e os chamados equivalentes.

O ataque convulsivo, em sua forma clássica, compõe-se de vários momentos, denominados respectivamente pródromos, auras, ataque propriamente dito e fenômenos pós-paroxísticos.

1) Os sintomas prodrômicos são de uma infinita variedade, podendo manifestar-se como fenômenos psíquicos ou viscerais patológicos, que são a expressão do estado de tensão crescente da libido. A sua origem deve ser considerada como a de todos os sintomas neuróticos, elaborados psíquica ou somaticamente, encontrando-se entre os mais freqüentes as perturbações de humor, irritabilidade, crises coléricas e os mais variados fenômenos da série distímica. O aumento da agressividade e sua conseqüência, a angústia, condicionam o surgimento de todos eles, que também podem expressar-se como conversões somáticas, verdadeiras organoneuroses paroxísticas, tais como as cefaléias, taquicardias (até o tipo paroxístico), dores, distúrbios gastrintestinais, etc. Observam-se, além disso, na qualidade de sintomas prodrômicos, distúrbios do sono, insônia, pavores noturnos, soniloquia, sonambulismo e quadros neuróticos mais ou menos organizados, como fobias, obsessões, tiques, gagueira, estados paranóides, etc. A multiplicidade desses sintomas e seus distintos aspectos fenomenológicos estão relacionados com os diferentes mecanismos de defesa de que cada eu dispõe para solucionar a situação de ansiedade, liquidando determinados níveis de tensão.

2) Depois dos fenômenos prodrômicos aparecem com freqüência as auras (em 60% dos casos, segundo Grinker [9]), que precedem o ataque e constituem também, como os sintomas anteriores ou prodrô-

micos, tentativas de aliviar o eu de suas tensões desagradáveis. Essas tentativas condicionam também o surgimento de múltiplos fenômenos psíquicos e somáticos semelhantes a qualquer sintoma neurótico, e constituem a última tentativa de evitar o ataque. A relação entre aura e ataque deve ser compreendida dessa maneira, e não como uma relação de causa e efeito, conforme se acreditava. Y. Hendrick (10), que estudou especificamente essa relação, sustenta que não é a aura em si que opera como deflagrador do ataque, mas a própria ansiedade, que está na sua base, causa também o surgimento do segundo fenômeno. A crise de ansiedade neuroticamente condicionada e anterior ao aparecimento do distúrbio convulsivo estaria bloqueada em sua livre expressão (descarga através do sistema autônomo). Esse bloqueio da expressão pelas vias habituais torna necessária a busca de outros caminhos, canalizando-se essa energia através do sistema nervoso central como convulsão.

No entanto, nos ataques não precedidos de auras, deve ter existido a ansiedade, precedendo imediatamente o ataque e causada por uma elevação súbita da tensão, que seria característica de certos pacientes. Essa situação especial impede a elaboração da angústia, desencadeando-se o ataque imediatamente após o seu surgimento. Em virtude dessas circunstâncias, as crises de ansiedade surgidas nessas condições incluem-se entre os próprios fenômenos do ataque, sendo também vítimas da amnésia.

O aparecimento de determinadas auras mais ou menos específicas para cada paciente depende, em seu aspecto formal, de fatores organicamente condicionados ou pré-formados (de forma congênita ou adquirida), constituindo vias acessíveis à expressão de determinados conteúdos individuais. O estudo minucioso dessas auras específicas é de grande importância do ponto de vista do diagnóstico da localização do dano cerebral (intervenções neurocirúrgicas), tendo servido também a alguns autores, como Foerster (11), para o estudo das localizações cerebrais.

3) A convulsão propriamente dita, que se segue à aura, é a manifestação mais típica e mais profunda da epilepsia, e os nomes propostos para essa doença fazem referência a esse momento do acidente paroxístico. Tal como os sintomas anteriores, ela constitui uma tentativa de descarga de tensões por meio da inervação somática, sendo a mais eficaz de todas elas, por sua profundidade e brusquidão.

Não entraremos na descrição detalhada de suas várias fases, limitando-nos apenas a mencionar o que se pode apreender, até agora, do ponto de vista psicanalítico[2].

---

2. É difícil descrever um ataque epiléptico melhor do que o fez Maxime du Camp, testemunho das primeiras manifestações dessa doença em Flaubert, quando este tinha 22 anos: "no mês de outubro de 1843, num cabriolé que o próprio Gustave conduzia.

a) No momento em que começa o ataque, acompanhado de uma expressão de terror, ouve-se às vezes o grito característico do epiléptico, que constitui a expressão da última e desesperada tentativa de buscar proteção diante do perigo iminente. O tom e a intensidade desse grito são característicos, dando ao ataque maior dramaticidade e sentido.

b) Em seu aspecto motor, a crise começa com a fase tônica, expressão da luta ainda existente entre as tendências que procuram descarregar-se e sua inibição.

c) A essa fase tônica seguem-se as contrações clônicas, onde o abandono da inibição é quase completo, tornando-se os movimentos mais livres e independentes; esta fase representa a expressão do triunfo total das tendências que tentam descarregar suas tensões.

d) Depois dessas contrações, no período pós-paroxístico, o paciente dorme profundamente, surgindo às vezes fenômenos relacionados com o sono e o automatismo e quadros alucinatórios de estrutura onírica. Ao despertar, o paciente geralmente tem noção do que ocorreu, devido às conseqüências físicas do ataque: é possível que ele esteja de humor alegre e com sensação de alívio, de bem-estar, manifestando-se mais tranqüilo e otimista. Todo ataque é vítima de amnésia de diferentes graus e extensões, que pode abranger até as circunstâncias anteriores e posteriores ao ataque; às vezes, ela pode manifestar-se só posteriormente e até se conhecem casos em que não ocorreu. O mecanismo gerador dessa amnésia é o da repressão, que tem por finalidade apagar acontecimentos penosos; em casos em que essa repressão não ocorreu ou foi pouco intensa, observa-se o surgimento de fenômenos depres-

---

No momento em que um cocheiro passava ao lado do cabriolé, Gustave abateu-se sobre o assento e tombou para o lado. Sobrevieram outros ataques de nervos; houve quatro em 15 dias. Essas crises produziam-se da mesma maneira e eram precedidas dos mesmos fenômenos. Subitamente, sem motivo apreciável, Gustave erguia a cabeça e ficava muito pálido: sentira a aura, esse sopro misterioso que passa pelo rosto como o vôo de um espírito; seu olhar estava cheio de angústia e ele sacudia os ombros, num gesto de desencorajamento pungente; ele dizia: 'Tenho uma chama no olho esquerdo'; e alguns segundos depois: 'Tenho uma chama no olho direito; tudo me parece cor de ouro.' [Recordemos neste ponto a obsessão pelo amarelo em van Gogh.] Esse estado singular prolongava-se, algumas vezes, durante vários minutos. Nesse momento, isso era visível, ele ainda contava livrar-se com esse alerta; depois, seu rosto empalidecia ainda mais e adquiria uma expressão de desespero; rapidamente, ele caminhava, corria para a cama, estendia-se, desolado, taciturno, sinistro, como se estivesse deitado vivo num caixão...depois soltava um lamento cujo tom dilacerante ainda vibra em meus ouvidos, e a convulsão sacudia-o da cabeça aos pés. A esse paroxismo em que todo o ser entrava em trepidação sucedia um sono profundo e, durante vários dias, ele ficava com todo o corpo dolorido."

Esta citação e todas as que se referem a Flaubert são extraídas do estudo de J. Fretet (12), "Flaubert: L'épilepsie et le style". Uma grande quantidade de dados e tentativas de interpretação psicanalítica aumentam o interesse desse trabalho.

sivos[3]. A perda de consciência durante o ataque também está relacionada com o grau de regressão conseguido na crise, e atuando junto com a repressão produz dois fenômenos característicos do acidente epiléptico: a perda de consciência e a amnésia.

A amnésia epiléptica, considerada como um fenômeno funcional, como uma repressão intensa de algo desagradável, foi objeto de estudo por parte de Schilder (14) que, por meio da hipnose e da exploração pelo "método econômico", conseguiu fazer reviver nos pacientes o acontecer mórbido de determinados acidentes paroxísticos, apresentando interessantes problemas com respeito à responsabilidade desses pacientes.

Durante as crises observam-se ainda, com grande freqüência, duas manifestações relacionadas com a regressão oral: a mordedura da língua, expressão da castração deslocada para cima (língua como falo), e a sialorréia, que dá lugar ao conhecido fenômeno da espuma. Essa sialorréia pode ser relacionada com aquela estudada por Ferenczi (15) e Abraham (16) como manifestações do erotismo oral nos estados depressivos, e denominada pelo segundo desses autores "poluição oral". A mordedura da língua e a espuma são sinais clinicamente muito im-

---

3. Em Dostoievski, o ataque tem características particulares, o que parece ser a aura corresponde à primeira fase do ataque (momento maníaco, crime); o castigo representado pela segunda fase é insuficiente para aplacar seus fortes sentimentos de culpa, e daí surge o estado depressivo consecutivo às suas crises. Soma-se a isso o fato de que a amnésia não era profunda, uma vez que a primeira fase era perfeitamente recordada. Reproduzimos de H. Troyat (13) a descrição completa. "Essas crises de epilepsia tornam-se, entretanto, cada vez mais freqüentes. Uma a duas por semana. Ele pressente vagamente sua aproximação. Todas as suas dúvidas, todas as suas agitações se fundem numa impressão de aliança com as alegrias fulgurantes do além. Em O idiota ele escreve: 'Mas esses momentos radiosos eram apenas o prelúdio do segundo final, aquele a que sucedia imediatamente o acesso. Esse segundo era inexprimível...Que importa que seja uma doença, se, nesse minuto, tenho uma sensação inaudita, insuspeitada até então, de plenitude, de moderação, de apaziguamento, de fusão no arrebatamento de uma prece, com a mais alta síntese da vida...' Fiodor Mikhailovitch também dizia aos seus amigos: 'Durante alguns instantes, conheço uma tal felicidade, que é impossível concebê-la em tempo normal, e os outros não podem sequer imaginá-la. Sinto uma harmonia completa em mim e no mundo, e esse sentimento é tão forte, tão suave, que, por alguns segundos desse gozo, poderíamos dar dez anos de vida, talvez mesmo a vida toda.'

Era quando Fiodor Mikhailovitch atingia o ápice desse êxtase místico, que o espasmo o sacudia, jogava-o ao chão, gritando e babando. Strakhov, que assistira a uma crise de Dostoievski, assim a descreveu: 'Ele deteve-se por um instante, como se procurasse uma palavra para exprimir o seu pensamento, e sua boca já se abria. Eu o olhava com toda a atenção, certo de que ele iria pronunciar palavras extraordinárias. De repente, de seus lábios entreabertos escapou um som estranho, arrastado, absurdo, e ele abateu-se inconsciente no meio do quarto.'

Acontecia-lhe ferir-se ao cair. Seu rosto se cobria de placas vermelhas. Quando voltava a si, seus músculos estavam fatigados pelas cãibras, sua cabeça, vazia. Segundo sua própria confissão, ele tinha a impressão de ser culpado de um crime terrível e de que ninguém podia aliviá-lo de sua falta. Era a morte de seu pai, era a morte do bêbado Issaiev, que assim o torturavam? Essa sede de castigo dominou toda a vida íntima de Dostoievski."

portantes para estabelecer o diagnóstico diferencial entre ataque epiléptico e ataque histérico. Elas não se produzem no segundo caso, pois a histeria corresponde a pontos de fixação e regressão mais altos, o estágio oral estando quase excluído, portanto, da estruturação de sua sintomatologia.

De modo geral, o ataque epiléptico segue o curso que expusemos, repetindo-se depois de um certo período, que varia conforme o paciente. Existe, entretanto, uma outra contingência, a ocorrência imediata e repetida de outros ataques que conduzem ao estado de mal epiléptico, que acarreta, por vezes, a morte do paciente. Nesse caso, o instinto de destruição voltado contra o próprio indivíduo teria atingido completamente sua finalidade.

Significado do ataque

> Tenho a convicção de ter morrido diversas vezes. Tenho certeza de que sei o que é morrer, senti com freqüência, nitidamente, que minha alma me escapava, como sentimos o sangue escorrer pela abertura de uma sangria.
> G. Flaubert [16]

> A epilepsia não é, por acaso, a solidão do criminoso? E não cai o epiléptico porque não tem onde segurar-se?
> O. Weininger [17]

Como todo sintoma neurótico, o ataque epiléptico tem um conteúdo psíquico, ou seja, um sentido, superdeterminado, que se elabora em relação com os diferentes momentos do desenvolvimento do indivíduo. Poderíamos dizer que a forma do sintoma vai se enchendo de conteúdos psíquicos determinados à medida que o sujeito cresce, razão que explica o fato de a convulsão da criança pequena, por exemplo, não ter os mesmos conteúdos psíquicos que o ataque do adulto, mantendo-se, no entanto, as características de sentido, finalidade, estrutura e causa ao longo de toda a evolução.

Como já dissemos, o sentido da crise tinha sido intuído por observadores de todas as épocas, daí o epiléptico ter sido considerado um ser estranho, sobrenatural, demoníaco e criminoso[4]. Mas foi realmente

---

4. *O Novo Testamento*, São Marcos, capítulo IX.
16. Então ele interpelou os escribas: O que discutis com eles?
17. E um, dentre a multidão, respondeu: Mestre, trouxe-te o meu filho, possesso de um espírito mudo;

W. Stekel o primeiro a formular explicitamente os conteúdos fundamentais desses ataques. Em sua primeira abordagem do problema, afirma que a crise substitui o crime e também um ato sexual, que por sua vez constitui um crime. O surgimento dessas crises diante de situações de angústia (diante de Deus, por exemplo) prova que o ataque significa a falta cometida, o castigo por essa falta (crime e castigo), o nascimento, o renascer e a morte. Seria uma fuga diante de uma situação penosa que repete o ato do nascimento, um trauma infantil, a experiência da própria morte, um ato sexual proibido, um delito, etc. A regressão é profunda e chega até a época embrionária, tendo essa regressão o sentido de uma fuga ou refúgio numa época em que o ser sente-se totalmente protegido.

Stekel (19 e 20) leva especialmente em consideração o ódio (agressão, crime) como complexo nuclear, primitivo e patogênico da epilepsia. Esse elemento entraria em luta com a consciência moral do indivíduo, derivando-se do destino desse conflito as duas condutas opostas: a crise epiléptica e a conduta criminosa.

Posteriormente, P. Clark (21, 22, 23 e 24) sustentou que o ataque epiléptico satisfaz desejos sexuais, representando também uma fuga da realidade devido aos estímulos desagradáveis que ela integra. Essa fuga até a época fetal tem o caráter de uma medida de proteção. A freqüência de fantasias de regressão ao ventre materno e o tipo de motilidade manifestada no ataque orientaram esse investigador na formulação de seus pontos de vista.

W. Reich (25) focalizou especialmente o ataque epiléptico do ponto de vista da economia da libido, sustentando que esse ataque constitui um coito realizado por meio de uma motilidade denominada epiléptica, diferente da histérica. Tratar-se-ia de um orgasmo extragenital, já

---

18. E este, onde quer que o apanhe, lança-o por terra e ele espuma, rilha os dentes e vai definhando. Roguei a teus discípulos que o expelissem e eles não puderam.

19. Então Jesus lhes disse: Ó geração incrédula! até quando estarei convosco? até quando vos terei de sofrer? Trazei-mo.

20. E trouxeram-lho; quando ele viu Jesus, o espírito imediatamente o agitou com violência, e, caindo ele por terra, revolvia-se espumando.

21. Perguntou Jesus ao pai do menino: Há quanto tempo isso lhe acontece? Desde a infância, respondeu;

22. E muitas vezes o tem lançado no fogo e na água, para o matar; mas, se podes alguma coisa, tem compaixão de nós, e ajuda-nos.

23. Ao que lhe respondeu Jesus: Se podes crer, tudo é possível ao que crê.

24. E imediatamente o pai do menino exclamou: Eu creio, ajuda minha incredulidade.

25. Vendo Jesus que a multidão concorria, repreendeu o espírito imundo, dizendo-lhe: Espírito mudo e surdo, eu te ordeno, sai dele e nunca mais tornes a ele.

26. E o espírito, clamando, agitando-o muito, saiu, deixando-o como se estivesse morto, ao ponto de muitos dizerem: Morreu.

27. Mas Jesus, tomando-o pela mão, ergueu-o, e ele se levantou.

que os órgãos sexuais estão excluídos dessa motilidade. As tendências que buscam sua expressão por meio do ataque não seriam, para Reich, nada específicas; estariam relacionadas com cada indivíduo em particular, podendo existir entre elas as de caráter homossexual, heterossexual, sádico, exibicionista, etc. No epiléptico, a descarga sexual efetuar-se-ia por intermédio de todo o corpo, uma vez que, devido à sua estrutura narcísica, existe uma identidade corpo-pênis.

Freud, no seu estudo *Dostoievski e o parricídio*, forneceu uma visão de conjunto do problema da epilepsia, sem deixar de elucidar nenhum de seus aspectos. Para Freud, o ataque epiléptico tem por finalidade, como todo sintoma neurótico, descarregar por via somática o montante de excitação cuja elaboração não pode ser dominada por via psíquica.

Ao ocupar-se do caso Dostoievski, observa que esse escritor tivera antes de seus ataques típicos alguns outros de natureza diferente considerados como "crises de morte". Essas primeiras manifestações de sua doença devem ser entendidas como o resultado de uma identificação com o pai, sendo permitida essa identificação a título de castigo pelo superego. Freud formula isso da seguinte maneira: "Você quis matar seu pai para transformar-se nele mesmo." Devido à intervenção do superego, a formulação final seria: "Agora é seu pai quem está matando você." Este sintoma, denominado "crise de morte", satisfaz as tendências masoquistas do eu e as tendências sádicas do superego, tendo o significado geral de uma autopunição pelos desejos de morte dirigidos contra o pai (parricídio); desses desejos primitivos são extraídas as fontes principais do sentimento de culpa.

Mas as "crises de morte" de Dostoievski mudaram de expressão após o assassinato real do pai, quando o escritor tinha 18 anos. A realidade encarregou-se de satisfazer os desejos dele e, por esse motivo, deve ter fortalecido os seus mecanismos de defesa, surgindo em conseqüência disso os ataques epilépticos típicos. A situação de Dostoievski diante do pai era muito ambivalente, vendo-se assim satisfeitas, em parte, as suas tendências, uma vez que sentia em relação a ele uma intensa hostilidade, condicionada pelo caráter duro, cruel e violento do seu progenitor. Essas características do pai fortaleceram suas tendências primitivas, tornando mais intensos os desejos de morte, situação ainda mais complicada em virtude de uma intensa bissexualidade e, como conseqüência, de fortes tendências homossexuais.

Essa situação psíquica que Freud descreve como típica do epiléptico e constituída por um eu masoquista e um superego sádico representa uma transposição da relação entre o objeto e o sujeito (filho, pai) para o plano mental. O estado de tensão entre o eu e o superego acarreta um intenso sentimento de culpa, uma necessidade de castigo, podendo-se comparar a crise epiléptica à situação psicológica do suicida, uma vez que tanto o ato suicida como o ataque epiléptico representam, em última instância, um crime introjetado (crime e castigo ao mesmo tempo). Nas crises epilépticas existe uma satisfação de ambos os instintos, descarregando-se tensões do instinto de vida (libido construtiva) em favor da descarga das tensões do instinto de morte (libido destrutiva). Em conseqüência das fortes tendências homossexuais existentes no epiléptico (identificação prévia com a mãe e uma identificação com o pai nas circunstâncias do ataque), realiza-se também, durante o ataque, uma união de caráter homossexual entre o sujeito e o objeto. A crise expressa a situação ambivalente de ódio e amor ao pai, e tem o significado tanto de crise quanto de coito realizado sobre a mesma pessoa, surgindo daí uma fonte dupla de sentimento de culpa, que cria uma situação insolúvel tendente a repetir-se e que, além de representar o crime e o coito com o pai, representa o castigo por ambos os delitos.

O caráter epiléptico

... sempre crispado e disposto a dar um bofetão e dois ou três pontapés a propósito de nada no primeiro homem que passe.
G. Flaubert

... essa grande calçada que são as páginas de Flaubert, com seu desfile contínuo, monótono, morno, indefinido.
M. Proust (26)

... o criminoso é homossexual.
O. Weininger (27)

Voltei-me no exato momento em que Vincent [van Gogh] se precipitava sobre mim, uma navalha na mão...
P. Gauguin (28)

Observadores não analíticos tinham comprovado nos epilépticos a existência de traços caracterológicos mais ou menos típicos, como escrupulosidade, prolixidade, tendência para a meticulosidade e a exatidão, tenacidade, detalhismo, pedantismo, egocentrismo, solenidade, pomposidade, afã de justiça, compaixão exagerada, superestimação da família, beatice, religiosidade, lentidão, viscosidade, perseverança, limitação do círculo de interesses, etc. Esses traços de caráter integravam o que se denominou constituição epiléptica ou epileptóide, personalidade epiléptica, psicopata epiléptico, caráter epiléptico, epilepsia larvada, epilepsia psíquica, etc.

Também se havia observado que nem todos os epilépticos tinham as mesmas características, tanto em qualidade quanto em quantidade, existindo uma relação direta entre a intensidade das manifestações caracterológicas e o componente constitucional. A partir de outro ponto de vista, existe uma relação inversa entre a intensidade do caráter e a intensidade das crises típicas, uma vez que, quanto menos freqüentes e menos intensas forem estas, mais evidente fica o componente caracterológico. Esse fenômeno explica-se pelo fato de que, depois de descarregada a agressão em forma de crise, a tensão desta diminui, o eu não necessitando, então, opor-lhe barreiras permanentes com o objetivo de limitá-la.

W. Stekel insistiu nos seus primeiros trabalhos sobre a forte criminalidade do epiléptico, a qual, segundo ele, é mais ou menos rejeitada por instâncias repressoras hipertróficas e hipermorais. Encontrou, na maioria dos pacientes com crises, fantasias cujos conteúdos latentes seriam crimes sexuais, como estupro, crime passional, pedofilia, necrofilia, canibalismo, vampirismo, incesto, etc. Essas fantasias também acompanhariam o ato de masturbação e o coito, fenômeno que explica o aparecimento de crises epilépticas durante esses dois momentos da vida sexual. A masturbação como fator patogênico da epilepsia é insistentemente enfatizada por Stekel, que destaca, além disso, a freqüência dos traços de religiosidade, bondade e solicitude, considerados como supercompensações do primitivo, que é o ódio: "por fora Cristo, por dentro Satanás."

Depois de Stekel, e sem conhecer os trabalhos dele, P. Clark descreveu o epiléptico como sendo um indivíduo egoísta, inadaptado ao seu meio mas muito apegado a ele, mau trabalhador, sem delicadeza de espírito, sem escrúpulos nem ceticismos, com muito pouco freio de seus instintos, muito freqüentemente em conflito com o mundo exterior, egocêntrico, caprichoso, obstinado, grosseiro, inacessível a um verdadeiro afeto e com um juízo falseado. Outras características são constituídas pela identificação com a mãe, fixação no pai ou substitutos, fortes componentes narcísicos e homossexuais, e uma libido de objeto incapaz de realizar boas ocupações. O narcisismo epiléptico é muito intenso e teria características especiais, dando-se o nome de metroerotismo àquele que é satisfeito durante as fantasias de claustro materno e durante o próprio ataque epiléptico. Finalmente, Clark considera o epiléptico como um indivíduo que não evoluiu do ponto de vista afetivo (oligotimia, E. Pichon-Rivière e A. Aberastury [72]) em virtude de fixações precoces da libido.

Maeder (29) caracteriza o epiléptico, fora de seus ataques, por um forte auto-erotismo, e Schilder insiste na religiosidade, na beatice e no afã de justiça como formações reativas em face das tendências primitivas de agressão.

Para W. Reich, o caráter epiléptico é condicionado por uma acumulação crônica da libido, daí derivando o seu intenso sadismo. Considera que o entorpecimento na descarga normal da libido (psíquica e somática) aumenta a agressividade (sadismo) e estabelece dessa maneira uma relação energética entre os impulsos eróticos e os destrutivos.

Freud, no seu ensaio sobre Dostoievski, realizou a mais profunda análise da personalidade epiléptica. Esclarece que a psicanálise não dá uma explicação do quantitativo da criação literária (talento), mas apenas dos aspectos qualitativos da obra e do sujeito, considerando Dostoievski a partir de quatro pontos de vista distintos, ou seja, como poeta, neurótico, moralista e pecador.

Do significado de suas crises já falamos anteriormente, e também mencionamos a sua posição ambivalente diante do pai, sua intensa bissexualidade, suas fortes tendências homossexuais (latentes). Estas últimas condicionaram a sua posição passiva em face da vida e, junto com a ambivalência, um comportamento especial diante do complexo de castração. Essa passividade não só era de caráter anal-sádico, mas também era de caráter oral, expressando-se como uma necessidade permanente de carinho, de proteção, uma posição passiva em relação à mulher, que denunciava fortes tendências oral-receptivas. A sua intensa agressividade, o seu rígido supereu, fizeram dele um indivíduo masoquista. Fortes sentimentos de culpa, necessidade de castigo e de expiação condicionaram, em última instância, sua doença e sua conduta; essa necessidade de castigo era satisfeita não só por meio dos ataques, mas também por substitutivos destes, que para seu inconsciente tinham um mesmo significado (a prisão na Sibéria).

A posição passivo-feminina frente ao pai e a submissão a ele orientaram também outros aspectos do seu comportamento, como por exemplo a sua posição diante de Deus e do czar. Sua paixão pelo jogo era de caráter compulsivo, constituindo na realidade um substitutivo do onanismo infantil; buscava através desse mecanismo — o jogo — a satisfação de suas tendências sexuais ao mesmo tempo que recebia o castigo — perder no jogo —, atribuindo-o ao destino (projeção do pai)[5]. Somente quando perdia, e tinha empenhado tudo, é que podia dar livre curso à sua criação literária porque, em conseqüência de ter conseguido satisfazer sua necessidade de castigo, via-se livre de suas inibições. Essa relação entre satisfação masoquista e possibilidade de

---

5. "O jogo é para ele como o ato sexual que se lhe recusa. Ele reencontra nas angústias da roleta esse paroxismo de sentimentos que conheceu junto de Pauline. A impressão também de saborear uma alegria vil, de cometer um crime contra alguém, de bater, de matar algo de belo e de preservado em si mesmo. Regressa ao hotel extenuado, como depois de uma noite de amor." (H. Troyat)

criação adquiriu em Dostoievski uma forma cíclica ou periódica, fazendo lembrar mecanismos semelhantes observados em indivíduos ciclotímicos, que só são capazes de trabalhar durante as fases de ligeira excitação.

Dostoievski escolheu como personagens, predominantemente, criminosos, sobre quem projetava seus próprios conflitos, e satisfazia suas tendências através da criação literária. A simpatia que ele professava por tais indivíduos se fundamentava, segundo Freud, no fato de que eles constituíam uma espécie de redentores que, tendo-se incumbido do pecado dos demais, aliviam a consciência de seus semelhantes. A compaixão pelos criminosos baseia-se numa identificação com eles e num reconhecimento por ter realizado o que os demais teriam desejado, descarregando-se por essa via indireta as tensões de suas próprias tendências. O mecanismo da compaixão é semelhante, tendo na epilepsia intensidade e qualidade particulares.

O que Freud descobriu em Dostoievski pode ser ampliado à personalidade epiléptica em geral, destacando-se de sua análise as seguintes características: bissexualidade, homossexualidade intensa (latente), posição passivo-receptiva diante da mulher (mãe) e passivo-feminina diante do homem (pai), forte ambivalência, sentimento de culpa, necessidade de castigo, expiação, complexo de Édipo complicado em virtude da ambivalência e posição semelhante em relação ao complexo de castração. Inibições no trabalho que desaparecem depois de satisfeita a necessidade de punição, elementos narcísicos, egoísmo, hipermoralidade, ou melhor, pseudomoralidade baseada no arrependimento e não na renúncia à satisfação, fenômeno esse que constituiria, para Freud, o fundamento da moral normal. Os quatro aspectos de Dostoievski considerados por Freud — o poeta, o neurótico, o moralista e o pecador — transformam-se depois de sua análise em o poeta, o epiléptico, o pseudomoralista e o criminoso.

Vamos tentar agrupar essa multiplicidade de traços do caráter epiléptico em torno de suas fontes de origem, para chegar a uma certa ordenação.

A fixação da libido no estágio anal-sádico tem caráter predominante no epiléptico, atuando como fixações secundárias as de tipo oral e uretral sádicos. A crise epiléptica integra ainda elementos de fases mais profundas do desenvolvimento da libido, talvez pré-natais, já que o tipo de motilidade do ataque é considerado por alguns autores como do tipo fetal. O ataque também pode conter alguns elementos genitais, o que explica o aparecimento, em alguns casos, da ejaculação durante a crise. O que diferencia o ataque epiléptico do ataque histérico é justamente a intensidade da regressão, o predomínio de elementos agressivos, o significado de morte, mais do que de orgasmo, existindo por isso entre o ataque histérico e o epiléptico somente diferenças quantitativas no que se refere ao grau de regressão e ao montante de agressão descarregada.

A agressividade no epiléptico provém de três fontes principais, anal, oral e uretral, constituindo-se assim uma magnitude específica para essa doença. Dos diferentes destinos tomados por essa agressividade depende a estruturação de todos os sintomas que se apresentam como processos defensivos diante de duas situações que condicionam os acidentes paroxísticos ou os traços caracterológicos. Diante da intensidade permanente ou crônica, organizam-se sintomas que modificam a estrutura do eu e lhe dão sua fisionomia (caráter); e diante da intensificação súbita sobre o nível anterior surgem os acidentes paroxísticos.

A personalidade epiléptica contém em sua maioria os elementos de caráter anal, distinguindo-se da personalidade obsessiva, em linhas gerais, apenas do ponto de vista quantitativo (teste de Rorschach). A agressividade pode sofrer diferentes elaborações, portanto ser em parte sublimada e satisfeita na criação artística (Dostoievski) ou no trabalho. Pode ser elaborada e satisfeita em certa medida por meio do processo de idealização. Nesse processo, como disse Fenichel (30), um ato sádico pode ser aceito pelo eu e esconder-se atrás da máscara de um ato "benéfico". A realização de um ideal eleva o sentimento de autoestima, confere onipotência ao eu, produz um certo grau de embriaguez narcísica, em favor da qual se viabiliza a tendência reprimida. Esse processo de elaboração da agressividade integra a conduta de todos os homens em determinadas situações (guerra, luta social) e gera, no terreno patológico que nos ocupa, um tipo especial de dirigente epileptóide, que satisfaz seu sadismo em aras de um ideal. Entretanto, a tendência pode sofrer uma terceira elaboração ou destino, que se expressa, nesse caso, pela própria qualidade da contracarga que constitui a formação reativa, sendo exemplos típicos a compaixão e a bondade exageradas do epiléptico em face de determinadas situações. Finalmente, a agressão pode ser bloqueada ou inibida sem ser descarregada como crise, expressando-se na conduta por uma "lentificação" de todos os processos mentais, por exemplo, o trabalho (Flaubert), e que caracteriza um dos traços essenciais da personalidade epiléptica[6]. Esses pacientes são geralmente lentos, enfadonhos, morosos, astênicos, em decorrência do enorme consumo que devem fazer a fim de inibir a agressividade. Se essa inibição fracassa porque a defesa se debilita ou a agressão aumenta de repente, esta pode manifestar-se de forma brusca como, por exemplo, no tão característico raptus epiléptico, em que a destrutividade alcança sua expressão máxima. Da existência dos dois com-

---

6. "Concluí um capítulo ao fim de seis semanas, o que não está mal para um sujeito da minha espécie." (Flaubert) J. Fretet relaciona o estilo de Flaubert com essa característica.

ponentes, inibição e explosividade, F. Minkowska (31) deduziu a sua concepção da bipolaridade do caráter epiléptico (constituição gliscróide). Frente às tendências oral-sádicas apresentam-se também formações semelhantes, e Fenichel descreve um tipo particular em que a exigência oral assume o caráter de vampiro (sugador). As pessoas que pertencem a esse tipo aderem ao objeto como verdadeiras sanguessugas, aferrando-se tanto, que dão a impressão de estarem chupando o objeto. Essa aderência é produto de um temor de perda desse objeto (herdeiro do temor de perda do seio da mãe) e expressa a relação ambivalente dessa fase relacionada com a receptividade e a destrutividade. Esse componente oral do caráter epiléptico condiciona, juntamente com a "lentificação" dos processos psíquicos, um dos sintomas mais conhecidos do caráter epiléptico: a viscosidade com referência ao objeto.

O erotismo uretral, com seus componentes erótico e sádico (impulso de penetração), contribui para a estruturação de um tipo epiléptico ambicioso e combativo. As tendências anais condicionam também múltiplos traços do caráter epiléptico, como a perseveração, a ordem, a obstinação, o detalhismo, a escrupulosidade, a prolixidade, a tendência para a exatidão, a limpeza, etc. Essas tendências podem ser sublimadas, manifestando-se no indivíduo, por exemplo, tendências plásticas, como no caso de Van Gogh. Além disso, o epiléptico, por seu narcisismo, integra outros traços, como egocentrismo, egoísmo, pedantismo, pomposidade, solenidade e traços francamente paranóides.

O masoquismo desses pacientes — tão bem estudado por Freud no caso de Dostoievski — e o sadismo constituem os elementos mais característicos. Sua hipermoralidade, afã de justiça, beatice e religiosidade relacionam-se estreitamente com o sentimento de culpa. O epiléptico participa intensamente das três variedades de masoquismo, uma vez que o instinto de morte, intenso e dissociado, pode ser canalizado em parte pelo supereu, que se torna rígido e severo (sádico), originando assim o masoquismo moral. Outra parte do instinto de morte é diretamente canalizada pelo eu, soma-se ao masoquismo primário ou residual e, combinando-se com elementos libidinais, constitui o masoquismo erógeno, do qual o ataque epiléptico é uma das manifestações mais típicas. O masoquismo de tipo feminino vincula-se às fortes tendências homossexuais, à passividade, às fantasias relacionadas com o complexo de castração (ser golpeado, amordaçado, humilhado, conduta de menino travesso, obediência incondicional, etc.), contribuindo assim para complementar a fisionomia profundamente masoquista do epiléptico, que, somada à outra direção da agressividade (o sadismo), origina a estrutura sadomasoquista mais característica e intensa da patologia mental.

Os sonhos dos epilépticos

> As alucinações intoleráveis cessaram... atualmente reduzem-se a um simples pesadelo.
> V. van Gogh (32)

> ... para adormecer (Van Gogh) num sono de chumbo...
> P. Gauguin

Como se sabe, nos sonhos expressa-se freqüentemente a situação neurótica primitiva com toda a clareza, tanto sua estrutura quanto as fontes e os objetos patogênicos. O sonho considerado como sintoma pode, às vezes, ter um significado simbólico que exprime diretamente a situação ou as tendências (sonhos típicos), enquanto que, outras vezes, precisam ser analisados a fim de revelar seu sentido oculto ou latente. Os sonhos dos epilépticos, em geral, não diferem dos sonhos dos demais neuróticos, podendo-se, entretanto, encontrar no conteúdo manifesto algumas características formais relacionadas com a própria doença. Mas é a avaliação estatística de determinados temas que possibilitará inferir situações específicas, tal como fizeram French e Alexander (33) em seus estudos sobre a asma e os distúrbios gastrintestinais.

Durante o sono, as tendências mais primitivas (agressividade) encontram maior facilidade para adquirir expressão, devido ao próprio processo de dormir, fracassando com maior freqüência a elaboração onírica (pavores noturnos)[7]; a ansiedade apresenta-se com freqüência nos sonhos de epilépticos.

O conteúdo manifesto dos sonhos pode estar relacionado com os pródromos, as auras, os ataques, as tendências básicas e o conflito primordial, representado pela luta contra a agressão e as diversas direções que ela toma. Os primeiros estudos sistemáticos realizados sobre os sonhos dos epilépticos foram os de Feré (35), a partir de um ponto de vista clínico e fenomenológico, e os de Stekel (36), que foi na realidade o primeiro a analisar sonhos de epilépticos relacionando-os com a situação patogênica.

Os conteúdos gerais desses sonhos relacionam-se com as duas correntes da agressão, o sadismo e o masoquismo, podendo-se às vezes descobrir suas fontes originárias (anal, oral e uretral) nos próprios conteúdos oníricos.

---

7. E. Jones (34) realizou o mais completo estudo sobre esse fenômeno em seu livro *On the Nightmare*. Encontra grandes relações com algumas superstições medievais, íncubos, vampiros, diabos, bruxas, etc., relacionando ambas as séries de fenômenos com desejos sexuais reprimidos.

Utilizando os sonhos de um epilético que foi por nós analisado descreveremos os seguintes tipos:

1) Existem sonhos que se apresentam de forma estereotipada, com poucas variantes, os quais precedem os ataques e devem ser considerados verdadeiras auras oníricas (presença freqüente da cor vermelha relacionada com o sadismo).

2) Outros sonhos representam o próprio ataque, estando simbolizado, segundo Gutheil (37), por quedas, perdas de equilíbrio, ruídos de trovões, o ato de afogar-se, de submergir, de inundar-se, de queda súbita de uma rede que ocasiona um impedimento brusco do caminhar (*barrage*), etc. O paciente em questão descreveu o ataque da seguinte maneira: "Sonhei que se desencadeara uma forte tempestade elétrica, com uma ventania que fazia tremer as paredes; eu observava isso da cama." Dias depois sonhou o seguinte: "Sonhei que eu estava caindo num poço do qual eu não podia sair."

3) Os sonhos de conteúdo homossexual são muito freqüentes. O mesmo paciente teve o seguinte sonho, depois de sua primeira entrevista comigo: "O médico me dizia: Você é um invertido e não vai ter cura." Um segundo sonho do mesmo tipo: "Estava com um pijama florido, parecia roupa feminina e diziam-me que eu tinha mudado a voz."

4) Sonhos de conteúdos sádicos em que aparecem cenas de enterros, carros fúnebres, cemitérios, matar insetos, cavar, fossas, etc. "Via muitos carros fúnebres que levavam caixões com mortos, primeiro um grande, depois muitos pequenos; na realidade, eram carros fúnebres e atribuía-se a mim a morte de alguém; parece que eu tinha me tornado egoísta, pois não estava nada impressionado em ver tantos carros fúnebres."

5) Mas nesse paciente predominavam os sonhos de conteúdo masoquista diretamente relacionados com a castração. Transcrevemos os seguintes desse tipo: a) "Eu via um ferido que estava estendido no chão, tinha um ferimento escuro com uma abertura profunda mas, apesar de se lamentar e queixar, fumava cachimbo. O acidente era conseqüência de um choque de trens, que estavam inteiramente destroçados. A ferida tomava todo o ventre" (a análise desse sonho revelou que o ferido era o próprio paciente); b) "Eu tinha um talho no abdômen, a abertura tinha a forma de um funil, era preta, os lábios da ferida também eram pretos, mas sem pêlos. Também neste sonho fumava cachimbo"[8]; c) "Eu via uns cachorrinhos de diversas raças mas nenhum da

---

8. Estes dois sonhos (5º *a* e *b*) em que o paciente fuma cachimbo enquanto contempla passivamente suas feridas, numa atitude bem masoquista, recordam os últimos momentos de Van Gogh. Como se sabe, ele morreu em conseqüência de ter desfechado um tiro muito perto do coração; nada fez para salvar-se, contentando-se em fumar cachimbo o tempo todo. "Não pronunciou uma palavra, não dormiu e fumou quase sem parar." (Doiteau e Leroy [38])

raça que prefiro; também via dentro de uma casinha um filhote de cão policial, de que eu gosto tanto quanto de cães de caça; num outro quarto havia uma cadela que, segundo diziam, tinha dado à luz 11 filhotes, tinha uma ferida profunda no flanco esquerdo, estava estendida no chão e gemia"; d) "Um cão mordeu-me a panturrilha e arrancou um pedaço da minha calça; eu olhava para a calça e ria"; e) "Esquecia o binóculo no momento em que ia sair com o meu amigo mais íntimo"; f) "Eu sentia que me rasgavam..."; g) "Estava com um dente completamente cariado"; h) "X indicava-me a ponta do nariz e dizia que a tinha machucado"; i) "Um macaco muito corpulento estava agarrado aos meus testículos; não me causava dor mas fazia cócegas, que me impediam de gritar por socorro"; j) "Ao levantar-me vi sobre a cama um membro cortado que, por seu tamanho mas não por outros detalhes, era semelhante ao do touro"; k) "Estava fazendo a barba a seco com um barbeador; o meu barbeiro me censurava por eu mesmo estar fazendo a barba em vez de esperá-lo. Depois via lâminas de barbear por toda parte, inclusive havia uma suspensa no ar como a espada de Damocles"; l) "Alguém se ofereceu para me acompanhar; agradecendo, eu dizia: O senhor vai acompanhar um morto, doutor."

6) Nesse mesmo paciente existiam fortes tendências pedofílicas, que se expressavam em seus sonhos: a) "Sonhei que estava pervertendo um menino de mais ou menos sete ou oito anos de idade, e fui surpreendido por uma mulher, despertando muito angustiado"; b) "... e estava tendo relações sexuais com uma menina de 5 anos."

7) Relacionados com o sadismo uretral, presente nos casos de enurese, manifestação típica na epilepsia infantil, destacam-se os temas associados à água, ao fogo, à penetração, etc.: (a) "... meu companheiro atiçava o fogo da caldeira e, como a locomotiva bufasse, fiquei alarmado e disse-lhe para parar, pois senão tudo explodiria"; b) Estava saindo de casa com chuva; vestido com uma capa de chuva. Ao chegar ao portão da cerca, vi uma pessoa desconhecida (que era a irmã mais velha, substituta da mãe) na vereda com dois guarda-chuvas e encontrei pendurada na cerca uma grande quantidade de guarda-chuvas, entre os quais estava o meu..."[9]

---

9. Esse sonho dos guarda-chuvas, cujo conteúdo latente estava relacionado com temas vinculados ao complexo de castração e à homossexualidade, e também com um quadro pintado por Ramón Gómez de la Serna para ilustrar uma conferência e uma fotografia de Man Ray, ambos representando o tema da frase famosa e intricada do conde de Lautréamont, revelou-me o conteúdo oculto dela: "E sobretudo, belo (Mervyn) como a descoberta fortuita sobre uma mesa de dissecação de uma máquina de costura e de um guarda-chuva." A descoberta fortuita (destino) de uma máquina de costura (mãe) e de um guarda-chuva (pênis) sobre uma mesa de dissecação (castração) são os conteúdos fundamentais que puderam sintetizar-se assim: incesto-castração-homossexualidade-beleza de Mervyn (jovem de 16 anos e 4 meses perseguido por Maldoror). Num próximo trabalho sobre o conde de Lautréamont (39), partiremos dessa frase para tentar uma compreensão psicanalítica de sua obra.

Uma das situações básicas desse paciente estava relacionada com uma tia, irmã do pai, que substituiu precocemente sua mãe, após o falecimento dela. Essa situação prosseguiu depois com suas irmãs mais velhas (ele era o único filho homem e o caçula da família). O sonho anterior relacionava-se com essa situação, que se expressou no sonho seguinte de modo ainda mais claro: "Encontrei uns garotos que me disseram: Hoje vem a bruxa M (a tia). Continuei caminhando e caí numa armadilha feita de arames, conseguindo sair dela. Depois, numa segunda cena, encontrei uma bruxa sentada diante de uma mesa; ela me fez alguns passes magnéticos (hipnotismo) e senti como se tivessem tirado alguma coisa de mim para dá-la aos outros."

Nos outros epilépticos observam-se freqüentemente distúrbios do sono, especialmente naqueles que não apresentam crises paroxísticas, ou em que estas são pouco freqüentes e pouco profundas. Esses distúrbios do sono relacionam-se com a angústia originada no conflito neurótico, apresentando-se em forma de intranqüilidade, insônia, sobressaltos, pavores noturnos, sendo muito freqüente, além disso, o surgimento de crises paroxísticas durante o repouso. Quando a elaboração onírica fracassa, o indivíduo desperta; a insônia teria, então, a finalidade de evitar a reprodução de uma situação de perigo (morte ou crime, etc.).

A epilepsia infantil

> ... Fedor experimentou justamente em sua infância esses sentimentos sombrios e penosos... um amor-próprio excessivo, uma desconfiança azeda, uma timidez doentia... obcecado pela idéia de sofrimento...
>
> H. Troyat

As manifestações mais características da epilepsia infantil estão relacionadas com os fenômenos que acabamos de estudar, apresentando-se com freqüência uma série de sintomas (síndrome noturna) caracterizados pela presença de angústia, intranqüilidade, insônia, pavores noturnos, soniloquia, sonambulismo e enurese.

Segundo Melanie Klein (40), os pavores noturnos já representam elaborações precoces do complexo de Édipo, estando relacionados com crises de ansiedade e cólera, e inteiramente ligados a fortes sentimentos de culpa. Esses pavores noturnos podem ser considerados manifestações típicas semelhantes às crises e equivalentes, uma vez que procedem da mesma situação neurótica primitiva. A ansiedade experimentada pela criança pode adotar depois diversas formas, mais ou menos disfarçadas, em virtude da ação de complicados processos de repressão. Desaparecidos os pavores noturnos, costumam manifestar-se distúrbios do sono como, por exemplo, o desejo de adormecer tarde, despertar cedo, o sono facilmente perturbável, incapacidade de dormir à tarde, etc. A análise dessas crianças demonstrou a Melanie Klein que essas manifestações são transformações do pavor originário, pertencendo também a esse mesmo grupo de fenômenos os mais diversos rituais a que as crianças se entregam antes de se deitar ou de dormir.

Acompanhando esse sintoma noturno (pavor), apresenta-se outro, a soniloquia, que é como que um derivado do primeiro. Esse sintoma consiste no fato de a criança ou o adulto falar, gesticular, gritar durante a noite, sendo fácil perceber — pela expressão e pelo conteúdo de algumas palavras que sejam inteligíveis — o sentido de defesa, de pedido de ajuda diante de uma situação de ansiedade vivida durante o sono. A soniloquia poderia ser comparada ao grito do epiléptico durante o ataque, pois ambos têm a mesma finalidade. Quando a situação expressa fica intolerável e se o indivíduo dispõe de mecanismos especiais pré-formados, a defesa contra essa situação torna-se viável por meio da motricidade, surgindo então o sonambulismo. A análise de casos desse gênero demonstrou-nos que a sua finalidade é a de escapar a uma situação de perigo, procurar amparo (a busca do pai, por exemplo), tendo esse sintoma um grande parentesco, quanto à sua estrutura e patogênese, com as crises do automatismo de qualquer natureza e as fugas em geral.

Outro sintoma noturno muito freqüente nas crianças epilépticas é a enurese, relacionada com o sadismo uretral. É freqüente se encontrar, segundo Melanie Klein, nos sonhos e fantasias dessas crianças temas relacionados com inundação e destruição de casas por meio de grandes quantidades de urina, sendo a mais conhecida dessas fantasias aquela que relaciona o fogo com o urinar na cama, e que representaria os impulsos ligados ao ato de micção. Analisando adultos e crianças, Klein encontrou com grande freqüência fantasias em que a urina era imaginada como um líquido corrosivo, dissolvente e abrasador, como um veneno insidioso e secreto. Essas fantasias sádico-uretrais contribuem para conceder ao pênis um significado inconsciente de instrumento de crueldade. Relacionado com isso, já nos referimos antes a um tipo de epiléptico ambicioso e combativo, sendo essas concepções sádico-uretrais, somadas às sádico-orais, as que contribuem com maior freqüência para os distúrbios da potência sexual no homem (as fantasias que giram em torno do tema da vagina dentada estão relacionadas com essas duas fases do desenvolvimento da libido).

No que diz respeito aos acidentes paroxísticos, as crianças diferem pouco dos adultos, indo essas manifestações desde a simples obnubilação mais ou menos transitória (G. Robin [41]),[10] a vertigem, a ausência, até o ataque típico. A determinação e o sentido desses acidentes são mais ou menos os do adulto, embora a elaboração dos sintomas seja tanto menor quanto menor for a idade. A criança epiléptica é violenta, viscosa, turbulenta, desordenada, instável, agressiva, colérica, obstinada, caprichosa, rebelde, hipocondríaca, etc. Todas essas características, misturadas com elementos obsessivos, perseverança, lentidão (bradipsiquia) e explosividade, completam o quadro. Um elemento característico da epilepsia infantil são as crises coléricas, que trazem a tona a estrutura profundamente sadomasoquista desses pacientes. Nessas crises expressam-se, uma após a outra ou juntas, as duas correntes da agressão, havendo com freqüência um certo grau de obnubilação da consciência. Observam-se, além disso, perversões, vadiagem, fugas, roubos, etc., que também pertencem ao quadro geral da doença.

As psicoses epilépticas

> Durante muitos dias estive absolutamente extraviado... é abominável. Gritei tanto nas crises...que eu queria defender-me e já não podia. As crises tendem a adquirir um aspecto religioso absurdo... como não as teria um supersticioso...vêm-me idéias religiosas emaranhadas e atrozes.
> V. van Gogh

> Nos últimos tempos... Vincent [van Gogh] torna-se excessivamente brusco e ruidoso, depois cai em profundo silêncio...
> P. Gauguin

Somente nos ocuparemos aqui de uma das formas mais típicas dessas psicoses, os estados crepusculares episódicos (Van Gogh), que cons-

---

10. Desde criança, Flaubert apresentou manifestações desse tipo: "...ele ficava longas horas com o dedo na boca, absorto, um ar quase apatetado. 'Ao voltar dos meios períodos passados em Rouen, a mãe de Gustave reencontrava sempre o filho no mesmo lugar em que o deixara e na mesma posição. Ela assustava-se com esses estupores.' " (M. du Camp.) "Ele mergulhava de tal modo em suas leituras, mordiscando a língua e retorcendo uma mecha de cabelos entre os dedos, que lhe acontecia, num dado momento, cair no chão. Um dia, cortou o nariz ao cair contra um vidro da biblioteca." (Flaubert)

tituem o material de investigação a partir do qual Schilder abordou o problema da epilepsia.

Esse autor aponta como conteúdos fundamentais as idéias de aniquilamento ou morte e renascimento referidas ao próprio corpo do sujeito e projetadas no mundo exterior como fantasias de destruição e reconstrução do mundo. Corpo e mundo também se misturam na epilepsia, tal como na esquizofrenia, pois trata-se de afecções profundamente narcísicas em que a diferença entre o eu e o mundo exterior não está claramente estabelecida. As fantasias de regressão ao ventre materno manifestam-se como típicos *déjà vu*, contendo estes fenômenos, no fundo, a idéia de renascimento. O aniquilamento e o renascer observam-se sob o aspecto de imagens cósmicas, correspondendo às fantasias de fim do mundo, como na esquizofrenia, e sendo estas a projeção do desmoronamento corporal. As idéias de renascimento com impulsos para a atividade correspondem ao estado subjetivo da mania, estrutura psicótica que se manifesta com grande freqüência na epilepsia. As idéias de aniquilamento correspondem às fases depressivas, e as vivências de renascimento estão relacionadas com a fase de restituição biológica e são consideradas por Schilder como a representação das mudanças biológicas da enfermidade. Nessa fase de restituição, os pacientes sentem-se sãos, tendo talvez a mesma raiz a falta de consciência de doença existente neles. Essas fantasias de renascimento, junto com os elementos sádicos, poderiam ser consideradas típicas dos estados crepusculares. Sem que sejam específicas da epilepsia, uma vez que podem ser encontradas na esquizofrenia, essas fantasias, que Jung denominou imagens primitivas, estão relacionadas com as profundas mudanças biológicas da epilepsia.

Outros elementos característicos do estado crepuscular são os distúrbios da percepção, semelhantes aos estados confusionais (amência). A perseveração domina o pensamento desses doentes e caracteriza-se pelo permanente retorno dos mesmos conteúdos, das mesmas palavras, das mesmas frases, das mesmas alucinações, etc. Essa tendência à perseveração pode ser relacionada com o que Freud denominou automatismo de repetição e que, segundo Schilder, seria a expressão de um determinado ritmo biológico típico da epilepsia, que poderia estar em conexão com as idéias de morte e renascimento.

No estado crepuscular produz-se geralmente uma amnésia total, podendo demonstrar-se, entretanto, com uma investigação mais cuidadosa, a existência de resíduos das vivências experimentadas durante esses estados. O método utilizado recebeu a designação de "método econômico" e, de acordo com as investigações de Muralt (42) e Riklin (42b), Schilder pôde fazer desaparecer por meio da hipnose a amnésia resultante desses acidentes, tornando-se desse modo conscientes os seus conteúdos vivenciais. O processo da amnésia relaciona-se com a repressão, devendo ser levado em conta não só o caráter do material reprimido em relação com

tendências arcaicas e primitivas, mas também o elemento repressor, que sofre modificações depois dessas crises, quando o supereu torna-se, nessas circunstâncias, mais hipermoral. (Isso parece certo em alguns casos.)
A demência epiléptica caracteriza-se por elementos pertencentes à estrutura epiléptica em geral, como a perseveração, a viscosidade, o narcisismo e o auto-erotismo. O pensamento torna-se lento, dificultoso, verificando-se, segundo Schilder, distúrbios deficitários que lembram os observados na paralisia geral e em outras afecções orgânicas do cérebro. Também descreve distúrbios de linguagem semelhantes aos da afasia, já caracterizados por uma dificuldade na captação do sentido das palavras, dificuldade que o paciente tenta superar com imenso esforço.
F. Minkowska faz observações interessantes sobre o delírio epiléptico do ponto de vista fenomenológico, as quais coincidem no fundo com as interpretações psicanalíticas. Diz que na presença de um conflito o epiléptico continua levando-o dentro de si, sem o descarregar, uma vez que esse processo lhe está vedado em virtude do seu comportamento gliscróide (viscosidade que chega até o êxtase). O conflito transforma-se dessa maneira como que no pólo de um ímã, concentrando-se em torno dele a afetividade do sujeito. As emoções acumuladas só podem canalizar-se em profundidade; a realidade é suprimida, a consciência obnubila-se e submerge numa ansiedade intensa, sendo que o fator destrutivo que ela integra é expresso por visões de caráter global, e o paciente se defronta com as forças mais primitivas desencadeadas, que culminam num cataclismo em que tudo naufraga. Essas vivências do epiléptico — ainda segundo F. Minkowska — proviriam das camadas mais profundas e menos pessoais do indivíduo, derivando daí o caráter sobrenatural, religioso e cósmico do delírio epiléptico. As inferências existentes entre a situação do epiléptico e a do melancólico manifestam-se na medida em que, nesse último caso, as idéias de aniquilamento são dirigidas contra o próprio eu do sujeito. No esquizofrênico tudo se dissocia, tudo se dispersa, tudo se desagrega, enquanto que no epiléptico tudo se acumula, se condensa, se aglutina, sendo que o paciente, desse modo, distancia-se da realidade para submergir em fenômenos de ordem universal (a criação e o fim do mundo, fenômenos estreitamente ligados à idéia de Deus).
Essa religiosidade do epiléptico, que não só integra o seu caráter mas constitui também o núcleo de suas estruturas psicóticas, está relacionada com a submissão do eu ao supereu, com o sentimento de culpa, necessidade de castigo e expiação, tal como foi estudado em páginas anteriores. A freqüência de temas religiosos nos delírios dos epilépticos já tinha atraído a atenção de muitos psiquiatras; Goldbladt (43), por exemplo, realizou interessantes investigações estatísticas a esse respeito. Em 105 casos de epilepsia examinados por ele, verificou 33 que apresentavam uma religiosidade patológica, enquanto que num igual número de casos de outras afecções mentais só a verificou em 2% dos casos.

Análise de diversos fatos relacionados com a epilepsia

> ... a enfermidade invadiu o corpo todo, penetrou no organismo, e a alma, afetada, manifesta o seu estado por estremecimentos epilépticos, tal como as camadas mais inferiores da água, quando o vento penetra no mar, movem-se, redemoinham e mostram-se na superfície convertidas em ondas espumosas, enfurecidas...
>
> Lucrécio (44)
>
> A epilepsia é o terremoto do homem.
> Boerhaave

1) *A repetição das crises*. Foerster distingue quatro classes de fatores epileptógenos: os irritantes, os que reduzem o limiar de irritabilidade (os mais importantes), os acidentais e os ictógenos.

Esses fatores ictógenos são os que condicionam o surgimento de crises novas e idênticas, como conseqüência da primeira, em face de várias situações. Esse caráter já tinha sido observado por Gowers (45), quando afirmou que cada crise epiléptica é, em parte, a conseqüência da crise precedente e a causa da seguinte. Segundo Steck (46), isso não dependeria dos processos bioquímicos reversíveis, mas baseia-se numa propriedade fundamental do sistema nervoso central denominada canalização dinâmica (*bahnung*) ou automatização de um fenômeno de descarga. Por isso, do ponto de vista terapêutico, seria necessário evitar a todo custo a criação do hábito epiléptico.

Esse fenômeno de canalização ou automatização do fenômeno de descarga é a denominação em termos fisiológicos daquilo que Freud (47) chamou de automatismo de repetição e que rege a vida instintiva. Esse automatismo de repetição tem por função repetir determinadas situações, com a mesma estrutura e conteúdo, com o objetivo de descarregar tensões acumuladas (sonhos, neuroses traumáticas, jogos infantis, etc.). As tensões acumuladas que se tentam descarregar por meio de repetição dessas situações estão primitivamente relacionadas com as tensões acumuladas na situação originária e que, devido à sua magnitude e intensidade em sua irrupção, não puderam ser descarregadas nem elaboradas pelo eu. À ação desse princípio e em virtude do seu caráter compulsivo e, em certa medida, destruidor, Freud atribuiu-lhe características de "demoníaco". Esse automatismo de repetição teria por finalidade: fazer viver ativamente o que foi experimentado passivamente (por exemplo, o trauma do nascimento); a experiência passiva é reproduzida ativamente durante o ataque epiléptico com o propósito de descarregar as tensões relacionadas com a primitiva experiência.

O automatismo de repetição entra a serviço do princípio de Nirvana e do princípio de prazer. Ao liquidar tensões desagradáveis também consegue estabilidade. Na repetição dessa situação traumática, são satisfeitos todos os instintos, tanto de vida quanto de morte, e a situação total tem as características de uma manifestação de masoquismo erógeno.

Para A. Kardiner (48), o ataque epiléptico repete-se exatamente em todos os seus detalhes devido a um esforço tendente a voltar a conseguir a integração dos órgãos lesados, movido pelo automatismo de repetição. O ataque teria o significado de morte e renascimento, e os fenômenos que acompanham o ataque repetem, de forma abreviada, aqueles acontecimentos que têm lugar desde o próprio momento do nascimento. O epiléptico realiza por isso grandes e continuados esforços de autocura. Devido ao automatismo de repetição, o eu tenta novas fusões ou misturas de instintos, registrando-se alguns êxitos espontâneos por meio dessa mistura secundária que pode impelir o indivíduo para os caminhos da sublimação ou orientar o instinto de morte para fora, levando-o à criminalidade.

2) *A mutação dos sintomas*. Já dissemos que a fenomenologia da epilepsia é condicionada por duas situações típicas dependentes das tensões da libido, sendo uma de caráter permanente, dando lugar à estruturação da personalidade epiléptica, e a outra de caráter súbito, brusco, dando lugar à formação dos acidentes paroxísticos. O incremento da libido, a magnitude do instinto de morte, a situação de ansiedade provocada por eles, impele o eu a empregar seus mecanismos de defesa contra tal situação. Entre essas duas séries de fenômenos existe um certo equilíbrio, como, por exemplo, o aparecimento de freqüentes acidentes paroxísticos faz diminuir ou variar os componentes caracterológicos. Assim, a situação primitiva pode ser resolvida como ataque, como caráter, como manifestações noturnas, como conduta criminosa, estabelecendo-se entre essas diversas manifestações certos intercâmbios ou mutações.

A denominação equivalentes epilépticos mostra-se, portanto, inadequada, uma vez que os diversos sintomas derivam todos da mesma situação psíquica primitiva, sendo os ataques tão equivalentes dos sintomas menores quanto estes dos primeiros. A forma como o eu resolve o conflito, empregando diversos mecanismos de defesa, depende certamente de disposições prévias, estruturais, e das condições econômicas da libido.

3) *A hiperventilação*. Segundo a técnica proposta por Foerster (49), é possível, em alguns casos, provocar crises convulsivas mais ou menos típicas em doentes epilépticos, estando o mecanismo de produção relacionado com a alcalose desencadeada. A mesma coisa pode ser provocada com a introdução direta de alcalinos, assim como com a dimi-

nuição do oxigênio no ar inspirado; segundo Lennox e Cobb (50), esses dois fatores, além da hipercloremia e da hipocalcemia, são os que mais freqüentemente influem na precipitação dos ataques. A situação humoral produzida em conseqüência da hiperventilação reproduz o quadro humoral da ansiedade, em que também se registra alcalose e hipocalcemia (H. Claude, Lévy-Valensi [51]). A deflagração de crises epilépticas em indivíduos com disposição elevada para elas, em conseqüência da hiperventilação, pode explicar-se pelo fato de que essa manobra cria as condições biológicas da ansiedade, fenômeno do qual depende o surgimento dos sintomas da epilepsia.

4) *O hiperinsulinismo*. A observação de crises convulsivas causadas pela administração de insulina em diabéticos, a descoberta de casos de hiperinsulinismo espontâneo (adenoma do pâncreas) e, finalmente, a observação de crises convulsivas durante o tratamento de Sakel em pacientes psicóticos estimularam investigações encaminhadas para se estabelecerem relações entre o nível de açúcar no sangue e essas manifestações paroxísticas. Nos casos de hiperinsulinismo espontâneo estudados (Harris [52], 50 casos até 1932), foram observados de forma preponderante os sintomas convulsivos, embora Weiss e English (53) sustentem que os sintomas mais freqüentes são ansiedade, irritabilidade, excitação, estados confusionais, que podem chegar à completa perda de consciência (coma). Weiss e English discutem a relação causal entre o hiperinsulinismo funcional e os estados de ansiedade, assinalando, de passagem, a leviandade com que se diagnostica o primeiro. Para esses autores, o hiperinsulinismo é conseqüência, e não causa, dos estados de ansiedade, estando estes relacionados com determinadas situações vitais. Verifica-se nesses casos, como condição predominante, a existência de intensas frustrações orais durante a infância, as quais, reativadas por certas situações atuais, desencadeariam a hipersecreção, podendo-se admitir que essa hiperfunção da glândula, de caráter mais ou menos permanente, seja a causa do adenomamismo. As frustrações orais, o anseio de amor, a fome e a ansiedade, estão intimamente relacionadas no inconsciente, tal como Alexander (54) demonstrou em seus estudos sobre a úlcera péptica. A hipersecreção de insulina nos estados de hiperinsulinismo funcional poderia ser considerada o equivalente da hipersecreção de suco gástrico, conforme se observa nas neuroses gástricas produzidas diante de situações semelhantes. Nos casos em que se injetam grandes doses de insulina e no adenoma do pâncreas independentizado de sua situação etiológica primitiva, a hipoglicemia gera no eu uma situação de perigo que reproduz as situações primitivas de frustração oral de origem externa (relações entre frustrações orais, ansiedade e agressão, M. Klein). As crises convulsivas que se apresentam são a conseqüência dessa situação de perigo e da ansiedade ligada a ela, desencadeando-se os acidentes paroxísticos em indivíduos com uma disposição convulsiva prévia.

5) *A epilepsia reflexa*. Esta epilepsia oferece um interesse especial para a teoria psicanalítica da epilepsia. De tudo o que se escreveu, tanto do ponto de vista experimental (Brown Sequard [55]) como do ponto de vista clínico, deduz-se que qualquer parte do corpo que é irritada com certa intensidade e duração pode transformar-se em zona epileptógena — ou seja, daí podem partir estímulos capazes de produzir crises convulsivas. Essas zonas assim estimuladas são, na realidade, erogeneizadas, transformando-se em verdadeiras zonas erógenas, a partir das quais a tensão libidinal pode ser elevada no aparelho psíquico. Entretanto, para que uma crise convulsiva se produza por um estímulo dessa natureza no indivíduo, este deve dispor de mecanismos préformados (aptidão convulsiva), sendo o caso mais típico o do aparecimento de manifestações epilépticas em crianças com vermes intestinais. A irritação permanente da mucosa intestinal, zona por si só fortemente erógena, converte-se em fonte permanente de estímulos libidinais, condicionando o aparecimento do sintomas que costumam iniciar-se como ansiedade difusa, pavores noturnos, irritabilidade, agressividade, distúrbios neurasteniformes. Conforme o limiar de que disponha, aparecerão fenômenos convulsivos dependentes dessa situação de estimulação, sem descarga adequada, semelhante às condições de uma neurose de angústia. A relação entre o erotismo anal-sádico e a epilepsia já foi afirmada várias vezes neste trabalho, podendo sustentar-se que a estimulação de tal zona erógena condiciona o aumento da agressividade (sadismo).

Koang Ngan Koen (56) resumiu todas as experiências realizadas em animais e as observações clínicas em pessoas. Cita os casos curiosos de Bochefontaine, em que o ataque era desencadeado pela estimulação do lóbulo da orelha; de Jackson, em que a crise se produzia sempre que alguém tocava o rosto ou a cabeça do paciente; de K. Wilson, em que as mesmas condições se estabeleciam quando o elástico do chapéu tocava o nariz do paciente, etc.

Além da interpretação econômica (aumento da tensão libidinal), cabe em todos os casos uma interpretação psicológica (simbólica) das situações de estímulo.

A outra variedade de casos de epilepsia reflexa relaciona-se com intervenções cirúrgicas mais ou menos traumáticas (amputações, por exemplo), sendo esses casos muito pouco freqüentes. A situação inversa ocorre muito mais freqüentemente e consiste em que, em decorrência de intervenções do mesmo tipo, os pacientes epilépticos suprimem, pelo menos temporariamente, as suas crises (satisfação masoquista substitutiva). O mesmo acontece diante de fracassos ou outras circunstâncias que contribuam para satisfazer a necessidade de castigo.

6) *Os distúrbios gastrintestinais*. Pródromos e auras epilépticos de natureza gastrintestinal foram descritos desde a Antiguidade; trata-se,

como já dissemos, de distúrbios funcionais de caráter paroxístico (organoneuroses transitórias). Também pudemos comprovar com certa freqüência a presença, nesses pacientes, de úlceras pépticas. W. Álvarez (57) descreve uma série de distúrbios mais ou menos transitórios que devem ser relacionados com a epilepsia e aconselha um exame eletrencefalográfico nos casos suspeitos. Mas os distúrbios gastrintestinais mais freqüentes nos epilépticos são os constituídos por constipação crônica, alternando-se com crises diarréicas súbitas e, por vezes, dolorosas, que lembram as que se observam na colite mucomembranosa. Essa organoneurose está relacionada com o estudo anal-sádico do desenvolvimento da libido, e por isso as funções excrementícias entram a serviço das tendências eróticas e agressivas.

A constipação crônica psicogênica (F. Alexander [58]) tem uma dupla determinação: a) A retenção de matéria fecal satisfaz o erotismo anal, constituindo também a expressão de uma atitude infantil de "não dar nada", como vingança contra a mãe por considerar que não recebe dela amor suficiente; b) por outro lado, a inibição do ato de defecação deve-se a que este tem o significado inconsciente de agressão ligada ao ato de "sujar". O temor de vingança (volta da agressão a partir do exterior) e os sentimentos de culpa que a satisfação da agressão acarretaria condicionam a inibição dessa função de significado hostil, expressando-se o conflito epiléptico, assim, por intermédio do trato intestinal.

Entretanto, em virtude da diminuição das forças repressoras ou do aumento súbito da agressão, aparecem crises diarréicas precedidas, às vezes, de uma descarga de gases intestinais, dor e mal-estar, que expressam a desinibição da agressão, assim, por via somática. A descarga da agressão por intermédio das funções intestinais substitui outro acidente paroxístico (pródromos, aura ou ataque), tendo O. Weininger intuído o verdadeiro sentido desses sintomas ao dizer que "a diarréia desvia por outro conduto o que, de outro modo, se atolaria e produziria a queda do indivíduo" (ataque epiléptico).

7) *A enxaqueca*. O problema relacionado com o parentesco entre a enxaqueca e a epilepsia tem sido amplamente debatido, observando-se com certa freqüência crises com características de enxaqueca entre os antecedentes individuais e familiares dos epilépticos. A enxaqueca é uma organoneurose vasomotora (conversão pré-genital) que toma os vasos cerebrais e outros órgãos, como o estômago, o intestino, os olhos, etc. a fim de expressar uma situação psíquica semelhante à epilepsia, girando, também ela, em torno da agressividade e de suas diversas direções.

Frida Fromm-Reichmann (59) realizou a análise de vários casos de enxaqueca, sustentando que os pacientes desse tipo sofrem fundamentalmente de um conflito de ambivalência não resolvido na medida em que não toleram a hostilidade dirigida contra pessoas que lhes são queridas. Por esse motivo, tentam manter reprimida a agressão, que dirigem contra si mesmas e que acaba sendo expressa pelo sintoma físico da enxaqueca. O temor ao castigo proveniente dessas pessoas costuma ser sentido como temor ao desamparo familiar, sendo freqüente o seu aparecimento em pessoas pertencentes a famílias tradicionais, com intensos laços afetivos, circunstância que contribui para uma maior repressão da agressividade. A escolha da cabeça para a expressão do conflito estaria condicionada, em alguns dos casos analisados, por certas características intelectuais dos pais, e a hostilidade seria dirigida para a parte do corpo mais narcisisticamente valorizada pelo objeto.

A situação psíquica e os mecanismos da enxaqueca podem sintetizar-se da seguinte maneira: intenso conflito de ambivalência, a agressividade é reprimida e voltada contra o próprio sujeito, introjeção do objeto, introjeção da agressão, identificação, realizando-se a agressão sobre o próprio sujeito, como na epilepsia. O ataque de enxaqueca representa a agressão (crime) que teve de ser cometida contra o objeto, sendo que o eu a sofre de modo masoquista como um castigo imposto pelo supereu. Na enxaqueca observa-se, além de uma fixação anal-sádica, uma fixação de caráter oral-sádico intenso; uma grande severidade do supereu e elementos depressivos de caráter periódico vinculam essa organoneurose ao círculo da psicose maníaco-depressiva.

8) *Estudos eletrencefalográficos*. A eletrencefalografia constitui hoje um dos métodos mais precisos para a investigação dos fenômenos epilépticos. Tentaremos resumir os resultados obtidos nesse terreno por Lennox, F. e E. Gibbs (60), H. e P. Davis (61), Jasper, etc.

a) O eletrencefalograma mostra uma alteração do ritmo das ondas cerebrais, sendo a disritmia cerebral paroxística a sua manifestação extrema. Essa disritmia tem caráter particular, conforme cada tipo clínico. Fora de seus sintomas agudos, em 95% dos casos os epilépticos apresentam distúrbios do chamado ritmo subclínico, também específicos para cada tipo. As crises podem ser previstas com antecedência, sendo provável que também na epilepsia sintomática seja necessária uma disposição prévia, freqüentemente demonstrada por meio desse método.

b) O número de pessoas com traçados do tipo da epilepsia é 20 vezes maior do que o número das que sofrem dessa enfermidade de forma manifesta. Nos Estados Unidos há 500.000 epilépticos em assistência, deduzindo-se portanto que existem mais ou menos 10 milhões de pessoas com um ritmo anormal.

c) Nas chamadas "crianças problemáticas", com uma conduta conflitante, e em adultos com um comportamento anti-social, em que predomina a agressividade, observam-se traçados semelhantes. P. Davis estudou 132 esquizofrênicos, concluindo que metade dos casos apresentavam gráficos anormais; esses pacientes caracterizavam-se por uma conduta anormal de tipo agressivo (seria interessante investigar se são estes os esquizofrênicos que reagem melhor aos tratamentos insulínico e convulsivo).

Os dados fornecidos por essas investigações comprovam a natureza constitucional da disposição para essa enfermidade, que se caracteriza por um limiar baixo de reação e uma fórmula instintiva especial, em que a agressividade tem grande predomínio. As anormalidades do traçado devem ser consideradas como a expressão dessa situação instintiva fundamental que condicionaria os diversos aspectos da epilepsia.

9) *A constituição epileptóide*. As investigações de F. Minkowska, realizadas através dos métodos genealógicos e antropométricos, fornecem uma série de fatos de grande importância para fundamentar a teoria analítica. A autora denomina constituição epileptóide ou constituição gliscróide uma certa categoria de indivíduos que hereditária e congenitamente manifestam uma bipolaridade, que vai da inibição à explosividade, designando esse conjunto como proporção afetivo-acumulativa. Seus estudos genealógicos demonstraram que se trata de caracteres herdados, e é nesse sentido que o termo constituição é empregado pela autora.

Nas famílias onde encontrou a epilepsia como distúrbio dominante, baseado numa herança semelhante[11], essa afecção manifestava-se das seguintes formas: polimortalidade, epilepsia convulsiva, delírios epilépticos com ou sem crises, e presença de fatores de natureza epiléptica em psicoses associadas. Um aspecto particular, comum à maioria dos integrantes normais e psicopáticos dessa família, são as características da constituição epileptóide e o predomínio de indivíduos com uma constituição física de tipo atlético[12]. Além disso, apurou que os epilépticos permanecem fiéis a seu povo e terra natal, em contraposição com os esquizóides, que tendem para a dispersão. No que se refere à escolha de profissões, as famílias desses tipos dão indivíduos orientados para trabalhos rudes, como agricultores, operários industriais, etc. Finalmente, no delírio epiléptico predominariam a obnubilação, a ansiedade, o sobrenatural cósmico e religioso, a aglutinação, etc.

Do ponto de vista psicanalítico, pode-se dizer que a disposição ou natureza constitucional da epilepsia depende de uma intensidade par-

---

11. Entre os ascendentes de Dostoievski havia ladrões, assassinos, magistrados, visionários, "gente de azar", ascendência onde o mal e o bem (H. Troyat) se misturaram através de gerações, preconfigurando a obra de Dostoievski. Sua mãe sofria de horríveis pesadelos, "... chegava a soltar uivos de animal. As crianças despertavam geladas de pavor". Seu único filho, Aliosha, morreu em estado de mal epiléptico aos dois anos e meio, fato que contribuiu para reforçar ainda mais o sentimento de culpa, pois achava que a criança morrera de uma doença herdada dele.

12. "...retesando seus músculos como um atleta...seu vasto peito de gigante..." (G. de Maupassant [62])

ticular do instinto de destruição (com fontes anal, oral e uretral), que se expressaria pela polimortalidade infantil e pelos componentes paroxísticos e permanentes da enfermidade. A bipolaridade da constituição epileptóide relaciona-se com a mencionada magnitude do instinto de morte; a explosão é a sua manifestação direta, e a inibição, a defesa contra ele. Quanto à afinidade da constituição atlética com a epilepsia (Kretschmer [63], Mauz [64], Minkowska), ela se explica pela relação existente entre o sadismo e a musculatura estriada. O fato de os indivíduos pertencentes ao círculo epileptóide permanecerem em sua terra, em sua cidade natal ou em seu país de origem está vinculado à dependência oral (adesividade oral), o que lhes torna impossível o afastamento daqueles lugares que representam substitutos da mãe, pois defendem-se desse modo de situações de desamparo.

Epilepsia e psicose

> A sensibilidade parece comportar-se à maneira de um fluido cuja quantidade total é determinada e que, todas as vezes que se lança em maior abundância por um dos seus canais, diminui proporcionalmente em todos os outros.
> Cabanis (65)

O emprego da convulsão epiléptica como meio terapêutico apresenta interessantes problemas referentes à inter-relação dos dinamismos de epilépticos e psicóticos em geral.

A. Garma (66) afirma que na psicose, tal como sucede na neurose, o conflito trava-se entre o id e o eu a serviço do supereu, e que as diferenças formais entre essas estruturas só se referem à intensidade da repressão dos instintos. Essa repressão seria exercida sobre os instintos correspondentes ao sexo do indivíduo, acarretando uma intensificação da libido homossexual. A situação psicológica na psicose (em particular a esquizofrenia e a melancolia) poderia ser definida como subordinação de um eu masoquista a um supereu sádico.

Mas essa situação pode estar relacionada com uma intensificação do instinto de morte, sendo este canalizado tanto pelo eu do sujeito (masoquismo do eu) quanto pelo supereu (sadismo do supereu). Os dois elementos que adquirem predomínio na situação psicótica — a libido homossexual e o instinto de morte — operam de modo patogênico, derivando-se deles os sintomas incluídos em cada estrutura psicótica.

O problema da relação entre o instinto de morte e a libido homossexual pode resolver-se de duas maneiras: ou agem paralelamente, ou então, como pensamos, a libido homossexual (libido destrutiva) constitui a energia do instinto de morte.

Consideradas assim as psicoses, vemos que elas reproduzem a situação psíquica do epiléptico, que, intensificada nas circunstâncias do ataque, tenta resolver por esse mecanismo o estado de tensão existente entre o eu e o supereu, ao descarregar energias relacionadas com o instinto de morte e a libido homossexual. O psicótico vive essa situação sem dispor de mecanismos para resolvê-la, e tenta diminuir a angústia por meio da produção de sintomas.

A provocação de um ataque epiléptico em um psicótico (Jelliffe [67], E. Vowinckel Weigert [68] e outros) nessas condições resolve a situação de conflito e suas conseqüências ao satisfazer as tendências masoquistas (necessidade de punição). Desaparecida a situação de ansiedade, o eu pode tentar, através de um verdadeiro processo de renascimento, estabelecer novas relações de objeto e uma síntese adequada.

Bibliografia

(1) Freud, S., "Nuevas aportaciones", *Obras Completas*, tomo XVII, p. 137, S. Rueda, Buenos Aires.
(2) Redlich, E., *Observaciones críticas sobre el problema de la psicogénesis y psicoterapia de la epilepsia*, Nervenartz, 1929, t. 2.
(3) Frisch, F., "Contribución al problema de la psicogénesis de la epilepsia", *Zen tralblatt Für Psychoterapie*, 1930, t. 3.
(4) Cobb S., *Foundations of Neuropsychiatry*, Williams and Wilkins Comp., Baltimore, 1941.
(5) Freud, S., "Dostoievski y el parricidio", *Psicoterapia*, 1936, 3, p. 1.
(6) Penfield, W. e Erickson, T., *Epilepsy and cerebral localization*, 1941.
(7) Freud, S., "El yo y el ello", *Obras Completas*, t. IX, S. Rueda, Buenos Aires, 1923.
(8) Du Camp, M., *Souvenirs Litteraires*, 1882.
(9) Grinker, R., *Neurología*, Espasa Calpe, Madri, 1942.
(10) Hendrick, Y., "Psychoanalyt observations on the aurae of two cases with convulsions", *Psychosomatic med.*, 1940, vol. II, n.° 1.
(11) Foerster, "Die pathogenese d. epilept. anfalls", *Zbl. f. Neu.*, 1926, 44, p. 746.
(12) Fretet, J., "Flaubert: L'épilepsie et le style", *L'évolution psychiatrique*, vol. III, 3.
(13) Troyat, H., *Dostoievski*, 2 tomos, Americ-Edit., Rio de Janeiro, 1940.
(14) Schilder, P., "Entwurf zu einer psychiatrie auf Psychoanalytischer Grundlage", *Viena Inter. Psycho. Verlag.*, 1925.
(15) Ferenczi, S., *Further contributions to the theory and technique of psychoanalysis*, Hogarth Press, Londres, 1923.
(16) Abraham, K., *Selected Papers*, Hogarth Press, Londres.
(17) Flaubert, G., *Correspondance* Bibliothèque Charpentier. (3 séries.)
(18) Weininger, O., citado por Stekel.

(19) Stekel, W., *Les états d'angoisse nerveux*, 1930, p. 551.
(20) —, *Fortschitte der analytischen sexualwissenschaft*, t. I, 1924.
(21) Clark, P., "Some psychological studies on the nature and pathogenesis of epilepsy", *Journal of nerv. and ment. dis.*, 1915, n.° 42.
(22) —, "The nature and pathogenesis of epilepsy", *Med. Jour.*, N. Y., 1915, 101.
(23) —, "The psychobiology concept of essential epilepsy", *Jour. of nerv. and ment. dis.*, 1923, 57.
(24) —, "A further contribution to the psychology and essential epilepsy", *Jour. of nerv. and ment. dis.*, 1926, t. 63.
(25) Reich, W., "Uber den Epileptischen Anfall", *Internat. Zeitschr. F. Psychoanal.*, 1931, 17, pp. 263-275.
(26) Proust, M., "À propos du style de Flaubert", em *Chroniques*, Gallimard, París, 1927.
(27) Weininger, O., *Diario íntimo*, trad. cast. de E. Suda, Americalee, Buenos Aires, 1942.
(28) Gauguin, P., *Avant et après*, Crés, 1924.
(29) Maeder, "Sexualität und Epilepsie", *Jahr. f. psycho. Forsch.*, 1909, vol. I.
(30) Fenichel, O., "Histerien und Zwangsneurosen, Perversionen, Psychosen Charakter torungen", *Viena Enter. Psycho. Verlag*, 1931.
(31) Minkowska, F., "La constitution épileptique", *L'évolution psychiatrique*, 1932-4.
(32) Van Gogh, V., *Cartas a su hermano Theo*, trad. cast. de C. G. Lara, El Ateneo, Buenos Aires, 1943.
(33) French, T., y Alexander, F., *Factores psicogénicos en el asma bronquial*, Asoc. Psic. Argentina, Buenos Aires, 1943.
(34) Jones, E., *On the nightmare*, Hogarth Press, Londres, 1931.
(35) Feré, "Études des rêves des épileptiques", *Revue de médecine*, Setembro de 1905.
(36) Stekel, W., *Die Sprache des traumes*, Bergmann, Munich.
(37) Gutheil, E., *The language of the dream*, Mac Millan Company, Nova York, 1939.
(38) Doiteau y Leroy, *La folie de Vincent van Gogh*, Esculape, Paris, 1928.
(39) Lautréamont, Conde de, *Los cantos de Maldoror*, trad. cast. de R. Gómez de la Serna, p. 177.
(40) Klein, M., *The psychoanalysis of children*, Hogarth Press, Londres, 1937.
(41) Robin, G., *L'épilèpsie chez l'enfant*, Gaston Doin, Paris, 1932.
(42) Muralt, "Zur frage der epileptischen Amnesien", *Ztsch. f. Hypnotismus*, t. X.
(42b) Ricklin, "Hepung epilep. Amnesien", *Journ. f. Psych. u. Neurol.*, 1, 2.
(43) Goldblat, M., "Ueber das religiose Wessen der Epilleptiker", *Zeitsch. f. ges. Neur. u. Psych.*, vol. 116.
(44) Lucrécio, *La naturaleza de las cosas*, trad. cast. de M. Rodríguez Navas, p. 181.
(45) Gowers, *De l'épilepsie*, Masson, Paris, 1883.
(46) Steck, H., "Anatomie path. et phys. del epilepsie", *Ann med. Psychil.*, 1936, t. I, 145.
(47) Freud, S., "Más allá del principio del placer", *Obras completas*, t. II, S. Rueda. Buenos Aires.

(48) Kardiner, A., "The bio-analysis of the epileptic reaction", *Psychoanalyt. Quart.*, 1932, I, n.° 34. —, "The traumatic neuroses of war", *Psychosomatic Medicine Monograph*, 1941, II-III.
(49) Foerster, *In Deut. Med. Woch.*, nov. 1924, p. 1562.
(50) Lennox y Cobb, citado por Grinker.
(51) Claude, H., Lévy-Valensi, *Les états ansieux*, Maloine, París, 1938.
(52) Harris, S., "Epilepsy and narcolepsy associated with hyperinsulinism", *J.A.M.A.*, 1933, 100, pp. 321-328.
(53) Weiss and English, *Psychosomatic medicine*, Saunders, Filadélfia, 1943.
(54) Alexander, F., *The medical value of psychoanalysis*, Norton, Nova York, 1936.
(55) Brown Sequard, "Affection convulsive, etc.", *Société de Biologie*, 1850, p. 105.
(56) Koang Ngan Koen, *L'Epilepsie expérimentale*, Vega, París, 1933.
(57) Álvarez, W., *Nervousness indigestion and pain*, 1943.
(58) Alexander, F., e colaboradores, "Symposium on the influence of psycho. fact, gastro-intestinal disturbances", *Psycho. Quart.*, 1934.
(59) Fromm-Reichmann, F., "Contribution to psychogenesis of migraine", *Psychoanalytic Prev.*, 1937, 24, p. 26.
(60) Lennox, F. e Gibbs, "The electro-encephalogram in diagnosis and in localization of epileptic seizures", *Arch. Neur. and Psychiat.*, 36, pp. 1225-1235.
(61) Davis, H. e P., "The electroencephalograms of psychotic patients", *Amer. Journ. Psychiat.*, 95, pp. 1007-1025.
(62) Maupassant, G. de, *Étude sur G. Flaubert*.
(63) Kretschmer, E. y Enke, W., *La personalidad de los atléticos*, Morata, Madri, 1942.
(64) Mauz, F. *La predisposición a los ataques convulsivos*, Morata, Madri, 1942.
(65) Cabanis, "Histoire des sensations", *Oeuvres complétes*, 1831, t. III, p. 153.
(66) Garma, A., "La realidad y el ello en la esquizofrenia", *Archivos de Neurobiología*, 1931, pp. 11-604.
(67) Jelliffe, S., "Smith Ely, Clinical experience with hipoglycemic therapy of the psychoses", *Journal of Nerv. and Neurol. Dis.*, 1937, 85, p. 575.
(68) Vowinckel Weigert, E., "Psychoanalytic notes on sleep and convul. reath. in funct. psychoses", *Psychiatry*, 1941, pp. 2-198.
(69) Pichon-Rivière, E., "Algunos conceptos fundamentales de la teoría psicoanalítica de la epilepsia", *Index de neuro y psiquiatría*, 1941, n.° 3.
(70) —, "Alteraciones del esquema corporal en el curso de la epilepsia, la histeria y coma hipoglucémico" (resumo), *Index de neuro y psiquiatría*, 1941, n.° 3.
(71) —, "Consideraciones sobre un caso de epilepsia con ataques, paramnesias y estados de sueño" (resumo), *Index de neutro y psiquiatría*, 1941, n.° 3.
(72) —, y Aberastury, A., *Oligotimia y endocrinopatías*, Atas do Congreso Panamericano de Endocrinología, 1940.

ESTUDO PSICOSSOMÁTICO DA ENXAQUECA*

Num trabalho anterior sobre os dinamismos da epilepsia, procurei elucidar os mecanismos essenciais dessa afecção com o propósito de estabelecer relações entre a enxaqueca e a epilepsia. A análise de alguns pacientes com enxaqueca deu-me a certeza de que a situação básica nessas duas afecções era muito semelhante, uma vez que seus sintomas podiam se alternar, substituindo um ao outro e adotando todos os tipos clínicos de transição. O conflito que se revela nesses pacientes é fundamentalmente um conflito de ambivalência impossível de resolver, uma vez que a intensa agressividade é dirigida contra pessoas que, ocasionalmente, são superestimadas por eles. A repressão dessa agressão e sua volta contra si mesmo constituem o mecanismo essencial. O mecanismo de defesa empregado pelo eu desses pacientes é semelhante ao da melancolia e ao da epilepsia, existindo uma introjeção do objeto (introjeção da agressão dirigida contra eles) e realizando-se o ataque contra o próprio sujeito.

Desse modo, o eu pune-se masoquisticamente, sanção que é imposta por um supereu muito severo. Certa periodicidade, a existência de crises depressivas e pontos de fixação ou disposicionais semelhantes permitiram estabelecer também uma relação entre essa enfermidade e a psicose maníaco-depressiva. A situação básica que descrevemos na esquizofrenia resolve-se aqui com um sintoma de conversão somática, perfeitamente delimitado, semelhante às conversões da epilepsia.

O propósito principal de minha comunicação é mostrar algumas situações nucleares da psicanálise de um paciente de enxaqueca, psicanálise que durou 600 horas, curando-se finalmente o paciente de seu distúrbio.

Tratava-se de um homem que recorreu à análise por causa de uma impotência de ampla evolução e que, diante da iminência de um noi-

---
* Trabalho apresentado no I Congresso Interamericano de Medicina, Rio de Janeiro, setembro de 1946.
Rascovsky, A., editor, *Patologia Psicosomática*, cap. XII, Asociación Psicoanalítica Argentina, Buenos Aires, 1949.

vado, decidiu submeter-se a tratamento. Além disso, ele sofria de profundas depressões, inibições para o trabalho, idéias de suicídio, desenvolvendo uma conduta de fracasso e submissão diante das pessoas com quem trabalhava. Padecia periodicamente de fortes lumbagos, crises de ansiedade, pavores noturnos e "crises de morte", caracterizadas por grande prostração, calafrios e vivência de morte imediata. Quando criança, tivera todas as doenças características dessa época do desenvolvimento e, segundo o paciente, passara quase toda a sua infância nas mãos de médicos. Aos 20 anos contraiu tuberculose.

Era um homem dotado de grande inteligência, que não pudera realizar-se em virtude de seus distúrbios de caráter, não tendo concluído nenhuma formação. Trabalhava numa repartição do Estado e ganhava um salário baixo. Era estimado por seus colegas e durante a análise revelou-se nele uma forte vocação poética, chegando a escrever grande quantidade de poesias, cujo conteúdo era material importante para ele mesmo.

Pertencia a uma família *criola*, tradicional, com grandes preconceitos sociais e religiosos. Vivia num clima familiar muito intenso, característico desses doentes. Seus antecedentes hereditários são de interesse múltiplo. Pela linha paterna, a bisavó tinha sido uma psicótica maníaco-depressiva; a avó, com francas propensões depressivas, tinha falecido de diabetes; o pai, que morreu aos 64 anos de câncer da próstata, era hipertenso, obeso e sofria de graves depressões. Um tio do paciente, alcoólico e epileptóide, também morreu de câncer; outro, também alcoólico, faleceu da mesma doença, assim como um terceiro tio, que além disso padecia de tendências depressivas. Entre os tios paternos havia somente uma mulher, que ainda vive, a quem chamaremos Júlia, que teve grande influência na vida do nosso paciente. Ela também tem um caráter estranho, com freqüentes sintomas de conversão e crises de angústia.

Pela linha materna, encontramos uma família de taciturnos, com traços esquizóides; a mãe do paciente vive e é hipertensa.

Desse casamento nasceram 10 filhos, dos quais vivem 8, tendo morrido o primogênito, aos 8 anos, e o quinto, com apenas 8 meses, de escarlatina. Nosso paciente é o quarto na escala familiar. Dos 8 irmãos vivos, 2 são mulheres, ambas solteiras. A mais velha padece de bócio exoftálmico e foi operada de fibroma; a outra, a nona na escala familiar, também tem bócio exoftálmico e tem um típico caráter histérico. O que caracteriza esse grupo familiar é uma conduta de fracasso e as tendências passivo-masoquistas são predominantes nos homens.

O sintoma da enxaqueca manifestou-se no nosso paciente entre os 17 e 18 anos, com todas as características dessa enfermidade, seus pródromos, suas fases ocular, dolorosa e terminal. Algumas crises foram acompanhadas de movimentos rítmicos da cabeça e paralisias faciais transitórias. Não me deterei no estudo de sua sintomatologia; suas crises foram muito típicas, alternando com outras menos características. A observação do caso demonstrou-me que entre a dor de cabeça comum e a enxaqueca oftálmica existe uma série de graus, de transições, que obedecem todos a mecanismos semelhantes, sendo que o grau de gravidade do sintoma depende da situação psicológica desencadeante. Depois das enxaquecas, o paciente sofria de sinusite crônica, que também desapareceu com a psicanálise. A enxaqueca costumava iniciar-se com uma obstrução do conduto nasal direito, com sensação de dificuldade nos movimentos faciais, fortes dores no arco superciliar e seio frontal, com sensação de inchaço no mesmo lugar, redução do campo visual, lacrimejamento, fotofobia, sensação de nuvem, movimentos rítmicos e uma sensação de congestão cefálica e de "batimento da massa encefálica", como dizia o paciente. Essas crises eram periódicas e, uma vez iniciadas, tinham horário fixo. Depois de ter tentado todos os tipos de tratamentos, mas instigado sobretudo por sua impotência, decidiu fazer um tratamento psicanalítico.

Passo agora a narrar alguns sonhos e as associações do paciente que permitiram visualizar situações inconscientes, patogênicas. Além disso, o primeiro sonho, que intitularemos "o caminho da ponte", tem um interesse especial, pois através dele pudemos descobrir uma situação traumática que funcionou como fator localizador, permitindo-nos elucidar em parte um problema ainda obscuro, o da escolha da neurose.

O sonho do "caminho da ponte" é assim: A cena passa-se numa ponte muito alta e extensa, semelhante à ponte do Brooklin, com suas correntes laterais em forma de festões. O paciente cruza-a num automóvel de cor vermelha, fazendo ziguezagues, pois tinha de se esquivar a uma série de refúgios que, de forma assimétrica, estavam no centro da ponte e em toda a sua extensão. Pára o automóvel e então vê um garoto estendido no piso, junto ao parapeito da ponte, com um ataque de fúria, traduzido por gritos e pontapés para todos os lados. Alguém diz a ele que o garoto não deve ser tocado; ninguém pode aproximar-se dele, pois é uma criança má. Entram então em cena duas mulheres, a mãe e a tia do paciente, que o convidam a prosseguir seu caminho, pois elas cuidarão do garoto. Isso é feito às costas do paciente, que reiniciou sua marcha, e as duas mulheres concordam em que o acesso de fúria só passará produzindo-se um traumatismo semelhante ao que originou a doença. Então as mulheres desferem um forte golpe na cabeça do menino, na altura da testa, que lhe atravessa o arco superciliar de cima para baixo, produzindo-lhe um ferimento de onde jorra sangue. Ao ouvir os gritos do garoto, o paciente volta a parar o automóvel, e quando vai socorrê-lo vê, com a conseqüente surpresa, que já não é uma criança má, que o menino está completamente calmo. Então carrega-o para o seu automóvel e leva-o consigo.

O paciente começa a associar com a ponte, que seria para ele o símbolo de um curso de vida, unindo os dois extremos, o começo e o fim, ou seja, o espaço compreendido entre o nascimento e a morte. "Vida certamente dura, tal como é simbolizada pelas correntes que a guarnecem em forma de festão, como se fossem algemas coladas aos meus membros, tornando a minha marcha muito difícil e arrastada. As dificuldades da vida estão, além disso, simbolizadas pela série de obstáculos que obstruem o caminho, em forma de refúgios assimétricos que tolhem a marcha de todos os dias, o ziguezague que faço permanentemente e me torna difícil chegar a qualquer meta. Vejo obstáculos e nada mais que obstáculos." Recordemos a estrutura depressiva do paciente, suas inibições, suas dúvidas, sua ambivalência. Do ponto de vista caracterológico, poder-se-ia defini-lo como um indivíduo que se esquiva, fazendo ziguezagues, às dificuldades da realidade. Mas, por outro lado, esquiva-se também aos refúgios, símbolos do claustro materno; não quer entregar-se à passividade, ou seja, à morte.

Depois do tema da ponte, o paciente começa a associar com o automóvel vermelho, e conta que esse automóvel é tomado da realidade e pertence a uma amiga sua que é homossexual; além disso, associa com as dificuldades que ele próprio enfrenta, em virtude de suas próprias tendências homossexuais. A amiga homossexual representa também a sua tia Júlia, mulher ativa que substituiu o pai do paciente; é uma mulher com automóvel, quer dizer, com pênis, associando o vermelho com temas relacionados à agressividade dessa mesma tia.

O garoto é uma representação do próprio paciente, e este diz que ele representa suas tendências infantis e perversas. As crises que o garoto sofre no sonho representam para ele suas próprias crises de ansiedade, suas crises de cólera, e a agitação convulsiva das pernas expressa uma atitude típica do paciente, que reage "esperneando" depois de passada a situação em que isso teria sido mais adequado. Associa depois com as crises epilépticas, com suas "crises de morte", vê no garoto a representação de um "espernear inútil", de um esforço inadequado para vencer a passividade. Associa, em seguida, com uma aparente superatividade no trabalho, o que também tem por finalidade resolver neuroticamente sua intensa passividade. Essa superatividade está sempre a serviço de uma submissão diante de uma figura paterna. O garoto com ataque de fúria representa então sua agressividade e sua passividade, sua conduta inadequada e os sintomas paroxísticos epileptóides, ou melhor, o conteúdo epiléptico de sua enxaqueca.

Alguém avisa no sonho que o garoto não deve ser tocado, que ninguém deve acercar-se dele, porque é uma criança má. Associa então com a idéia de sua própria maldade, relacionada com suas tendências homossexuais e agressivas. A idéia de "mau" também tem o sentido de repudiável, de sujo, pensamentos que giram em torno do sentimento de culpa, que nele é muito intenso. Além disso, associa o "mau", em relação com o ataque, às idéias que o vulgo faz dos epilépticos, que seriam seres possuídos pelo demônio, satânicos, "intocáveis para não haver contaminação". Essa idéia relaciona-se, sem dúvida, com os sentimentos de culpa despertados na pessoa que observa um ataque, ao intuir o significado criminoso latente do acesso.

As duas mulheres que aparecem no sonho são a mãe e a tia Júlia, figuras de uma importância fundamental no desenvolvimento do nosso paciente. A tia — irmã do pai —, que enviuvou há muito tempo, viveu sempre com eles e desempenhou um papel ativo. As associações do paciente giraram em torno do seu complexo de Édipo, de sua dependência da mãe e da tia, manifestando que são elas que têm nas mãos a chave originária da doença dele, de seu mal, e também os meios necessários para combatê-la. Associa em seguida com o seu noivado, e o modo como a mãe e a tia o fomentaram. O noivado teve por conseqüência reforçar o temor em relação à mulher, considerando-se definitivamente impotente. "Esse foi mais um golpe", diz o paciente. "Na vida real acontece assim, e essas mulheres, ao incentivarem o meu noivado, infligiram-me um novo abalo, um novo golpe, que no sonho é desferido na cabeça, representando (a enxaqueca) o método pelo qual me administro o castigo, manifestando-se claramente a minha associação entre impotência e enxaqueca." Ele acrescenta: "A pancada parece ter sido muito bem aplicada; o garoto parecia sofrer muito profundamente e a ferida sangrava." O que mais chamava a atenção do paciente era a pancada ter sido dada justamente no lugar onde a dor é mais intensa durante suas crises de enxaqueca. Uma vez aplicado o castigo, o garoto recupera-se, o paciente o abraça, dando a impressão de reintegrar em si algo que lhe pertencia. É como se, depois de ter sofrido o castigo, ele se atrevesse a se observar, já não se considerando mau, uma vez que já tinha pago a sua conta[1]. A enxaqueca representa, para o seu inconsciente, todo golpe desferido pela realidade, golpes que o próprio paciente busca, compelido pela sua necessidade de castigo. A mãe e a tia representam o seu próprio supereu, que lhe administra um castigo por tentar uma relação sexual carregada de tendências incestuosas e homossexuais.

Das associações dadas e utilizando-se também materiais de outros sonhos, destaca-se com clareza a relação entre homossexualidade, agres-

---

1. Em relação com o significado de golpe ou castigo, podemos citar esta curiosa observação de Mitchell (citado por P. Vallery-Radot e J. Hamburger): "O paciente via a grande distância um anão muito pequeno; essa figura aproximava-se progressivamente e aumentava de tamanho; a alucinação continuava por algumas horas e, ao final desse tempo, a imagem tinha adquirido proporções gigantescas e convertera-se num gladiador. No final, o gladiador golpeava com sua espada a cabeça do paciente e a cefaléia adquiria sua intensidade máxima no ponto onde a pancada era desferida."

são, esperneios, crises de fúria, o ser considerado mau, o receber de novo o castigo, o ser castrado, representando simbolicamente a repetição de uma crise de enxaqueca que cura a agressão, a fúria, e é por sua vez um castigo administrado pela mãe e a tia. Quanto a esta última, a situação do paciente era muito ambivalente e, em última instância, a agressão era dirigida contra ela — agressão que, impedida pelo supereu, voltava-se contra o próprio paciente. A tendência e o objeto eram introjetados, como acontece no mecanismo do suicídio; a crise, desse ponto de vista, pode representar um crime introjetado.

Uma vez recebido o golpe e passada a crise, tal como ocorre após seus ataques de enxaqueca, o paciente encontra-se menos ansioso, menos inibido, experimentando uma sensação de euforia e bem-estar. Aliviado o seu sentimento de culpa, entra numa fase semelhante ao estado hipomaníaco.

A análise desse sonho permitiu visualizar a situação básica e os mecanismos de sua neurose. Quando, no final da sessão, fez uma síntese de suas associações, o paciente teve uma impressão particular. Ele disse: "Tenho a sensação de que estou prestes a recordar alguma coisa", e passou automaticamente a mão pela região onde sua enxaqueca se manifesta com maior intensidade. Teve, pois, uma sensação de *déjà vu*. Transcorridos vários dias, continuava pensando na sensação despertada no final dessa sessão e, uma semana depois, no momento em que estava preparando chocolate, mexendo com uma colher o conteúdo da panela, sua noiva, que estava com ele, tomou-lhe a colher da mão para bater o chocolate mais depressa. Esse gesto fez a panela girar e quase cair. Nesse momento, o paciente, demonstrando grande ansiedade, exclamou: "Por favor, tenho horror de que essa panela vire e o chocolate acabe caindo em cima de mim!" Em seguida, ele disse: "Não me lembro disso mas sempre me contaram que, quando eu era muito pequeno, com menos de dois anos, a babá estava fazendo minha sopa na cozinha e, quando ela se voltou com o prato na mão, agarrei-me à saia dela, o que fez a coitada derramar a sopa fervendo na minha cabeça, queimando o lado direito do meu rosto." O paciente conta que, ao terminar a frase, ergueu a mão e indicou o lugar onde recebera a queimadura, surpreendendo-se, ao fazer isso, por repetir o mesmo gesto de quando estava contando o sonho, durante a sessão: cobriu com a mão parte do lado direito do rosto, da sobrancelha para baixo. O paciente disse: "Confesso que imediatamente minha mente se iluminou, e fiquei muito impressionado." A associação entre o golpe recebido no sonho, os ataques de enxaqueca e a queimadura sofrida na infância estava estabelecida. A queimadura foi o traumatismo que fixou num determinado lugar do corpo o local onde, 15 anos depois, iria manifestar-se a enxaqueca.

Depois de ter relatado esse acontecimento de sua infância, o paciente pediu à mãe que lhe contasse o episódio. "Novamente fiquei gelado; minha mãe afirmou que era verdade e, para tornar mais sugestiva a sua descrição, ergueu a mão e passou-a sobre o meu rosto, da mesma maneira e no mesmo lugar em que eu o tinha feito na sessão de psicanálise e diante de minha noiva."

Recordou numa sessão posterior que esse acidente ocorrera pouco tempo depois da morte de um irmão menor, vítima de escarlatina, aos 8 meses de idade. A queimadura ocasionada pela babá, substituta da mãe e da tia, foi vivida pelo paciente como um castigo por ter desejado a morte do irmão. No sonho da ponte, o golpe é desferido no mesmo lugar; cada vez que sua agressividade se intensifica, o castigo volta a produzir-se da mesma maneira e no mesmo local. Anos depois da morte do irmão, o paciente contraiu escarlatina, o que lhe ocasionou um reumatismo, que, segundo ele acreditava, era responsável por umas crises de lumbago, que desapareceram com a análise. Essa identificação com o irmão doente e morto apareceu muitas vezes no conteúdo de seus sintomas.

Toda a análise desse paciente, que durou 600 horas, demonstrou o que já tinha sido visto na interpretação desse sonho, analisado durante o primeiro ano de tratamento. O paciente curou-se de sua enxaqueca, de suas crises paroxísticas, de sua impotência, de seu lumbago, e modificou sua conduta de fracasso, ocupando atualmente um cargo de direção numa empresa comercial.

Bibliografia

Cárcamo, C. E., "Contribución psicoanalítica al conocimiento de la jaqueca", *Revista de Psicoanálisis*, 1945, vol. II, p. 579.
Fromm-Reichmann, F., "Contribution to psychogenesis of migraine", *Psychoanalytic Review*, 1937, vol. 24, p. 26.
Gutheil, E., "Analysis of a case of migraine", *Psychoanalytic Review*, vol. XXI.
Kardiner, A., "Bio-analysis of the epileptic reaction", *Psychoanalytic Quarterly*, 1932, vol. I, p. 375.
Pichon-Rivière, E., "Los dinamismos de la epilepsia", *Revista de Psicoanálisis*, 1944, vol. I, p. 340.
—, "Contribución a la teoria psicoanalítica de la esquizofrenia", *Revista de Psicoanálisis*, 1946, vol. IV, p. 1.
Selinsky, H., "Psychological study of the migrainous patient", *Bulletin of the New York Academy*, 1939, vol. XV, p. 757.
Tourraine, G. A. e Draper, G., "The migrainous patient", *J. Nerv. and Ment. Dis.*, 1934, vol. 80, p. 183.
Vallery-Radot, Pasteur, e Hamburger, J., *Les Migraines*. Ed. Masson, Paris, 1935.
Wolff, H. G., "Personality features and reactions of subjects with migraine", *Archivs Neurol. and Psychiat.*, 1937, vol. XXXVII, p. 895.

PROTEÇÃO AO EPILÉPTICO*
(em colaboração com o dr. Miguel Ángel Mazzei)

A palavra epilepsia provém do grego e significa *surpreender, sobressaltar*. Poderíamos inferir, do ponto de vista etimológico, que o ataque epiléptico surpreende o paciente. A descrição clássica diz que ele surge de forma brusca, sem causa aparente, precedido apenas pela "aragem anunciadora da aura". Mas o ataque também surpreende a família do paciente e o grupo social em que ela se encontra situada.

Ao mesmo tempo, o ataque desperta temor, sobressalta e assusta por suas características dramáticas.

Poderíamos dizer, portanto, que se trata de uma doença *surpreendente*, e isso é importante para compreender a reação do paciente, da família e da comunidade diante da doença.

No sentimento popular, a epilepsia continua sendo uma enfermidade envolta numa obscurantismo medieval. Hoje não lhe atribuímos caracteres místicos ou demoníacos, como outrora, mas os profundos preconceitos que subsistem em relação a ela são fortes barreiras, que impedem sua intelecção e, muito mais, a compreensão dos próprios pacientes que a sofrem. Continua sendo uma doença vergonhosa e os casos não são declarados; por essa razão, é muito difícil ter dados estatísticos confiáveis.

Do ponto de vista social, o doente não tratado constitui um perigo potencial. Do ponto de vista da saúde pública, a preocupação é detectar o mais cedo possível seus portadores e tratá-los. Mas também interessa mudar a imagem que a comunidade, a família e os próprios pacientes têm do epiléptico. Além disso, é importante saber em que idades a epilepsia é mais freqüente, a fim de a rastrear e prevenir suas conseqüências.

Um de nós (Pichon-Rivière), investigando na área escolar, captou altas porcentagens de epilepsia entre as crianças que apresentam dis-

---
* Trabalho apresentado ao Congresso Argentino de Epilepsia, Buenos Aires, maio de 1967.

túrbios de conduta (aproximadamente 80%). Essa cifra é, por si só, suficientemente significativa para expor o problema em sua verdadeira dimensão.

Por outro lado, a avaliação parcial das manifestações da epilepsia impediu uma concepção total da doença. A epilepsia é uma resposta total do organismo diante de certas situações vitais.

A patogênese da epilepsia é policausal. O sintoma epiléptico é de caráter funcional, sendo espontaneamente reversível. Tem um determinado ritmo e constitui um mecanismo de defesa do tipo da conversão somática. Na epilepsia há um limiar sobre o qual as tensões oscilarão. Fatores tóxicos, infecciosos, traumáticos e congênitos podem fazer com que esse limiar baixe e tensões menores deflagrem o ataque. As primeiras oscilações das tensões produzem-se no período dos pródromos, em que podem concorrer todas as formas clínicas: fobias, neuroses obsessivas, enxaquecas, epilepsias viscerais de todos os tipos. São formas transitórias de descarga da tensão através das organoneuroses. Isso é percebido pelo grupo familiar que, pelo caráter estereotipado dos pródromos, pode prever o ataque. A amnésia posterior à crise perturba no paciente a consciência de enfermidade.

Vejamos agora alguns aspectos da personalidade do epiléptico. Observa-se no paciente uma falta de domínio da economia psíquica que ativa um mecanismo orgânico preestabelecido. O acesso seria a descarga motora de uma grande tensão instintiva que perdeu o caminho de uma descarga psíquica adequada. Essa reação tem certa semelhança com a motilidade afetiva da criança. Nesta, as reações motoras são empregadas para aliviar rapidamente a tensão incontrolada quando surge a ansiedade, que traduz o sinal de um perigo interior.

Durante o acesso ocorre, pois, uma regressão do epiléptico a níveis infantis. O epiléptico tem uma personalidade fortemente contida que pode sufocar o eu.

Os elementos constitucionais-hereditários desempenham um papel muito importante na determinação da doença, mas, paralelamente a eles, correria uma evolução psíquica determinada por fatores neuróticos ambientais.

Os traçados eletrencefalográficos indicam uma distritmia, mas não se pôde confirmar uma lesão orgânica. Investigações estatísticas entre parentes sangüíneos de epilépticos demonstraram a presença de uma predisposição inata aos acessos. Essa disposição a distúrbios convulsivos pode coincidir com um maior potencial para o desenvolvimento de distúrbios neuróticos. Essa presunção baseia-se na presença do caráter epiléptico.

No epiléptico há uma forte tendência para a morte, e a evolução do ataque significaria a morte e a ressurreição. Esse reviver representa a vitória da consciência moral sobre o inconsciente criminoso. O epiléptico revela uma especial propensão para a crueldade e a violência, com um particular amor pelo próprio eu, uma singular vaidade, mas também uma adesão, um apego e uma relação generosa notavelmente boa. Vemos assim, na condição epiléptica, um paralelo entre as condições narcísicas e o interesse especial pelo mundo exterior.

Também a religiosidade do epiléptico mostra-se tanto no estado crepuscular quanto no intervalo livre. Vemos, assim, que a condição epiléptica crepuscular tem relação estreita com o estado permanente do epiléptico.

O ataque seria uma fuga da realidade, da sua realidade carregada de agressividade, crueldade e criminalidade.

O paciente pode apresentar-se com uma atitude passiva, receptiva, que lembra o eu infantil, ou então com uma conduta rígida e desafetiva, que mascara uma tendência inconsciente para o furor, a hostilidade e a violência.

Vê-se então que tudo está preparado, orgânica, psíquica e socialmente, para que o ataque ocorra. Só se requer um estímulo para fazer eclodir o acesso num epiléptico latente. É um feixe de cartuchos de dinamite, à espera do estímulo.

O ataque em si é um comportamento que constitui a linguagem do epiléptico. Através dele comunica-se com o ambiente de um modo semelhante ao utilizado pelo histérico.

Esses pacientes são altamente contidos, e por isso a descarga é tão violenta. Neles, o componente autodestrutivo é tão forte quanto o heterodestrutivo. No delírio ou durante a aura podem cometer atentados à moral, causar incêndios ou até matar. Nesse casos, o crime caracteriza-se pela brutalidade e o rancor. Quando se trata de crimes sexuais — estupro, crime passional, canibalismo, vampirismo, incesto, necrofilia, etc. —, esses conteúdos também podem ser fantasias que o epiléptico utiliza durante a masturbação.

Uma das características a se destacar nesses pacientes é o distúrbio da aprendizagem. Por isso é necessário aprofundar ao extremo a pesquisa na criança e no adolescente.

Um trabalho de investigação da dra. Blanca Montevechio, realizado com 95 casos de adolescentes, obedecendo ao nosso esquema referencial, permitiu-lhe chegar à seguinte conclusão: "A maioria dos adolescentes examinados por nós tinha como principal manifestação distúrbios de aprendizagem, sendo o motivo da consulta distúrbios de comportamento." Esquematizando o processo de aprendizagem, diremos que consta das seguintes etapas: 1) atenção e retenção; 2) elaboração e assimilação; 3) exposição.

Nos nossos pacientes, podem coexistir perturbações nessas etapas, sendo mais freqüentes na primeira delas, a etapa da atenção e retenção.

Nessa primeira etapa apresentam-se dificuldades em manter a atenção de forma contínua. São indivíduos distraídos, às vezes não respondem quando se fala com eles. Trata-se de casos de perturbações na atenção ou *distração patológica*.

As dificuldades de aprendizagem muitas vezes coexistem com um nível normal ou superior a médio prazo. Nesses casos, o processo de elaboração geralmente se conserva, ainda que perturbado pela falta de atenção. São crianças inquietas, hipercinéticas, irritáveis e agressivas.

O grupo que apresenta dificuldades na exposição é quase tão numeroso quanto o anterior. Trata-se de adolescentes tímidos, inibidos, que se bloqueiam e esquecem suas lições na escola. Temem os professores, são fóbicos. De modo geral, mostram-se apáticos, hipobúlicos, não manifestam interesse pelo estudo nem por outras atividades.

A essas perturbações da aprendizagem, da conduta e do humor somam-se sintomas como gagueira, tiques, movimentos estereotipados, cefaléias e vômitos. Apresenta-se com freqüência a *síndrome noturna*, descrita por um dos autores (Pichon-Rivière), que consiste em sono intranqüilo, bruxismo ou ranger dos dentes, soniloquia, sonambulismo, pavor noturno e enurese.

Pode ocorrer também a *picnolepsia*, com múltiplas ausências, breves e muito rápidas, com um batimento especial de pálpebras e uma ligeira distração, da qual retornam rapidamente à realidade. *Picnos*, em grego, quer dizer acumulação, e por isso a picnolepsia é chamada também de epilepsia acumulativa. Os ataques acumulam-se, podendo ocorrer 40 ou 50 por dia, com ausências muito curtas, mas que ocasionam sérios distúrbios de aprendizagem. Em geral, os professores confundem simplesmente a picnolepsia com a distração. Mas essa distração patológica caracteriza-se por não ter fantasias, por ser oca (sem recordações) e súbita.

É possível confundir pesadelos com pavores noturnos. Para diferenciá-los podemos dizer que:
1) No pesadelo consegue-se despertar e pedir proteção, enquanto que no pavor noturno o sono é mais profundo, há lamentos, soniloquia, e é difícil acordar a criança.
2) O sono normal pode ser perturbado por ruídos correntes; em contrapartida, o epiléptico tem sono de chumbo. Adormece logo e muito profundamente, enquanto que o despertar se faz gradualmente, com astenia matinal. Levanta-se muito lentamente, cansado e dolorido.
3) No indivíduo normal, sono e vigília estão estreitamente vinculados e articulados. Em compensação, o epiléptico pode ter no pré-sono alucinações chamadas hipnagógicas e, ao despertar, as chamadas alucinações hipnopômpicas, acompanhadas de um sintoma muito incômodo: a cataplexia, que é produzida por uma perda do tono muscular, impedindo o paciente de se levantar e manejar o corpo.

Outro sintoma é a crise apendicular noturna, muito freqüente em crianças. Parece uma dor apendicular típica, mas sem febre, e a criança adormece logo. Na histeria, pelo contrário, ela permanece acordada. A alternância entre vigília e sono, característica da epilepsia, leva-nos a pensar que a estrutura que rege o sono-vigília não funciona corretamente.

Todo indivíduo saudável passa por um processo de amadurecimento bio-elétrico que o leva a um traçado normal. Esse processo pode sofrer interferências na epilepsia por causas ambientais, entre as quais podemos assinalar:
— perturbações na relação mãe-filho;
— lares conflituosos (falta de afetividade e segurança).

Isso acarretaria distúrbios da conduta e da aprendizagem, com:
— manifestações anti-sociais;
— auto e hetero-agressão;
— fugas;
— instabilidade do humor, com irritabilidade e impulsividade não relacionadas ao estímulo.

Todas essas considerações clínicas permitem que o professor atue como detector de sintomas suspeitos, sabendo que estes podem estar relacionados com a epilepsia. Esses sintomas podem ser:
— sintomas abdominais (epilepsia abdominal): vômitos, epigastalgias, por vezes associadas a cefaléias;
— distúrbios de comportamento;
— onicofagia e timidez;
— distúrbios da atenção;
— voz baixa, que pode estar associada à inibição diante de estranhos;
— nos desenhos, traços grossos, sujos, carregados (perseveração);
— letra desigual e irregular, quanto à forma e ao tamanho, não mantém a horizontalidade, traços grossos;
— alterações de humor.

Afirma-se que a maioria das crianças epilépticas apresentam déficit intelectual.

Embora alguns autores sustentem que os coeficientes intelectuais de crianças epilépticas sejam inferiores ao normal, outros afirmam que não há diferenças ou que são mais elevados do que o comum.

Os dados obtidos parecem indicar que, quanto maior é a importância dos fatores adquiridos na gênese da epilepsia, tanto mais graves são as conseqüências de ordem intelectual.

Entretanto, Henderson constatou conflitos de personalidade em 12% das crianças epilépticas em idade escolar, embora isso não as impeça de freqüentar a escola.

Quanto ao fator deflagrador das crises, é surpreendente comprovar que em muitos casos o paciente provoca seus próprios acessos agitando os dedos diante dos olhos, sob uma luz intensa. Isso produz na criança um prazer não isento de culpa. Outros pacientes afirmam a necessidade de buscar a luz, o que faz supor que, em alguma medida, também provocam seus acessos. Por outro lado, o horário dos ataques indica um vivo desejo de solicitude, como o que geralmente se observa nos casos de histeria. Alguns negam-se a se deixarem curar, para que os ataques "não lhes sejam tirados". Isso coincide com a descrição de Dostoievski sobre o deleite experimentado antes de um ataque.

As características gerais do epiléptico são lentidão de pensamento, linguagem e atitudes, assim como a explosão paroxística. Há uma *bipolaridade* na epilepsia, que vai da lentidão à explosão, e encontramos sintomas nos dois pólos. Por isso lhe damos o nome de *doença paroxística*. Com essa denominação evitamos a angústia que produz a palavra epilepsia, sem faltar à verdade. Supunha-se que os gênios que eram epilépticos tinham uma atividade criadora, que se apresentava como uma revelação proporcionada pela doença. Hoje sustentamos que, na medida em que o doente pode criar, não tem convulsões. Quando Van Gogh podia pintar, não tinha ataques, e assim ocorreu a muitos outros. Por isso o professor deve detectar os sinais suspeitos sem emitir opinião sobre a natureza deles. É importante que até mesmo o médico limite ao máximo o uso do termo epilepsia, sobretudo quando se refere a crianças, dado que seu emprego arbitrário pode ser a causa de tratamentos desnecessários e de dificuldades na vida social.

Muitos casos de psicopatia epiléptica estão relacionados com algum distúrbio de amadurecimento e não com a epilepsia.

Do mesmo modo, deve-se destacar a freqüência dos chamados casos limítrofes, que se vinculam a uma tensão emocional ou são desencadeados por ela.

A teoria de um dos autores presentes (Pichon-Rivière) referente às estruturas da conduta diz que na personalidade de cada um existe um repertório de conduta. A conduta estudada no nível psicológico é a conduta moral, ou seja, uma totalidade organizada, formando uma unidade de experiência com uma unidade de significado.

Se submetêssemos uma grande quantidade de pessoas de diferentes idades, de diferentes características e graus de saúde mental ou enfermidade a todas as situações e a todos os estímulos possíveis, obteríamos uma enorme quantidade de respostas. Vale dizer, todos os tipos de conduta a que um indivíduo pode recorrer, ou seja, o repertório da conduta.

Um estudo da estrutura da personalidade baseia-se no fato de que toda conduta é um papel e, portanto, uma função social, e de que essa estrutura é limitada, em cada cultura, segundo uma forma rotineira.

Em condições habituais, cada pessoa não realiza a totalidade das condutas e estruturas com que conta como possibilidade, mas organiza sua personalidade com base no predomínio de algumas delas. Quando as condições se modificam, um indivíduo pode realizar a totalidade de estruturas de caráter possível com intensidade, freqüência e duração variáveis. Essa é a experiência que se obtém com o tratamento psicanalítico.

Toda conduta é a melhor conduta no momento em que se manifesta. É a mais ordenada e organizada que o organismo pode oferecer nesse momento.

Nessa linha de idéias, a personalidade total seria formada por uma série de estruturas da conduta, entre as quais podem ser mencionadas as seguintes:

Estrutura paranóide	Estrutura histérica
Ansiosa	Hipomaníaca
Depressiva	Confusional
Evitativa	Epileptóide
Ritualista	Hipocondríaca
Esquizóide	

Seria um mosaico de condutas em que cada uma predomina conforme as circunstâncias. Por essa razão é necessário ser cauteloso ao se aplicar a denominação epiléptico a um indivíduo, e sobretudo a uma criança, cuja personalidade incipiente está exigindo experiências adequadas para amadurecer.

Até aqui temos recorrido aos aspectos clínicos mais significativos que podem fornecer-nos parâmetros para um enfoque total da epilepsia como problema de saúde pública.

De tudo o que foi dito, podemos extrair algumas idéias que nos pemitam enfocar um programa de educação sanitária em diferentes áreas, convergentes. Essas áreas podem ser:

— o próprio doente,
— sua família,
— o médico,
— o professor,
— a comunidade,
— as autoridades sanitárias,
— as autoridades educacionais.

O próprio doente. Para abordar a educação do doente, devemos conhecer as características dele: por um lado, os componentes hereditários da doença; por outro, o ambiente familiar, no qual o doente recebe toda a carga emocional de seus membros. Assim considerado, é o porta-voz da doença de todos os seus familiares, por isso adoece.

Dissemos que os ataques produziam satisfação e culpa, e que podiam ser provocados pelo paciente, que assim provocava sua morte simbólica. Chegamos aqui a um ponto importante. A satisfação e provocação do ataque dão-nos a idéia da resistência do doente a se curar e sua propensão à autodestruição. Deve-se torná-lo consciente da excessiva proteção que lhe é dada e que ele exige, destacando-se os benefícios da psicoterapia como pedra angular do tratamento, junto com os medicamentos. Essa é a única possibilidade de que o paciente modifique a imagem que tem de si mesmo e do mundo.

A família. A família nem sempre contribui totalmente para a recuperação do doente. Ela sente-se um pouco culpada do que está acontecendo a um dos seus membros. O desconhecimento dos mecanismos íntimos da doença e da participação inconsciente que ela própria tem nessa enfermidade fazem com que ela perca a oportunidade de atuar favoravelmente na recuperação do doente.

Como poderemos ver, a educação a nível familiar nem sempre é fácil, e essa resistência está envolvida num clima de intensa ansiedade.

Seja como for, a tarefa educativa deverá se cumprir, tendo-se conhecimento das limitações. Deve-se explicar aos familiares o que realmente acontece, para que tenham consciência de seus papéis e do papel do enfermo. Eventualmente, será aconselhado o tratamento psicoterápico aos membros da família que apresentarem maior resistência.

O médico. O médico deve evitar a iatrogenia, procurando não utilizar tão generosamente o termo epilepsia para denominar os casos suspeitos. Desse modo serão evitadas conseqüências extremamente prejudiciais.

O professor. Tendo em vista sua posição privilegiada em relação ao aluno e à família, é indispensável proporcionar ao professor os conhecimentos suficientes para que possa identificar os sintomas suspeitos, mas inculcando nele a prudência e a parcimônia necessárias para que não incorra em apreciações diagnósticas que resultem em situações críticas.

A comunidade. Este setor participa de uma conturbação e de uma incógnita diante da doença e do doente, o que se traduz em ansiedade e medo. A atitude da comunidade é permeada de preconceitos, que são lógicos, em vista do clima trágico e obscuro que cerca a doença. Além do mais, ela supõe que o epiléptico seja um criminoso potencial e defende-se disso.

Para saber com mais realidade que imagem a comunidade tem do paciente epiléptico, o que pensa e o que sente, deveria ser projetada uma investigação psicossocial que nos fornecesse dados suficientes para efetuar uma educação maciça, capaz de modificar essa imagem. Achamos que o Ministério de Previdência Social deveria considerar a possibilidade de investigação como a que propomos, obviamente com pessoal altamente capacitado e com técnicos de ampla experiência.

As autoridades sanitárias. Compete-lhes a habilitação de serviços especializados em que o tratamento seja integral, enfatizando a reeducação vocacional ou profissonal para a qual o paciente esteja apto. Além disso, cabe-lhes estudar, através de seus organismos especializados, todas as formas de divulgação grupal e maciça para esclarecimento popular sobre esse problema. Isso diminuirá as distâncias entre o paciente e sua família e a comunidade. Outra idéia aproveitável será fazer um estudo epidemiológico da doença, a fim de coletar dados precisos para serem utilizados futuramente.

As autoridades educacionais. Esta é uma das áreas mais importantes do ponto de vista da saúde pública, dado que as instituições educacionais recebem os pequenos pacientes numa idade em que é possível realizar o tratamento precoce, de forma a tornar menos séria a evolução da doença. A partir dessa instância poder-se-iam programar cursos de capacitação para todo o pessoal docente, a fim de que seu papel na luta contra a epilepsia seja responsável e fecundo.

Procuramos oferecer neste artigo uma visão panorâmica atualizada da importância da epilepsia como problema de saúde pública, dada a transcendência da enfermidade, assim como do impacto que ela produz no grupo comunitário.

Quando se tem a imagem real de uma doença, é possível recuperar sua vítima, o homem, devolvendo-o a uma vida útil e criativa.

Saiba o nosso povo ser responsável, mas com um conhecimento claro da realidade, para que a nossa cultura não se veja infestada de fantasmas que inibam a nossa mente e o nosso futuro.

Bibliografia

Bleger, José, *Psicologia de la conducta*, Centro Editor, Buenos Aires, 1970.
Dassen y Fustinoni, O., *Sistema Nervioso*.
Garma, A., *Sadismo y masoquismo en la conducta*, Nova, Buenos Aires.
Montevecchio, Blanca, "Aportes de la electroencefalografía al estudio de los problemas del aprendizaje y de la conducta del adolescente", 1964.
OMS, "Epilepsia Juvenil", *Informe Técnico n.º 130*.
Pichon-Rivière. E., "Aspectos psiquiátricos de la epilepsia".
_____, "Patogenia y dinamismos de la epilepsia", *Revista de Psicoanálisis*, 1944, ano II, n.º 4.
Podolsky, E. e outros, *Enciclopedia de las aberraciones*, Psique, Buenos Aires.
Schilder, P., *Introducción a una psiquiatria psicoanalítica*, Beta, Buenos Aires.
Weiss e English, *Psychosomatic Medicine*, Saunders, Filadélfia, 1943.

PSICOSES HÍPNICAS E CONFUSIONAIS*

1) Sonolência   Confusão mental simples
2) Sono com sonhos   Confusão mental com onirismo
3) Sono-sonho-agitação   Confusão mental agitada
4) Sono sem sonhos   Confusão mental estuporosa

Damos o nome de psicoses hípnicas, para distingui-las daqueles quadros que se manifestam com relação ao eu de vigília, a um grupo de psicoses caracterizadas por regressões que conservam uma certa analogia, por seu mecanismo e sua estrutura, com a regressão produzida durante o sono. Esse tipo de psicose só será compreensível se o terapeuta o considerar sob um enfoque dinâmico, tomando como modelo natural os diferentes aspectos do sono, com sua regressão e conteúdo. Seu traço essencial consiste num embaçamento da consciência, que vai desde os graus leves — representados pela confusão mental simples — até os quadros mais graves, que se denominam confusão mental com onirismo, confusão mental agitada e, finalmente, confusão mental estuporosa ou estupor confusional.

A confusão mental simples, que corresponde ao modelo da sonolência, caracteriza-se por um certo grau de obnubilação da consciência do eu de vigília, sem a intrusão dos elementos do sonho, característicos de outros estágios.

O segundo grau corresponde ao modelo do sono com sonhos e, como estrutura psicótica, damos a ele o nome de confusão mental com onirismo.

. O terceiro grau de regressão hípnica caracteriza-se pelo sono com sonhos e agitação, sendo esta última fruto de duas manifestações do

---

* Baseado em anotações de aulas do autor na Escuela de Psicologia Social (ex-Psiquiatria Social).

sono: o sonambulismo e a soniloquia. A esta situação corresponde a confusão mental agitada; e o quarto grau de regressão hípnica, o sono sem sonhos, corresponde à confusão mental estuporosa.

Na confusão mental simples há uma obnubilação e os pacientes parecem estar mergulhados em sonolência. Caem então num estado intermediário, característico desse quadro. O paciente não tem uma perda total do sentido da realidade, mas parece desorientado, fazendo esforços para manter-se em estado de vigília. O estado crepuscular em que cai permite que conteúdos pré-conscientes ligados às ansiedades básicas de perda e ataque penetrem na consciência, dando à confusão uma tonalidade triste e agressiva.

A confusão mental com onirismo é a mais freqüente. Manifesta-se por um estado de obnubilação, a que se junta a atividade onírica, mas já não vivida como um sono normal, mas projetada no ambiente. Os pacientes experimentam um estado alucinatório muito concreto, em que vivem seus sonhos como uma realidade imediata, como se projetados numa tela de cinema. Esses estados oníricos são de caráter persecutório — raríssimas vezes têm um caráter agradável — e o predominante neles é a ansiedade paranóide. É um delírio de perseguição vivido com o clima da situação onírica, como um pesadelo projetado.

A confusão mental agitada caracteriza-se por um estado de confusão em que o bloqueio do sistema motor falha, provocando uma agitação determinada, parecida com os estados de soniloquia e sonambulismo, em que a motricidade é invadida pelo estado emocional do indivíduo. Às vezes, há onirismo. Se o paciente for analisado, verificar-se-á que o motivo da agitação é também de caráter angustiante e persecutório. De modo geral, o paciente tende a escapar dessa situação. Em seu desejo de fuga, pode chegar a atirar-se de uma janela, sem ter uma intenção suicida clara.

A quarta estrutura manifesta-se como uma regressão análoga à do "sono de chumbo", aparentemente sem sonhos. O paciente encontra-se num estado de estupor e é difícil arrancá-lo dessa situação. Desperta muito sobressaltado e, com muita freqüência, inclui no mundo exterior alguma vivência onírica.

Essas estruturas, afinal, resumem-se numa só, em que os graus de profundidade da regressão se alternam e oscilam. Se estudarmos o "horário" dos sintomas, poderemos fazer o prognóstico da psicose, uma vez que, quanto mais noturnos forem esses sintomas, mais favorável será o prognóstico do quadro.

Pois bem, essas quatro estruturas podem ser desencadeadas por múltiplos fatores. Os autores alemães chamam a esse tipo de reação "a reação exógena" ou "a psicose exógena", pelo fato de poder ser provocada por um agente externo — tóxico, infeccioso ou emocional. Essa tendência a reagir com um predomínio do eu hípnico é muito mais freqüente nas pessoas que apresentam uma patologia particular do dormir. Quando se analisa um quadro com essas características, freqüentemente se constata um tipo de perturbação do sono cujo centro é ocupado pelo pesadelo, que alcança sua forma mais intensa no pavor noturno.

O pesadelo caracteriza-se pela presença de uma ansiedade predominantemente paranóide, diante da qual o sujeito não pode controlar sua motilidade porque a intensa angústia o leva a uma situação de *pânico*, o que, por sua vez, provoca uma perda de tono muscular expressa na dificuldade para correr, defender-se, etc., com o risco de ser alcançado pelo perseguidor. Produz-se então uma cataplexia, que pode manifestar-se em qualquer parte do corpo. Uma das formas mais atenuadas da cataplexia é o ronco. A cataplexia estende-se também às pernas e aos braços. Se o indivíduo consegue despertar e projetar no ambiente algo de sua experiência onírica, está configurada a situação de pesadelo. Mas se ele não consegue acordar e geme, estamos diante do pavor noturno. A diferença entre uma e outra situação consiste em que o indivíduo no estado de pesadelo desperta e inclui no ambiente algo do conteúdo onírico angustiante, ao passo que no pavor noturno o indivíduo é despertado mas sofre uma amnésia do conteúdo onírico, e pode voltar a dormir imediatamente. Encontramo-nos aqui diante de uma característica epileptóide, no sentido de que há um sério distúrbio na passagem da vigília para o sono e uma amnésia do conteúdo angustiante, a que se acrescenta a possibilidade de voltar a dormir logo, uma vez que o conteúdo angustiante do sonho é reprimido, de modo a não perturbar a função de dormir. O pesadelo é mais freqüente do que o pavor noturno e corresponde, preferencialmente, a uma estrutura fóbica; o pavor noturno, por seu lado, relaciona-se com a estrutura epiléptica. Além desses sintomas, aparecem outros, como ranger de dentes, ronco exagerado, sobressaltos, enurese, encopresia, crises masticatórias, movimentos rítmicos, babar no travesseiro, configurando o que denominamos a "síndrome noturna".

Podemos dizer que a soniloquia e o sonambulismo já são duas formas da elaboração do pesadelo. No sono há uma desconexão entre o pensamento e a ação. Quando se estabelece a comunicação entre os dois, existe a possibilidade de se explicarem os conteúdos angustiantes por meio do grito. Todos esses mecanismos contribuem para a diminuição da ansiedade. O mesmo acontece com o sonambulismo. Podemos ver que o pavor noturno pode ser evitado por meio do sonambulismo. Em geral, o conteúdo psicológico do sonambulismo consiste na busca de ajuda num estado crepuscular também chamado de sono parcial, uma vez que o sonâmbulo mantém uma certa capacidade de orientação e, inclusive, realiza o prodígio de conseguir um equilíbrio especial. Até existe um mito popular a respeito dos sonâmbulos que caminham pelos beirais. O sonambulismo ocorre porque o indivíduo consegue controlar sua ansiedade por meio da ação. Pois bem, cada sintoma em particular é insuficiente para se estabelecer o diagnóstico de epilepsia, ao qual nos leva a observação da "síndrome noturna", porque todos esses distúrbios do sono e do sonho podem ser transitórios. Por exemplo, os pesadelos e as fobias infantis e as zoofobias são muito freqüentes entre os 3 e 4 anos de idade, e isso condiciona o surgimento de rituais muito precoces que logo configuram as neuroses obsessivas relacionadas com o dormir. Se nos perguntarmos o que é mais grave, o pesadelo ou uma neurose obsessiva do dormir, devemos responder que, na realidade, não há diferença. Se o ritual do dormir se estruturou de um modo muito intenso ou tende a ampliar-se, pode comprometer toda a estrutura do grupo familiar. Nesse caso, podemos dizer que do ponto de vista grupal o comprometimento é maior.

Todo pesadelo é, em certa medida, uma situação traumática. Mas teríamos de definir previamente a situação traumática em termos de relação, de vínculo. Na realidade, a situação traumática no sonho é o fracasso da repressão de um vínculo com um objeto mau. O fantasma reaparece no sonho e, diante dele, a tendência é adotar uma atitude determinada. É um sonho paranóide que se diferencia de outros sonhos, no sentido de que tende a uma repetição maior, a um determinado ciclo, mas que se baseia fundamentalmente num vínculo perturbador com o objeto, ou seja, un vínculo persecutório. Aquilo a que se chama neurose traumática ou pós-traumática é uma neurose que pode adquirir aspectos confusionais e é conseqüência de um traumatismo físico real. E aqui devemos levar em conta que, quanto maior for o dano físico, menor será o dano psíquico, enquanto o trauma não tiver comprometido diretamente a vida mental do indivíduo. No caso do dano corporal, o trauma já está realizado, o ataque está realizado, ao passo que, na situação de perigo sem dano orgânico, o dano ainda está por se concretizar, há uma expectativa. Isso pode vir acompanhado de perturbações no despertar, como alucinações hipnopômpicas também carregadas de conteúdo persecutório.

Utilizamos o seguinte esquema para localizar as perturbações hípnicas, tanto no pré-sono quanto no sono e no pós-sono.

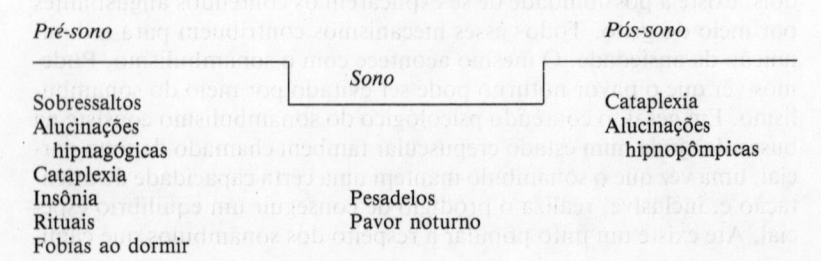

Pré-sono	Sono	Pós-sono
Sobressaltos		Cataplexia
Alucinações		Alucinações
hipnagógicas		hipnopômpicas
Cataplexia		
Insônia	Pesadelos	
Rituais	Pavor noturno	
Fobias ao dormir		

Temos, em primeiro lugar, o sobressalto. O sobressalto é quase normal. Adquire características patológicas quando é muito intenso e cria uma situação de ansiedade no sujeito. É uma crise tônica ou clônica-tônica tendente a resolver uma ansiedade do pré-sono, sobretudo uma angústia de queda (sensação de cair no vazio). O sobressalto manifesta-se como uma situação de defesa e uma descarga de tensão que permite, depois, o sono. Algumas pessoas têm de recorrer permanentemente a esses sobressaltos para conciliar o sono.

Consideramos em seguida as alucinações hipnagógicas, que apresentam a mesma estrutura dos delírios oniróides. No estado de "sonolência" produz-se uma projeção parcial ou maciça de conteúdos oníricos, às vezes como numa tela cinematográfica. Podemos dizer que são "microdelírios" muito transitórios que, elaborando ansiedades, permitem dormir. A ansiedade expressa na alucinação hipnagógica é uma ansiedade fragmentada e, se esse processo não aparecesse no pré-sono, durante o sono adquiriria as características de um pesadelo demasiado intenso e de um pavor noturno. São, pois, processos de fragmentação de uma ansiedade que tende a expressar-se, sobretudo, em favor do enfraquecimento do eu, que caracteriza a situação hípnica.

Aqui, pode-se observar a cataplexia. No pós-sono encontramos outro tipo de alucinação semelhante, as alucinações hipnopômpicas, nas quais se filtra o conteúdo do sonho num processo lento de despertar. Tanto as alucinações hipnagógicas quanto as hipnopômpicas representam as estruturas básicas das psicoses hípnicas.

O mais freqüente no pós-sono é a cataplexia. Há uma convulsão e uma perda de tono muscular. O indivíduo desperta sem ter controle sobre a sua motilidade e, quando acordado bruscamente, chega a cair, pelo fato de não poder parar. A cataplexia, muito pouco freqüente no pré-sono, é bastante freqüente no sono e ainda mais no pós-sono. No sono, como vimos, constitui a base funcional do pesadelo. Dissemos que muitas fobias aparecem na criança como conseqüência de um pesadelo e uma projeção no mundo da situação persecutória. Ora, as zoofobias e os sonhos com animais perseguidores encontram-se em certos casos de psicoses hípnicas, como, por exemplo, nos quadros correspondentes ao *delirium tremens*. O *delirium tremens* é uma psicose hípnica típica, acompanhada de tremores, de distúrbios neurológicos e de um estado confusional que pode ir da confusão simples ao estupor, em cujo conteúdo onírico encontramos predominantemente perseguidores com as características de animais, como ratos, baratas, etc., que chegam às vezes a cobrir o corpo do paciente. Seria interessante estudar por que aparece esse conteúdo no alcoolismo, e que relação haveria entre as zoofobias infantis, o alcoolismo e a necessidade de ingerir álcool.

Mencionamos antes, incluídos na síndrome noturna, o ranger de dentes, as crises masticatórias, etc., e dores abdominais que chegam, inclusive, a configurar o quadro de um abdômen agudo ou "abdômen neurológico", o que também constitui uma das formas viscerais da epilepsia. Podemos fazer o diagnóstico de epilepsia visceral noturna diante de uma criança com dor abdominal aguda, que se queixa e geme em sonhos, com as características do pavor descritas acima. Mas, se a criança tem uma dor aguda, mantém-se desperta e não volta a dormir, poderíamos afirmar que se trata de um caso de abdômen agudo de tipo funcional, transitório, sem lesão apendicular, que obedece a um deslocamento.

Toda essa patologia do sono permite-nos compreender as psicoses hípnicas. É muito freqüente nas crianças a confusão mental simples em situações de febre alta. Há crianças que, em face de um determinado recrudescimento de infecção, tendem a apresentar manifestações de onirismo. Nesse caso, o paciente receia ficar com a luz apagada, porque a escuridão facilita a projeção de suas imagens persecutórias. Essa reação pode ocorrer de forma transitória, ou mais ou menos prolongada, em quadros infecciosos de qualquer natureza. Ora, essas crianças que facilmente reagem a qualquer infecção com delírios agudos transitórios são, de modo geral, crianças que muito precocemente tiveram perturbações do tipo do pesadelo ou do pavor noturno.

É importante observar que essas perturbações do sono constituem o centro de muitas situações, sobretudo na patologia mental infantil. Muitas fobias são a seqüela de idéias pós-oníricas que, projetadas no mundo da realidade, originam as características fenomenológicas de uma situação fóbica na vigília. O sono e suas perturbações constituem a fonte de enriquecimento de muitos quadros neuróticos e psicóticos. Se observarmos detidamente a evolução de um quadro psicótico veremos que muitos momentos do delírio (que, como dizem os franceses [Henri Ey], são momentos "fecundos" do delírio) são aqueles ligados a experiências oníricas.

Outro distúrbio essencial, a insônia, está também vinculado a essas perturbações. Na realidade, a insônia é um *não querer* dormir e não um *não poder* dormir, e surge como um mecanismo destinado a evitar a angústia. Depois de uma situaão de ansiedade no sonho, recordado ou não, sobrévem a perturbação do sono. No esquema (ver p. 196) podemos incluir a insônia, as fobias e os rituais do dormir. A fobia ao dormir surge muito freqüentemente como conseqüência de uma primeira experiência angustiante do sonho. O paciente não quer repetir uma situação pânica de ataque, e surge estão a necessidade de uma proteção — dormir acompanhado, com luz acesa, tão freqüente na criança — ou diferentes rituais do dormir.

ESQUEMA CORPORAL*
(anotação do dr. Fernando Taragno)

Pichon-Rivière introduziu na definição de Schilder uma nova dimensão, o fator tempo: "o esquema corporal é a imagem tetradimensonal que cada um de nós tem de si mesmo". Concebe-o como uma estrutura social representando noções de espaço e tempo, e que rege muitos dos aspectos do vínculo com o outro.

Considera as divisões estabelecidas entre mente, corpo e mundo exterior como separações formais, como áreas fenomenológicas ou dimensões do *self* ou pessoa. Descreve três áreas: área 1 ou mente, área 2 ou corpo e área 3 ou mundo exterior. Essa divisão é puramente formal, uma vez que tudo o que acontece na mente, no corpo ou no mundo está relacionado com situações básicas comuns a todas as áreas. Em outras palavras: tanto as estruturas neuróticas quanto as psicóticas podem expressar-se na mente, no corpo ou no mundo externo. Nada do que ocorre numa determinada área deixa de ser vivido pela totalidade da pessoa. Esse esquema das três dimensões é um assinalamento fenomenológico, uma maneira de situar nas distintas áreas as diferentes categorias de objetos bons e maus.

Procura conceber com esse esquema uma unidade em permanente função, onde está incluída a totalidade, que se expressa com uma conduta para fora, que é visível e chama-se conduta objetiva, e com uma conduta interna, que é a vida emocional através do corpo, numa permanente relação de objeto. Das três áreas, a área 2 ou corpo é a mais escotomizada pelo eu, aquela onde os objetos aí projetados são menos reconhecidos, assim como o seu vínculo e a fantasia inconsciente que o acompanha.

Essa noção de divisão corpo-mente, que surgiu como conseqüência de um dos mais primitivos mecanismos de defesa (Scott), seria para separar a mente do corpo, como que para dispor de dois "sacos",

---
* *Acta Neuropsiquiátrica Argentina*, 1959.

se me permitem a expressão, a fim de colocar em um os primeiros objetos introjetados, os bons, e no outro os maus, para eles não se juntarem nem se contaminarem.

A criança concebe seu corpo e sua mente como uma unidade. Na progressiva integração pós-natal do seu esquema corporal, Pichon-Rivière introduz uma nova noção: essas integrações fazem-se em torno de um eixo pré-natal já estruturado, que ele denominou proto-esquema corporal, integrado por estímulos interoceptivos, proprioceptivos, etc., originados durante a vida fetal. Na estruturação progressiva, o esquema corporal adquire no desenvolvimento da criança características particulares, conforme as primazias oral, anal ou genital. A ação recíproca das projeções efetua-se através dessas aberturas e principalmente em relação a problemas de distância. Por exemplo, na alucinação podemos ver uma patologia do espaço em relação ao esquema corporal.

Segundo sua teoria da concepção unitária das neuroses, psicoses, caracteropatias e enfermidades psicossomáticas, Pichon-Rivière estabelece que a principal diferença que existe entre elas é a área de expressão dos conflitos, seja ela na mente, na representação mental do corpo ou na representação mental do mundo exterior, levando em conta que sempre está comprometida a totalidade da pessoa, embora com o predomínio de uma das estruturas.

O vínculo com o objeto não só se estabelece com o psiquismo como se expressa também através do corpo. O pensamento manifesta-se através da mente, mas todo o organismo se encontra implicado na situação.

As ansiedades psicóticas básicas, subjacentes às diferentes estruturas neuróticas, psicóticas, caracteropáticas, perversas e psicossomáticas, são as mesmas em todas elas. São as ansiedades depressivas e paranóides, que configuram as posições depressiva e esquizo-paranóide. Na primeira posição, a relação é com o objeto total, bom e mau ao mesmo tempo, diante do qual é experimentado o sentimento de ambivalência. Na posição esquizo-paranóide, os objetos são parciais, estão divididos em bons e maus, criando-se o que Pichon-Rivière chamou de "divalência", ou seja, a simultaneidade de sentimentos opostos parciais.

Os diferentes quadros nosográficos se configurarão conforme a técnica empregada para o controle e manipulação desses objetos parciais. Pode-se dizer que na base de toda a patologia mental encontra-se a posição esquizo-paranóide. Quando o objeto parcial mau ou perseguidor é projetado na área 2 ou corpo, temos a hipocondria. A perseguição é experimentada no corpo. É aí que o eu sente a ameaça, o perigo de morte. Apresenta-se como uma alienação localizada dentro do esquema corporal. A loucura está circunscrita no corpo ou numa parte dele; tem uma significação particular; o sintoma aparece numa determinada situação, com um vínculo específico e uma fantasia inconsciente particular. Essa noção de vínculo com um objeto perseguidor dentro da representação mental do corpo é fundamental. O hipocondríaco faz-se magalomaníaco ao identificar-se com o objeto parcial bom dentro de sua mente, e sente-se onipotente quando consegue o controle de seus perseguidores internalizados em seu corpo, controle que estabelece através de sua mente. Pode-se dizer que é um doente que se especializa em controlar os seus perseguidores colocando-os em seu próprio corpo. Na internalização desse objeto mau e perseguidor produz-se, num primeiro momento, uma divisão e dispersão dele em todo o corpo, determinando como conseqüência um sofrimento generalizado. A fragmentação do objeto é um mecanismo tendente a facilitar o controle das partes, seria um dividir para reinar, como disse Melanie Klein.

Na imensa maioria dos casos a internalização produz-se por via oral, dentro do aparelho digestivo, deslocando-se posteriormente para os demais órgãos. Quanto à escolha do órgão em que se estabelece a situação hipocondríaca, recai sobre aquele que dispõe, por um "ofício" já aprendido em oportunidades anteriores, de maiores possibilidades de controle dentro do espaço limitado ao órgão de referência.

O hipocondríaco geralmente escolhe como parceira uma mulher hipocondríaca que fracassou no controle de seus próprios perseguidores. Projeta no corpo dela seus próprios órgãos doentes, com os perseguidores incluídos. Essa colocação de seus órgãos doentes fora de si mesmo permite ao hipocondríaco vê-los e controlá-los fora dele. É a hipocondria externalizada (Pichon-Rivière). Por sua vez, ela o escolheu porque o sente capaz de controlar seus próprios perseguidores, controle em que considera ter fracassado. Formam desse modo um par indissolúvel.

Na histeria de conversão, a situação básica é a hipocondria. Na hipocondria pura, coisa que na realidade não existe, a inclusão do objeto mau efetua-se sem provocar reação alguma do órgão dentro do qual está incluído. Quando este reage com suas funções próprias, com o propósito de manipular o objeto perseguidor incluído dentro dele, vemo-nos diante do fenômeno da conversão. Por exemplo, na paralisia histérica, que é o protótipo das neuroses que tomam uma parte do esquema corporal e a eliminam do resto, o eu deposita num membro paralisado a situação conflitante e isola-o do resto do eu mediante os mecanismos de divisão e de repressão.

A perseguição no corpo não é vivida psicologicamente porque o mecanismo de divisão corpo-mente está atuando permanentemente. Por sua vez, uma parte do corpo é isolada e seu conteúdo reprimido, dando lugar ao sentimento que Charcot descreveu como *la belle indifférence*.

O motivo pelo qual os conflitos se apresentam na dimensão do corpo envolve o problema da escolha da área de expressão, o que estaria relacionado com a história individual, com os fatores hereditários e disposicionais de cada sujeito em particular.

O sintoma histérico é situacional porque inclui uma determinada relação objetal, que se estabelece na dimensão do corpo, sendo aí esse objeto administrado, controlado, expulso, etc., ou seja, sofrendo todas as vicissitudes dos objetos, mas dentro da representação mental do corpo. No corpo, as técnicas defensivas são mais limitadas, porque estão circunscritas às funções próprias de cada órgão em particular.

O conceito de conversão inclui tacitamente um dualismo, ou seja, a conversão de um sistema em outro, ou de algo que lhe pertença. Por isso Pichon-Rivière acha que essa palavra já começa a incomodar. Pois, se considerarmos que o que ocorre no corpo é relacional, uma maneira especial de abordagem do objeto incluído numa situação total, com uma fantasia determinada, desaparece a conversão. Esse termo dificulta a compreensão total do fenômeno, do sintoma orgânico; em contrapartida, o conceito de situação, relação, vínculo ou comportamento visceral, facilita-o.

A histeria de conversão pode ser dividida em dois grupos, conforme o sistema que intervém no controle dos objetos perseguidores internalizados. Por um lado está a verdadeira histeria de conversão, em que o controle se efetua através do sistema nervoso central, no sistema neuromuscular e sensorial, como por exemplo a paralisia, a cegueira, a convulsão, etc. E, por outro lado, as chamadas doenças psicossomáticas, em que o controle se estabelece através do sistema autônomo ou neurovegetativo, expressando-se no campo visceral. A doença psicossomática deve ser compreendida, em termos relacionais, como o estabelecimento de um vínculo particular com um determinado objeto, dentro do esquema do corpo, sendo esse objeto manipulado com as funções próprias do órgão, funções que experimentam uma regressão a etapas mais primitivas, onde predominaram determinados tipos de vínculo. Essa regressão das funções do órgão cria um desajuste na economia total, provocando a doença (Pichon-Rivière). A regressão é até o ponto disposicional, que é o momento do desenvolvimento em que se organizaram certos tipos de conduta visceral, conseguindo num dado momento o controle das ansiedades.

Durante o fenômeno da regressão, não só esta se faz no sentido de que os objetos são depositados no corpo, mas também se produz a regressão do próprio órgão quanto às suas funções. Por exemplo, o estômago de um ulceroso é um estômago que regressou à sua fase de lactente, pois o ritmo de fome e saciação é semelhante ao desse período. A fome dolorosa do ulceroso é equivalente à fome dolorosa do lactante. Aqui pode-se ver a regressão das funções a uma etapa determinada e a certos vínculos particulares, regredindo a totalidade da pessoa para um tipo de conduta que foi operante enquanto defesa da ansiedade.

A doença surgiria do conflito entre a regressão de um órgão a uma função mais primitiva e a permanência do resto num nível mais adulto. Isso explicaria a patologia própria do órgão e a influência do órgão sobre a economia total. Segundo Pichon-Rivière, o órgão que adoece não é o mais débil, como se pensava até agora; pelo contrário, é o mais forte, é o de maior resistência. O órgão escolhido é o lugar onde o eu está mais entrincheirado, onde há maior comunicação entre ele e as funções próprias do órgão em questão. A escolha recai sobre aquele orgão que já conhece o ofício. Assim, o ulceroso já está há tempos pensando e agindo com seu estômago, tentando controlar os objetos perseguidores, determinantes de suas ansiedades paranóides.

Do ponto de vista disposicional, o órgão escolhido é aquele que, num momento determinado, se mostrou propenso a estabelecer uma defesa a partir dele.

No fenômeno da conversão, a relação com o objeto interno não está diretamente explicitada mas é implícita, embora não visível. Visíveis são os mecanismos defensivos que causam todos os sintomas da conversão, seja através do sistema nervoso central ou através do sistema periférico ou neurovegetativo. Trata-se de diferentes níveis de expressão de condutas através do corpo.

O sujeito configura num momento dado uma doença psicossomática com o propósito de "safar-se" da psicose (Pichon-Rivière). Tem assim a grande vantagem, do ponto de vista social, de essa doença não estar incluída na categoria de alienação. O sujeito que padece dela é considerado um doente do corpo e não é reconhecido como um doente mental.

Devemos considerá-la um *padrão* de conduta repetitiva expressa no corpo. Um *pattern* que está incluindo tanto o órgão quanto o objeto, seu vínculo, e a fantasia inconsciente numa só totalidade. Sempre se encontra a alternância entre uma expressão corporal e uma expressão mental, e com certa freqüência a sucessão de quadros psicossomáticos com quadros psicóticos.

Pode-se dizer que as crianças que foram alvo de superproteção numa situação de doença num determinado órgão são propensas a desvencilhar-se da situação mental e fazem uma doença psicossomática; ao passo que as crianças que sofreram uma situação de desamparo tendem à elaboração mental. É muito mais perigoso para elas a repetição de uma situação de desamparo corporal, e tentam então elaborar a situação através da mente. Entre esses três quadros nosográficos — hipocondria, histeria de conversão e doença psicossomática — somente existem diferenças fenomenológicas que, em contrapartida, possuem uma unidade dinâmica comum.

O membro-fantasma denuncia um sério distúrbio do esquema corporal. Tem especial interesse porque apresenta o problema da alienação no corpo. Caracteriza-se pelo fato de, sobre um membro amputado, aparecer a ilusão compensadora da amputação. Produz-se uma situação inconsciente, conflitante e situacional. Aparece em alguns casos, e especialmente diante de determinadas pessoas, como um conteúdo inconsciente específico. O fantasma, ao ocupar espacialmente um lugar, esse espaço vazio a partir do toco, apresenta o problema da externalização, do mesmo modo como no alucinado da visão ou da audição, por exemplo. O mecanismo essencial é o da divisão do esquema corporal, produzindo-se depois a repressão. Surge sobretudo nas estruturas narcísicas, onde são fundamentais as relações internas, no âmbito do corpo. A ilusão do amputado é um mecanismo de recuperação do objeto através do membro-fantasma (Pichon-Rivière). Encontra-se então: 1) uma estrutura narcísica; 2) a perda do membro; 3) a depressão conseqüente à perda do objeto incluído nessa parte do corpo; e 4) a recuperação ou estabelecimento do vínculo perdido por meio de um mecanismo alucinatório. A reintrojeção do objeto faz-se por meio do toco, uma via deslocada da via oral. O fantasma torna-se independente do resto do corpo através do mecanismo de divisão.

Na alucinação, qualquer que seja seu tipo — visual, auditivo, etc. — coloca-se o problema da externalização. Há uma alteração do esquema corporal no sentido de que coloca para fora, através do mecanismo de divisão e projeção, uma parte de si mesmo. É a situação de um dividido em dois, e de uma dessas partes colocada fora e depois percebida como se fosse de outro. É o que ocorre durante a vigília nos delírios alucinatórios, onde, por exemplo, a voz ouvida de fora é produzida pela extensão do esquema corporal, que se dividiu e funciona configurando uma situação de dois.

O "aparelho de influência" é, em última instância, uma parte do próprio corpo que foi colocada fora por meio do mecanismo de projeção. Aparece então como a representação do próprio pênis ou dos órgãos sexuais projetados no mundo exterior.

Na despersonalização está comprometido o esquema corporal de forma maciça. Pode tomar tanto a esfera da mente como a do corpo. O primeiro sintoma de um delírio hipocondríaco, evoluindo para um delírio de Cotard, é o estranhamento do corpo. Diante da visão especular, ele aparece como diferente. Na síndrome de Cotard, a primeira situação que se produz é a internalização do perseguidor no corpo, configurando a hipocondria. Depois o indivíduo nega o objeto incorporado, incluindo na negação o órgão dentro do qual ele foi incluído, expressando, por exemplo, a inexistência de estômago, de coração, etc. Finalmente, racionaliza o porquê de não ter esse órgão, construindo o delírio da negação.

A anosognosia é a não-percepção de uma zona do esquema corporal, esteja ela alterada ou não, funcional e organicamente — por exemplo, de uma paralisia histérica, de uma cegueira, etc. Encontra-se neste ponto o mecanismo de negação através do esquema corporal.

Autoscopia externa negativa é a não-percepção da própria imagem especular diante do espelho, ou seja, a imagem refletida no espelho não é percebida. A autoscopia é positiva quando o indivíduo vê seu duplo fora, em qualquer lugar, como se estivesse na frente de um espelho.

No fenômeno de levitação experimentam-se sensações súbitas de leveza, com alterações no peso e na consistência do corpo. É a expressão de um vínculo maníaco na área corporal (Pichon-Rivière).

Na epilepsia, apresentam-se alterações súbitas do esquema corporal, sendo o elemento mais típico o seu caráter paroxístico. Esses distúrbios são muito freqüentes e devem ser sistematicamente buscados.

Durante a aplicação dos tratamentos biológicos produzem-se modificações muito freqüentes e importantes do esquema do corpo. No despertar do coma insulínico, as alterações podem chegar a vivências de metamorfose (Pichon-Rivière). O mesmo ocorre com a administração de mescalina e LSD-25. O eletrochoque, a eletronarcose, etc., também determinam mudanças na imagem corporal, assim como a aplicação de sonoterapia prolongada.

O espaço está compreeendido pelas três áreas: mente, corpo e mundo exterior, funcionando com um dado tempo e numa dada situação, cuja origem dinâmica é constituída pelo vínculo, estrutura funcional que inclui o sujeito, o objeto e uma comunicação em mão dupla que pode sofrer perturbações específicas para cada neurose, psicose, caracteropatia, perversão e os chamados fenômenos psicossomáticos.

Resumo

Schilder define a imagem corporal como "a representação mental tridimensional que cada um de nós tem de si mesmo". Essa imagem se constrói com base em múltiplas sensações que se integram dinamicamente numa *Gestalt* do corpo. É uma estrutura que está em permanente desintegração e reestruturação. A libido é fundamental. Descreve o espaço do eu, espaço objetivo, e o espaço do id, onde os afetos aproximam e distanciam os objetos, assim como o espaço do corpo e o espaço que lhe é exterior.

Scott sustenta que a divisão mente-corpo surge de um mecanismo precoce de defesa que tem por finalidade resolver ansiedades específicas. O fenômeno da superfície corporal é fundamental para estabelecer o âmbito do eu e do não-eu.

Pichon-Rivière descreve três áreas fenomenológicas do *self* ou pessoa: mente, corpo e mundo exterior. A integração do esquema faz-se com base em um proto-esquema corporal, pré-natal. De acordo com a sua teoria da concepção unitária das neuroses, psicoses, caracteropatias e doenças psicossomáticas, estabelece que a principal diferença entre elas é a área de expressão dos conflitos. Quando se expressam no corpo, a área 2, e de acordo com a técnica empregada para controlar perseguidores internalizados, temos a hipocondria, a histeria de conversão e as chamadas doenças psicossomáticas, estabelecendo-se esse controle, respectivamente, através da mente, do sistema nervoso central (com expressão no território muscular e sensorial) e do sistema neurovegetativo (com expressão no campo visceral). O órgão que adoece é o mais forte e não o *locus minoris resistentiae*.

O autor propõe a designação de *esquema do self* como um esquema conceitual, referencial e operante que inclui as três dimensões, mente, corpo e mundo exterior, funcionando com um tempo e um vínculo que inclui o sujeito, o objeto e sua comunicação.

Bibliografia

Pichon- Rivière, Enrique, "Alteraciones del esquema corporal en el curso de la epilepsia, histeria y con el coma insulínico," *Index Neurol. Psiquiat.*, 1941, 3.

____, "Patogenia y dinamismos de la epilepsia", *Rev. Psicoanl.*, Buenos Aires, 1944, II, p. 615.

____, "Contribución a la teoría psicoanalítica de la esquizofrenia", *Rev. Psicoanal.*, Buenos Aires, 1946, IV, p. 1.

____, "Psicoanálisis de la esquizofrenia", *Rev. Psicoanal.*, Buenos Aires, 1947, V, p. 293.

____, *Curso sobre esquema corporal*, realizado no Instituto Pichon-Rivière, 1949 (não publicado).

____, *Transtornos del esquema corporal en la epilepsia*, conferência proferida no Ateneo de Neurologia de Buenos Aires, 1951 (não publicado).

____, *Miembro fantasma*, conferência no Ateneo de Neurologia de Buenos Aires, 1951 (não publicada).

____, Prólogo para Goodenough, F. L., *Test de inteligencia infantil*, Paidós, Buenos Aires, 1951.

____, *Cursos sobre psiquiatría dinámica*, ditados na Associación Psicoanalítica Argentina, 1958.

____, *Seminario sobre técnica de psicóticos*, realizado na Associación Psicoanalítica Argentina, 1958.

____, *Conceptos y Formas de la Interpretación Delirante*, comunicação lida na Sociedad de Neurología y Psiquiatría de Buenos Aires, 1937.

____, *Ilusión de Frégoli y Metamorfosis*, comunicação lida na Sociedad de Neurología y Psiquiatría de Buenos Aires, 1938.

____, Prólogo para Schilder, Paul, *Introducción a una psiquiatria psicoanalítica*, Beta, Buenos Aires, 1949.

DISTÚRBIOS DO ESQUEMA CORPORAL*

Alterações do esquema corporal no curso da epilepsia, histeria e coma hipoglicêmico

Depois de se fazer um breve resumo dos trabalhos de Head, Schilder, Van Bogaert, Lhermitte, Tchehrazi, Victoria e outros, expõe-se o ponto de vista psicanalítico (Schilder, Federn), insistindo-se nos conceitos de narcisismo, genitalização, castigo e complicações de castração.

1º caso — L. L. de F., 38 anos, casada; de acordo com os antecedentes, pôde ser estabelecido o diagnóstico de histeria de angústia, anterior ao acidente atual. Ao escorregar, caiu no chão de forma mais ou menos violenta, instalando-se com bastante rapidez sintomas de conversão (monoplegia flácida do braço direito e camptocormia ou flexão do tronco para a frente). Durante mais de quatro anos percorreu consultórios de diferentes especialidades médicas, foi engessada por vários meses, eletroterapia com queimaduras, etc. Foi proposta a amputação, e só então ela resolveu recorrer ao ambulatório da Liga de Higiene Mental. Depois de dois meses de exploração psicanalítica e como produto da transferência, dá-se a cura dos sintomas de conversão. O interesse do caso está na seguinte característica: a paciente ignorava seu braço, durante a noite procurava-o, considerava-o um corpo estranho, não o integrava em seu esquema corporal. Era uma anosognosia localizada no braço, comparável, do ponto de vista fenomenológico, com o fenômemo dos hemiplégicos. Também no conteúdo manifesto de seus sonhos aparecia essa vivência, e algumas frases do relato de um desses sonhos o expressa bem: "O médico devia curar-me a ferida do braço com o calor do corpo dele (transferência), buscava meu braço desesperadamente (anosognosia) por toda a cama, e depois pela casa onde morava", etc. Esse sonho acabou esclarecendo o conteúdo

---

* *Index de Neurología y Psiquiatría*, 1941, vol. 3, nº 3.

do sintoma e a análise revelou frigidez, homossexualidade latente e intensa, virilização, grande agressividade, castigo, castração, etc.

2.° caso — J. F., 11 anos, epiléptico com convulsões desde os dois meses de idade. Estas são freqüentes durante as horas de aulas no colégio e têm a estrutura dos típicos. Ao despertar do estado de obnubilação pós-paroxístico, procura com precipitação e angústia sua mão direita debaixo do banco onde está sentado perguntando por ela aos seus colegas. "Nos primeiros ataques, parecia que estavam me faltando dois dedos, depois os cinco e agora a mão inteira, parece que está cortada na altura do pulso." Nesses momentos, chama ou defende-se do pai, parece ter uma alucinação visual desse tipo acompanhada de pânico. Analisado esse sintoma, ele desaparece depois de algumas sessões, não se modificando a freqüência das crises, e o tratamento não pode prosseguir por incompreensão da família.

3.° caso — A observação seguinte foi feita casualmente, há quatro anos, no paciente C. B., esquizofrênico (catatonia), submetido ao tratamento de Sackel. Certa manhã em que eu percorria as camas dos pacientes submetidos a esse tratamento, ouvi um deles gritar e se queixar, como se estivesse sentindo uma dor forte; então interrompi o coma, que estava no começo, acreditando tratar-se de algum acidente orgânico. Interrogado, contou-me que sempre que eu passava pelo corredor formado pelas duas fileiras de camas, sentia o seguinte: "Tenho a impressão de que o meu corpo se amplia, se estica tanto, que chega até as camas em frente e que o senhor, ao passar, me machuca as pernas. Por isso eu grito." Isso era acompanhado de angústia e de uma gesticulação destinada a defender-se contra isso.

4.° caso — J. de A., esquizofrenia. Ao sair do primeiro coma, relata-me o seguinte: "Doutor, foi horrível o que senti durante a injeção; parecia que tinha me transformado em verme, numa larva que se arrastava pelo chão e penetrava em muitos buracos em busca do próprio sustento; tinha grande dificuldade para respirar ao penetrar neles, sofria muito e renegava aquele tipo de vida." Três vezes consecutivas tive a mesma experiência, que logo se transformou na seguinte: "Sentia as minhas pernas crescerem, ficarem tão compridas, que alguma coisa teria de me acontecer por isso; quando alguém passava entre as camas, eu sentia uma dor forte em todos os ossos."

Nas dez observações que colhemos de experiências similares durante o coma insulínico, as impressões de ampliação e encurtamento do corpo, macropsia e micropsia, angústia e vivência de morte, interpretação do coma como um castigo, integravam uma mesma estrutura. Os distúrbios do esquema corporal aqui mencionados estão, em última instância, relacionados com o complexo de castração; as variações do corpo produzem-se por sua genitalização e, tanto no coma quanto no sonho, a libido de objeto é retirada de suas representações e torna-se quase totalmente narcísica.

Considerações sobre um caso de epilepsia com ataques, paramnésias e estados oníricos

Trata-se de Miguel V., de 21 anos, solteiro, ferroviário, filho caçula; o pai morreu em conseqüência de uma uremia, era homem de caráter "forte", tirânico e impulsivo. Aos 9 anos, um de seus irmãos mais velho golpeou-o na cabeça com um tamanco, na região temporo-parietal esquerda; produziu-se em conseqüência disso uma ferida contusa do couro cabeludo, sem perda de conhecimento. Antes desse traumatismo, o comportamento de V. tinha características neuróticas, impulsivas, era obstinado e encolerizava-se com facilidade; mimado pela mãe, sente a pressão do pai. Sua personalidade adquire francas características epileptóides e sua agressividade é cada vez maior. Masturbação com fantasias sexuais do tipo sadomasoquista, poluções noturnas, aos 21 anos inicia suas relações sexuais com alguns fracassos, impotência transitória, ejaculação precoce, sendo que o conjunto tem o aspecto de uma neurose atual de tipo hipocondríaco e neurasteniforme, com episódios de ansiedade. Desde a infância, cultiva a amizade de uma única pessoa; essa pessoa morre e, ao vê-la no caixão, ele se desespera, chora, tem uma forte crise de ansiedade e diz que "não haverá outro como ele" (forte componente homossexual). Esse estado prolonga-se e, 20 dias depois, tem uma crise epiléptica típica (queda, mordedura de língua, amnésia consecutiva). Tranqüiliza-se, e pouco tempo depois começam a aparecer fenômenos de *déjà vu*. Depois de um ano, tem sua segunda crise epiléptica, quando estava na companhia dos pais.

No ano seguinte morre o pai, quando sobrevém sua terceira e última crise epiléptica. A partir da segunda crise, os *déja vu* transformam-se em estados oníricos (*dream states*), onde os sonhos e a realidade se misturam, há reminiscências de sonhos, fatos sucedidos, devaneios e sentimentos de estranhamento, com sensação de *déjà vu*, chegando por vezes até a despersonalização, perguntando-se "quem sou, estou mudado, diferente", etc. Algumas manifestações olfativas (cheiro de pintura fresca) fazem pensar numa "crise do uncus", mas tratava-se de uma percepção olfativa real que permaneceu no campo de sua consciência depois de ter desaparecido o estímulo — "o cheiro ficou grudado em mim" —, fazendo pensar numa forma intermediária. Depois desses sintomas, surgiram ausências com automatismo esporádico. A radiografia do crânio evidencia uma falta de substância óssea que, vista de perfil, tem a forma de um bico de flauta na região parietal esquerda; completar-se-á o exame com pneumencefalografia (eletrencefalografia). A localização provável da lesão estaria nas áreas 21-22 (lóbulo temporal). A estrutura da personalidade de tipo epileptóide, o significado das crises, dos *déjà vu*, dos estados de sonho, são interpretados do ponto de vista psicanalítico. Segundo Freud, as paramnésias podem ser compreendidas como revivescências de fantasias inconscientes reprimidas; ou, segundo Ferenczi, como fragmentos esquecidos (reprimidos) de sonhos da noite anterior. No nosso caso, isso era bem evidente e esses processos eram, por vezes, oriundos da infância do paciente. Os testes de Mira e de Rorschach confirmaram o diagnóstico clínico de personalidade epiléptica.

HISTÓRIA DA PSICOSE MANÍACO-DEPRESSIVA*[1]

Hipócrates (460-380 a.C.) descreve como doenças mentais a *melancolia*, a mania, a frenite, a epilepsia e a histeria. Atribui a melancolia à atrabílis, sem dar detalhes sobre a sua sintomatologia, insistindo nos distúrbios emocionais fundamentais: "Quando o temor (*phobos*) ou a tristeza (*distimia*) permanecem por muito tempo, é um estado melancólico."

Hipócrates opõe à melancolia a *mania*, caracterizando essa enfermidade como um estado de alegria, de exuberância e, mais ainda, de cólera e violência. Do ponto de vista etiológico, a melancolia seria produzida pela *bílis negra*, conceito do qual se origina a sua denominação (em grego, *melanos* = negro, *chole* = bílis). Os outros três humores fundamentais são o sangue, o muco (fleuma pituíta) e a bílis amarela (cólera), que origina, por sua vez, outras espécies de distúrbios.

Além disso, considera a melancolia e a epilepsia como duas afecções intimamente relacionadas e diz: "Os melancólicos tornam-se habitualmente epilépticos e os epilépticos, melancólicos. Desses dois estados, o que determina a preferência por uma ou outra é a direção adotada pela doença: se tende a dirigir-se para o corpo, é epilepsia, se para a inteligência, é melancolia."

A noção hipocrática de que a bílis negra e o muco provocam mudanças no calor e na unidade do cérebro, obscurecendo o espírito e produzindo a enfermidade, influi — segundo A. Lewis — sobre todas as teorias e especulações futuras referentes a essa enfermidade.

---

* Garma, A. e Rascovsky, L. (compilação e prólogo), *Psicoanálisis de la melancolia*, cap. I, Asociación Psicoanalítica Argentina, Buenos Aires, 1948.

1. Só incluí neste artigo as contribuições que tiveram maior significado na sua época. Os artigos de A. Lewis e o capítulo do livro de Muncie escrito por Marion Booth contêm uma ordenação cronológica completa da história dessa enfermidade. Aqui chegamos até a concepção psicanalítica, que é desenvolvida no resto do livro.

O que está impresso em grifo tem o propósito de destacar concepções, sintomas e mecanismos que integram as diferentes teorias e descrições da psiquiatria moderna.

Areteu de Capadócia (entre os séculos I e II d.C.) dá uma descrição detalhada da melancolia grave: "Se (a bílis negra) tende a fluir para cima, para o estômago e o diafragma, produz a melancolia, porque produz flatulência e eructação de natureza fétida e com cheiro de peixe, e os flatos que retumbam para baixo perturbam o entendimento. Por esse motivo, em épocas anteriores, essas pessoas eram chamadas melancólicas e flatulentas. Entretanto, em alguns desses casos, não há nem a flatulência nem a bílis, mas *simples cólera* e aflição, e uma triste depressão espiritual... É um declínio do espírito, provocado por uma única fantasia, e sem febre; e parece-me que *a melancolia é o começo e parte da mania*. Porque naqueles que são dementes o entendimento transforma-se às vezes em cólera e outras vezes em alegria, mas nos melancólicos converte-se apenas em aflição e abatimento. Mas aqueles que são dementes continuam sendo pela maior parte de suas vidas, tornando-se idiotas e cometendo coisas vergonhosas e terríveis. Mas os afetados pela melancolia não estão, cada um deles, afetados de uma forma particular, mas ou suspeitam de que foram envenenados, ou decidem fugir para o deserto por causa de sua misantropia, ou tornam-se supersticiosos, ou contraem ódio à vida. Ou, se em algum momento tem lugar a distenção, na maioria dos casos sobrévem o júbilo, mas essas pessoas tornam-se dementes."

Areteu sublinha o caráter corrente desses estados e dá sua opinião sobre o diagnóstico diferencial, concluindo: "As características não são obscuras; porque os pacientes são apáticos ou severos, deprimidos ou irracionalmente letárgicos sem causa manifesta: esse é o início da melancolia. E também ficam mal-humorados, sem espírito, com insônias, e levantam-se precipitadamente de um sono perturbado. Se a doença tende a avançar, apodera-se deles um medo irracional *quando os seus sonhos têm muita realidade, são terríveis e claros*; se, quando estão despertos, sentem aversão por alguma pessoa como se ela fosse um espírito maligno, essa visão precipita-se em seus sonhos, quando adormecem. Tendem a mudar de opinião muito prontamente; tão logo se mostram ruins, mesquinhos, como generosos, esbanjadores, e isso não se deve a nenhuma virtude da alma, mas apenas ao caráter variável da doença. Entretanto, se a doença se torna mais imperiosa, então o doente *odeia*, evita os lugares concorridos pelos homens, entrega-se a vãs lamentações, queixa-se da vida e deseja morrer. Em muitos casos, isso dá lugar à insensibilidade e à insensatez. Despreocupam-se de tudo ou esquecem-se de si mesmos, e vivem a vida dos animais inferiores."

A melancolia, assim como a mania, está localizada, segundo Areteu, no hipocôndrio, e para ele é a forma fundamental da qual derivam as outras variedades psicóticas.

Segundo Zilboorg, na época de Areteu os médicos começaram a ter cada vez mais consciência de que certos estados de regozijo anormal (a chamada *mania*) estavam relacionados com certos estados de depressão anormal, a chamada "melancolia". Areteu inclinou-se a considerar esses dois estados patológicos *como expressões de uma só enfermidade*, conceito que constitui o antecedente histórico mais importante da nossa atual concepção de psicose maníaco-depressiva. Areteu fazia, no entanto, algumas ressalvas: "A mania não é sempre o produto da melancolia, uma vez que, com freqüência, começa originalmente sem nenhuma melancolia precedente."

As pessoas que padecem de mania ou furor, segundo Areteu, são "naturalmente irritáveis, violentas, dadas facilmente à alegria, o espírito propenso à jocosidade ou às coisas infantis". Assim, *descreve a personalidade* pré-psicótica do futuro maníaco, fazendo uma descrição semelhante daqueles indivíduos predispostos à melancolia, encontrando-se aí, segundo Zilboorg, o primeiro indício de que certas doenças mentais não são mais do que uma extensão psicológica dos chamados traços anormais da personalidade de um determinado indivíduo. Além da investigação do conteúdo da psicose, Areteu destacou-se na arte do *prognóstico*, inclinando-se a considerar as doenças mentais do ponto de vista do resultado final a que chega o processo. Em fins do século XIX, esse ponto de vista culminou com a concepção kraepeliniana. As descrições que Areteu faz de seus pacientes são particularmente notáveis, e, ao referir-se aos maníacos, diz que estes "abandonam-se à *alegria*, ao *riso*, ao *jogo*, ao *baile*[2], de dia e de noite", irritam-se por qualquer restrição, alguns são violentos, enquanto que outros "destroem suas roupas e são propensos a maltratar ou matar os que os rodeiam". Alguns deles *"despertaram novamente suas lembranças* com a maior nitidez", de modo que "sabem anatomia, filosofia e poesia como se tivessem estado em relação com as musas". "A mania é diferente das doenças senis, calamidade própria da velhice, que são progressivas e incuráveis. A mania, pelo contrário, é *intermitente* e pode curar-se completamente com bom tratamento. A mania termina de duas maneiras: ou por remissão ou então por cura total. A remissão não é saudável quando se produz espontaneamente."

A descrição que Areteu faz da melancolia não é menos perspicaz. Os melancólicos são inquietos, *tristes, desanimados*, insones; "são presas do terror se a afecção progride. Sua agitação debilita-os e chegam a perder o sono vivificante. Numa fase mais avançada, queixam-se de milhares de sutilezas e desejam a morte. Desligam seus próprios membros com espírito religioso e para tributar uma espécie de homenagem aos deuses que exigem esse sacrifício". Tudo isso, segundo Areteu, é conseqüência de uma profunda convicção e, às vezes, suscita, nos que

---

2. Num próximo trabalho a publicar, intitulado *Manía, desenfreno y fiesta*, destaco as semelhanças fenomenológicas e dinâmicas entre esses estados.

se atormentam, um estado de júbilo, apesar de sua tristeza, fazendo com que se sintam livres de todos os cuidados, como se as divindades os protegessem. "Falando em termos gerais, a melancolia tende a *se repetir*; mas não se pode duvidar de que a enfermidade ou curou-se ou então tem *intervalos* durante alguns anos."

Sorano, um dos maiores médicos romanos do século I, fez a seguinte descrição dos estados maníacos: "Os ataques são contínuos, ou então encontram-se separados por *intervalos* durante os quais os pacientes ignoram completamente a agitação por que passaram e, às vezes, conservam apenas um vago conhecimento do que ocorreu...; o paciente pode imaginar que tomou uma outra forma que não a dele: acredita ser um pardal, um galo ou um vaso de barro; outro, um bom orador ou ator, segurando solenemente um cajado e imaginando que carrega o cetro do mundo; outros gritam como crianças e pedem para ser carregados no colo ou acreditam ser um grão de mostarda, tremendo continuamente por medo de serem devorados por uma galinha; alguns até se negam a urinar por medo de provocar um novo dilúvio."

Quanto aos tratamentos prescritos por Sorano, refletem-se bem no modo como aconselha que os maníacos sejam tratados: "Os maníacos têm que ser colocados num quarto suavemente iluminado, de temperatura moderada e onde a tranqüilidade não seja perturbada por nenhum ruído. Nenhuma pintura deverá adornar as paredes do quarto; o ar deve entrar por aberturas elevadas. Os pacientes devem ser colocados, de preferência, a nível do solo, pois a maioria deles sente-se quase sempre inclinada a saltar para fora. Suas camas devem estar solidamente fixadas ao chão, e dispostas de maneira que eles não vejam as pessoas que entram; assim se evita uma variedade de aborrecimentos. Caso se encontrem em estado de tal agitação, que só se possa lhes dar como leito um colchão de palha, o quarto deve ser cuidadosamente escolhido, preparado e despojado de todos os materiais duros...

"Se alguma parte do corpo sofreu em decorrência da inquietação do paciente, são úteis as aplicações quentes, feitas com material macio e muito limpo, na cabeça, nas costas e no peito. É necessário empregar fomentos de azeite quente misturado, sendo preferível um cozimento leve de sebo ou de óleo de linhaça, por suas qualidades sedativas. Devem ser proibidas as entradas e saídas freqüentes, sobretudo de pessoas estranhas, os serventes devem ser aconselhados com firmeza a limitarem as excursões dos pacientes, para que não se excitem nem se exasperem muito. Entretanto, é preciso evitar também o recrudescimento de suas deficiências de raciocínio pela excessiva inatividade e a conseqüente debilidade.

"Deve-se usar de muito tato e discrição para chamar sua atenção sobre faltas que tenham cometido; às vezes, é preciso relevar o mau comportamento ou corrigi-lo com indulgência; outras vezes, é neces-

sário uma reprimenda ligeiramente severa e uma explicação das vantagens derivadas de uma boa conduta.
"Se os pacientes se agitam ou lutam contra a restrição ou se exasperam pela reclusão, devem ser controlados por vários enfermeiros, que devem cuidar para que seus propósitos sejam descobertos o menos possível. Assim, podem aproximar-se dos pacientes como se lhes fossem aplicar fricções, e com isso se evitará a resistência desnecessária. Se a visão de seus semelhantes os irrita, devem ser empregadas faixas para conter seus movimentos, medida freqüentemente necessária. Essas faixas serão de textura suave e delicada, devendo ser amarradas cuidadosamente. É preciso usar da maior precaução a fim de evitar choques, pois a aplicação dessas faixas sem os devidos cuidados aumenta e inclusive produz a fúria, em lugar de aplacá-la."

Galeno (século II de nossa era), repetindo as palavras de Hipócrates, dizia: "Os homens devem saber que do cérebro, e somente do cérebro, surgem os prazeres, as alegrias, o riso e as brincadeiras, assim como as nossas aflições, dores e lágrimas... A mesma coisa que nos torna loucos ou delirantes inspira-nos medo e terror... A corrupção do cérebro é causada não só pelo fleuma, mas também pela bílis. Aqueles que estão dementes devido ao fleuma são tranqüilos e não gritam nem produzem perturbações; os que enlouquecem por causa da bílis são ruidosos, perversos e inquietos, e estão sempre fazendo algo inoportuno." Comentando isso, diz: "Se conhecêssemos bem a fisiologia do cérebro, encontraríamos seguramente em seu estado patológico tanto o local da enfermidade quanto a natureza do remédio." Ao falar de sua causa, afirma: "A melancolia depende de um excesso de bílis na substância cerebral; o humor melancólico é um estado de espessamento do sangue que se assemelha à bílis, a qual, evaporando-se no cérebro, causa os sintomas melancólicos que afetam a mente." Com a denominação de "melancolia" descreve quadros polimorfos que incluem todas as classes de psicoses, mostrando-se de acordo com Hipócrates quanto à relação entre *a epilepsia e a melancolia*.

"Os melancólicos estão sempre invadidos por temores, mas as imagens fantásticas não se apresentam a eles sempre da mesma maneira. Assim, um deles imaginava-se feito de conchas e, por conseguinte, evitava todos os caminhantes por medo de ser esmagado. Outro, vendo que os galos batiam as asas antes de cantar, imitava a voz dessas aves e golpeava os flancos com os braços. Outro desconfiava de que Atlas, cansado por suportar todo o peso do mundo, poderia soltar seu pesado fardo e dessa maneira ser esmagado e, ao mesmo tempo, fazer perecer todos nós. Milhares de idéias semelhantes atravessavam o seu espírito. Existem diferenças entre os melancólicos. Todos são tomados de tristeza, de temores, acusam a vida e odeiam os homens, mas nem todos desejam morrer. Há outros, pelo contrário, em que a essência da melancolia é, precisamente, o temor da morte. *Outros parecem-nos estranhos: temem a morte e ao mesmo tempo a desejam.* Também Hipócrates parece ter razão ao relacionar todos os sintomas próprios dos melancólicos com os dois principais: o *temor* e a *tristeza.* É em conseqüência dessa tristeza que os melancólicos odeiam tudo o que vêem e parecem continuamente penalizados e cheios de medo, como as crianças e os homens ignorantes que tremem numa escuridão profunda..."

Galeno descreve depois uma típica *depressão reativa* e diz: "Hipócrates sustenta que a ausência de derramamento de sêmen pode determinar a melancolia. Eu mesmo vi um indivíduo que, depois da dor que lhe causou a *morte de sua mulher,* absteve-se de relações sexuais, que antes realizava com freqüência. Tinha perdido o espírito e não digeria nem mesmo o pouco que comia. Quando se esforçava por ingerir um pouco mais, vomitava em seguida. Entristecia-se, não só por essas razões mas também sem causa evidente, como sucede nos melancólicos. Todos os transtornos desapareceram depois que retomou seus antigos costumes."

Para Galeno, a *hipocondria* se caracteriza por duas ordens de fenômenos, uns primitivos e abdominais, os outros secundários e cerebrais, acrescentando que o temor e a tristeza também integram essa enfermidade. Estabelece relação entre a melancolia e a hipocondria, e entre o estômago e o cérebro na patogênese: "Com efeito, o estômago transmite suas enfermidades à cabeça, e esta transmite as suas ao estômago, por causa da distância dos nervos que do encéfalo chegam até o orifício do estômago e proporcionam a essa parte do corpo uma sensibilidade superior a todas as outras partes, donde resulta que todas as fraturas da cabeça que penetram até as meninges são acompanhadas de vômitos biliosos, e que as dores de cabeça, de qualquer maneira que apareçam, causam um distúrbio e, por vezes, uma modificação do estômago. As enfermidades chamadas hipocondríacas e flatulentas caracterizam-se por abatimentos melancólicos..."

Galeno parece ter sido o primeiro a falar da *hipocondria,* suspeitando-se de que tenha sido o criador desse termo. Considerou, além disso, que a bílis amarela produz tanto o delírio febril (frenite) quanto a irritabilidade e os impulsos hostis que se observam na mania.

Depois de Galeno, inicia-se um longo período de obscurantismo em que a influência da Igreja se fez sentir como um impedimento à investigação psiquiátrica, transformando-se a demonologia, suas causas e conseqüências, na base de toda referência às doenças mentais. Os doentes mentais, e sobretudo os melancólicos e histéricos, foram considerados criaturas possuídas pelo demônio, muitos deles terminando na fogueira. No século XVI inicia-se um renascimento gradual da medicina empírica no que se refere ao estudo das enfermidades mentais, e começa uma revisão dos ensinamentos de Hipócrates e Galeno;

ocorrem tentativas de classificação e reconhecimento das causas naturais das enfermidades. Vallesius (1559-1589), Montanos, Cappivacci, Nicolas Piso, Walter Bruel, Gregory Horst, seguem essa corrente. G. Rondelet, de Montpellier (1507-1566), afirma: "A mania é uma forma de loucura sem febre e com agitação. Provém de um sangue bilioso, cozido, ou também de sangue melancólico ou misturado de modo melancólico, chamado *canino*. Esses doentes são *impertinentes*, loquazes, agitados: riem com freqüência e algumas vezes são obedientes, mas logo voltam à sua loucura. Se parecem voltar ao estado normal, por qualquer motivo recaem em seus erros, mordem os que os cercam, injuriam seus amigos, golpeiam e ferem. A melancolia é geralmente acompanhada de depressão, o que a distingue da mania, e tem sua origem no cérebro, no corpo e nas flatulências do hipocôndrio. Entre as diversas idéias delirantes estão as idéias religiosas, as idéias de grandeza, o temor de envenenamento e a sensação de ter animais dentro do ventre." Ocupa-se também da *licantropia*, fazendo descrições detalhadas.

Os psiquiatras dessa época recomendavam para o tratamento da melancolia as purgas, os enemas, as sangrias, os banhos, o uso do heléboro, o específico de Antisira, a aplicação de emplastros aromáticos, vesicantes, a aplicação de sanguessugas em redor do ânus, etc.

Lazare Rivière, de Montpellier (1589-1655), afirma que "a mania e a melancolia são delírios sem febre", e como sinais de acesso iminente destaca o aparecimento "de dores de cabeça contínuas, insônia ou sono leve e de curta duração, distúrbios de caráter, distúrbios visuais, zumbidos nos ouvidos, loquacidade exagerada, alternando com intervalos em que o doente se mostra taciturno. A melancolia pode ser definida, segundo Rivière, como um delírio acompanhado de temor e tristeza; em alguns pacientes, manifesta-se alegria e jovialidade, e *da disposição variada do humor melancólico saem todas as formas diferentes de delírio*. Alguns acreditam que são reis, príncipes, divinos, outros julgam-se animais e imitam suas diversas vozes, outros recusam comida e bebida, e ainda outros acreditam estar mortos..."

No século XVIII inicia-se, segundo A. Lewis, um novo período, em que a interação dos fatores físicos e psíquicos é discutida, e a psicologia aproxima-se da medicina prática. Essa influência tem início com G. E. Stahl (1660-1734) e é exercida através de sua doutrina animista e vitalista, na qual aponta a influência da vida psíquica sobre os fenômenos orgânicos, e afirma: "Esses processos estão unidos em um só no organismo vivo. As perturbações mentais são uma relação anormal da alma, inibida em seu trabalho regular por um motivo estranho que surge ora nos sentidos, ora em outras funções corporais, ora no humor."

Um dos sistemas nosológicos de maior prestígio nessa época foi o construído por François Boissier de Sauvages de la Croix (1706-1777). Conheciam-se no século XVIII as seguintes entidades clínicas: a *mania* ou *delírio geral*, a *melancolia* ou *delírio parcial*, a *demência* ou *abolição do pensamento* e a *idiotia*, que abrangia todos os estados de debilidade mental. Acrescentava-se a elas, algumas vezes, o *frenesi*, que compreendia os delírios gerais acompanhados de febre. Boissier de Sauvages dava a seguinte definição dos melancólicos: "Aqueles que, constantemente fixos numa preocupação, deliram qando se trata de outros assuntos." Nesse grande grupo de melancólicos estão incluídos os melancólicos, as formas de esquizofrenia, paranóia e histeria da nomenclatura atual. Descreveu "14 classes de melancolia: 1) a *melancolia comum*; 2) *erotomania*: os doentes não desejam gozar às custas do ser amado, mas consagram-lhe uma espécie de culto; 3) a *melancolia religiosa*; 4) a *melancolia de imaginação*, que difere da hipocondria na medida em que esses doentes imaginários não apresentam nenhum distúrbio físico; 5) a *melancolia extravagante*: os doentes têm idéias de grandeza; 6) a *melancolia atônita*: o doente permanece imóvel e como estúpido, e algumas vezes recusa-se a beber e comer; 7) a *melancolia vagabunda*: desejo intenso de movimento; 8) a *melancolia dançante*, espécie de doença epidérmica; 9) a *melancolia "hippanthropica"*, variedade de zooantropia; 10) a *melancolia dos Seutas*, que se acreditavam transformados em mulheres; 11) a *melancolia inglesa* ou *taedium vitae*; 12) a *melancolia zooantrópica*: todas as meninas de um convento eram atacadas de uma singular melancolia em determinados dias e determinadas horas; durante o acesso, as jovens julgavam-se gatas e formavam um concerto de miados; 13) a *melancolia de entusiasmo*: os doentes crêem-se inspirados; 14) a *melancolia de preocupação*".

Hermann Boerhaave (1668-1738), em seus aforismos, considera a mania uma forma mais grave da melancolia: "Se a melancolia se estende a ponto de a agitação do fluido cerebral originar a loucura dos pacientes, dá-se a ela o nome de mania." Definiu a melancolia "como essa doença em que o paciente se encontra durante muito tempo e obstinadamente delirando, quase sempre cavilando sobre um mesmo e único pensamento, e sem febre". A relação entre a mania e a melancolia também foi observada por Boerhaave, e Morgagni (1682-1771) chegou a negar qualquer distinção entre as duas: "*A mania está tão vinculada à melancolia*, que estas perturbações transformam-se freqüentemente uma na outra; por isso, muitas vezes vêem-se os médicos duvidarem sobre se devem qualificar de melancólico ou de maníaco um paciente que alterna entre a conversa destemida e o silêncio." O holandês Schim (1779) deu um passo adiante e descreveu as *crises periódicas*.

Os tratamentos da melancolia durante o século XVIII eram muito variados, e entre os remédios usados estavam o anagális, a beladona, a figueira-do-inferno (*datura stramonium*), o fósforo, o tartago e outros vomitivos e purgantes. Ocasionalmente, empregou-se também a eletricidade; o sangue de burro era muito recomendado e foi considerado por Cardilucci uma medicação específica da melancolia. Boenneken e Boerhaave recomendavam a hidroterapia: "Submergir no mar e permanecer em estado de imersão por tanto tempo quanto se possa suportar é o remédio principal." John Ferriar (1763-1815) aconselhava banhos quentes para a mania e banhos frios para a melancolia, e outros usaram a imersão como *remédio punitivo e de ameaça*. Alguns psiquiatras franceses da época, como Col de Villars (1737) e Buchoz (1769), recomendavam a música como tratamento da melancolia. Alguns métodos cruéis incluíam a cadeira giratória, que Avicena recomendara com o objetivo de fazer fluir o sangue às regiões apropriadas.

Philippe H. Pinel (1809) aceitou em seu conjunto a nosografia de Boissier de Sauvages, mas formulou uma ressalva de grande importância. Em seu capítulo sobre a melancolia ou delírio exclusivo (melancólicos e paranóides de hoje), ele expressa sua dissidência no que se refere à unidade desse grande grupo de melancolias, dizendo: "Nada mais inexplicável e, no entanto, nada melhor comprovado do que as duas formas opostas que a melancolia pode adotar. Às vezes é um orgulho excessivo e a idéia quimérica de possuir riquezas imensas ou um poder sem limites; outras vezes, é o abatimento mais pusilânime, uma consternação profunda, até o desespero."

Em outra parte, Pinel refere-se a uma *constituição melancólica* "como causa freqüente dos distúrbios mais extremos e das idéias mais exageradas".

Esquirol (1838), partindo da ressalva formulada por Pinel, substitui o termo melancolia pelo termo *monomanias*, dividindo-as em expansivas e depressivas. A monomania depressiva com tristeza, morosidade, concentração dolorosa do espírito, foi por ele denominada *lipemania* (do grego tristeza, loucura), os melancólicos da nomenclatura atual. As monomanias expansivas, caracterizadas segundo Esquirol por uma lesão parcial da inteligência, dos afetos e da vontade, estão divididas em três grupos: *monomanias instintivas* ou da vontade, *monomanias afetivas* e *monomanias intelectuais* ou delírio parcial, de onde saiu depois o grupo dos *delírios crônicos sistematizados*.

Segundo G. Deny e Paul Camus, a evolução histórica da psicose maníaco-depressiva pode dividir-se em três períodos. O primeiro estende-se das épocas mais longínquas até metade do século XIX, e o único ponto interessante a reter dessa primeira etapa da história, no que se refere às relações entre a mania e a melancolia, é que todos os médicos, sem exceção, consideraram a mania e a melancolia como entidades diferentes, apesar das relações por vezes estreitas entre os acessos de uma e outra forma.

O segundo período compreende a segunda metade do século XIX e corresponde à descoberta da loucura circular e da loucura de forma dupla, período que Deny e Camus qualificam como *francês* por excelência, ou também da Escola da la Salpêtrière. O terceiro período, ou período contemporâneo, foi também qualificado por eles como *período alemão*, e inicia-se com Kraepelin em 1899.

O *período francês* (1851-1899) começa, segundo esses autores, com as lições clínicas publicadas em 1851 na *Gazette des Hôpitaux* por Pierre Falret, lições em que o autor menciona, ao lado dos *tipos intermitentes* de mania, "outro estado de intermitência que se observa entre o período de diminuição e o período de excitação das *formas circulares* das doenças mentais... Essa forma não consiste, como se tem dito freqüentemente, na alternância entre mania e melancolia, separadas por um intervalo de lucidez mais ou menos prolongado, mas na sucessão da exaltação maníaca, simples superatividade das faculdades, e da suspensão da inteligência. Um período de excitação alterna-se com um período de debilitação, geralmente mais prolongado". Mas, embora Falret tenha atribuído, de fato, desde essa época, alguns caracteres particulares a *essa forma circular*, assinalando em especial a incurabilidade, só viria a descrevê-la como uma doença especial depois da comunicação feita por Baillarger à Academia de Medicina em 1854, cujo título era: *Nota sobre um gênero de loucura cujos acessos se caracterizam por dois períodos regulares, um de depressão e outro de excitação*. A conclusão de Baillarger é de que "esses acessos não pertencem propriamente nem à melancolia nem à mania, mas constituem um gênero especial de alienação caracterizado pela existência regular de dois períodos, um de excitação e outro de depressão". Baillarger designou esse tipo de loucura pelo nome de *loucura de forma dupla*, demonstrando que os acessos dessa doença tanto se apresentam isolados como se reproduzem de maneira intermitente e, por vezes, podem suceder-se sem interrupção. Com isso se iniciou a discussão entre Falret e Baillarger, pois ambos reivindicam a prioridade. O primeiro apresentou alguns dias depois à mesma Academia um trabalho intitulado: *Memória sobre a loucura circular, forma de doença mental caracterizada pela reprodução sucessiva e regular do estado maníaco, do estado melancólico e de um intervalo lúcido mais ou menos prolongado*. Os acessos dessa forma de doença compunham-se de três fases justapostas, na seguinte ordem: uma fase maníaca, uma de depressão e um intervalo lúcido, constituindo esta última fase a única diferença, já que Baillarger a tinha excluído.

Deny e Camus dizem que, como conseqüência, pode-se afirmar que esses dois autores descreveram quase simultaneamente *a mesma doença* sob diferentes nomes. Entretanto, é preciso acrescentar que coube a Falret o mérito de ter posto em evidência as principais características da doença, sobretudo o importante papel que a herança desempenha em sua produção, assim como a maior freqüência com que ela se apresenta na mulher e a gravidade do seu prognóstico. De fato, eles tinham isolado da mania e da melancolia clássicas uma nova entidade clínica, a loucura circular ou a loucura de forma dupla, que constituem, na realidade, uma única doença que pode manifestar-se sob duas modalidades diferentes.

Essa nova entidade foi discutida por Morel, Dagonet e outros, sendo que Marcé encontrou a solução para conciliar Falret e Baillarger, ao propor que se aplicasse o nome de loucura de forma dupla somente aos acessos de mania-melancolia separados por um intervalo nitidamente definido, reservando-se o nome loucura circular para os mesmos acessos quando se sucedem sem interrupção.

A partir dessa época, todos os alienistas franceses, entre eles Magnan e Cullièrre em 1890, Regis em 1892, Gilbert Ballet em 1894, etc., puseram-se de acordo ao situar a loucura circular ou a forma dupla ao lado da mania e da melancolia recidivas num grupo especial denominado grupo das *psicoses periódicas ou intermitentes*[3].

Esta última opinião foi adotada por Kraepelin na quarta edição do seu *Tratado de psiquiatria* (1893), onde coloca entre as *doenças constitucionais incuráveis de natureza crônica*, ao lado da *loucura sistematizada*, as *loucuras periódicas*, das quais distingue quatro grupos: as formas *delirantes, maníacas, circulares* e *depressivas*.

Uma figura de especial significado, e que devemos citar antes de entrar no terceiro período kraepeliano da história da psicose maníaco-depressiva, é W. Griesinger (1817-1868), professor de Clínica Médica e Clínica Psiquiátrica da Universidade de Zurique, e depois professor de Psiquiatria da Faculdade de Medicina de Berlim. O seu *Tratado das doenças mentais* foi publicado pela primeira vez em 1845. A segunda edição foi publicada em 1861, "inteiramente reformulada e consideravelmente aumentada", traduzida para o francês por Baillarger. No prólogo para essa edição, Griesinger diz: "Além dos resultados da experiência pessoal do autor, esta obra contém o resumo de todos os trabalhos mais ou menos importantes sobre a alienação mental publicados neste século na Alemanha, França e Inglaterra; em particular, o leitor poderá observar o quanto o autor aproveitou dos excelentes trabalhos dos alienistas franceses." Pode-se dizer que sua obra, sob esse ponto de vista, é única na história da psiquiatria.

Os preconceitos que tinha como somatólogo deixaram livre sua intuição psicológica para observar e descrever os quadros clínicos. São especialmente interessantes para nosso atual ponto de vista os conceitos de Griesinger sobre a melancolia, a mania e o suicídio.

---

3. Cotard (1880), com seus trabalhos sobre o delírio hipocondríaco nas formas graves da melancolia ansiosa e o delírio de negação (1882), e o delírio de enormidade (1888), dá a contribuição mais importante para o conhecimento fenomenológico da estrutura hipocondríaca. A esse respeito, veja-se em especial o livro de J. Séglas, *Le délire des négations*.

Ao discorrer sobre as formas das doenças mentais, manifesta o seguinte *critério dinâmico e evolutivo das psicoses*: "A análise dos fatos mostra-nos *dois grandes grupos de estados* fundamentais de anomalias psíquicas, que representam as duas diferenças mais essenciais da loucura. Em um, a loucura consiste na produção mórbida de emoções e estados emocionais que dominam o sujeito e se fixam de maneira permanente, e sob cuja influência a vida psíquica sofre, como um todo, modificações de igual natureza e igual espécie. No outro, ela consiste nas lesões da inteligência e da vontade, que não provêm (que não provêm mais) de um estado emocional dominante, mas que representam um estado de calma, independente, sem profunda excitação dos sentimentos, em que o pensamento e a vontade são falseados (comumente, com caráter predominante de enfraquecimento das faculdades mentais). *A observação mostra-nos, por outro lado, que os estados que formam o primeiro grupo precedem, na imensa maioria dos casos, os do segundo grupo, e que estes últimos geralmente não são mais do que a conseqüência e a conclusão dos primeiros*; então, a doença cerebral já não é curável. Além disso, vemos na maioria dos estados do primeiro grupo uma sucessão determinada de diferentes gêneros de estados emocionais; daí resulta um modo de contemplar a loucura, o qual reconhece, nas diferentes formas mentais, *diferentes períodos de um trabalho mórbido* que, se é certo que pode ser modificado, interrompido, transformado pelos mais diversos acidentes patológicos intercorrentes, mantém, em seu conjunto, uma cadência ininterrupta e constante que pode chegar até a destruição completa da vida psíquica."

Mas Griesinger avança ainda mais em sua concepção dinâmica, e sua teoria é hoje esclarecida em seus fundamentos pela psicanálise. As psicoses correspondentes ao primeiro grupo podem evoluir para as do segundo, com todos os seus graus e formas intermediárias, agregando-se, depois que as primeiras se originam, numa depressão que atua como situação básica. O seu conceito dos dois grupos fundamentais de psicose baseia-se, segundo ele, nas idéias de Zeller, enquanto que o segundo princípio, que se refere ao começo depressivo de toda psicose, baseia-se nas idéias de Guislain[4].

Transcrevo em seguida os fundamentos da sua teoria:

---

4. As psicoses podem ser consideradas como tendo sua origem numa situação básica geral de caráter depressivo, sendo que as demais surgem como tentativas de resolver tal situação, dando lugar às estruturas maníacas, hipocondríacas e paranóides. Uma determinada psicose deve ser considerada como a mistura dessas estruturas determinadas, daí surgindo a necessidade do seu estudo estratigráfico. O conceito de Griesinger da depressão inicial e a evolução da psicose de um grupo para outro só se tornam compreensíveis pelo estudo dos psicodinamismos da psicose. Ver Pichon-Rivière, E., "Contribución a la teoria psicoanalítica de la esquizofrenia", *Revista de Psicoanálisis*, 1946, vol. IV. n? 1, e "Psicoanálisis de la esquizofrenia", *Revista de Psicoanálisis*, 1947, vol. V. n? 2.

"A observação mostra que a imensa maioria das doenças mentais começa por esses estados de desarmonia profunda dos sentimentos afetivos (refere-se aos estados de depressão) sob a forma de uma emoção depressiva, triste. Guislain foi o primeiro a estudar atentamente esse fato e a esclarecê-lo. É incontestável que, em geral, é certo e nada se opõe à afirmação de que *o período inicial de todas as doenças mentais é um estado de melancolia.* Sem dúvida, há exceções: na demência senil, na mania periódica, na meningite, nos casos de alienação mental que se segue à febre tifóide, ao cólera, à pneumonia, à insolação, etc., a explosão da mania ocorre freqüentemente sem ser precedida de melancolia; no entanto, é muito mais freqüente que a ausência do período melancólico seja apenas aparente; isso deve-se ao fato de que, como o mesmo é pouco intenso, ainda não foi tomado por um estado de alienação.

"O período melancólico que precede a loucura ainda é designado por alguns alienistas com o nome de *período de incubação ou período prodrômico,* e para eles a explosão da loucura só se define a partir do momento em que o doente já não pode dominar-se exteriormente. Esse limite é, até certo ponto, arbitrário; mas, precisamente, essa circunstância em que o *período de incubação* tem quase sempre o caráter depressivo é da maior importância.

"A melancolia que *precede e acarreta* a loucura parece ser simplesmente a continuação imediata de uma *emoção dolorosa* realmente motivada (causas morais da loucura), por exemplo, uma tristeza, ciúmes; mas distingue-se da dor moral em estado de saúde por sua *exageração* e por seu curso geralmente prolongado e cada vez mais independente de influências externas, assim como por outros distúrbios acessórios que a acompanham."

Ao referir-se à mania, insiste mais uma vez no seu conceito de passagem de uma estrutura a outra:

"Enquanto nas formas mais puras e mais delimitadas da melancolia apresentam-se estados de depressão do sensório e da autoconfiança, de concentração mórbida do espírito num sentimento triste, com impossibilidade por parte do doente e, nos graus avançados, incapacidade de realizar qualquer ato que exija um pouco de esforço, observamos que nas formas que estudamos por último o estado emocional do espírito faz-se acompanhar cada vez mais de uma tendência mórbida a realizar atos. A possibilidade que o doente tem de traduzir em atos os sentimentos que o agitam e de se desembaraçar assim desse sentimento penoso já indica que nestas últimas formas a fase motora das faculdades mentais, o esforço, se libertou; quanto mais esses impulsos adquirem força e persistência, mais o esforço goza de uma liberdade extensa e independente, e mais, também, vêem-se surgir esses estados de irritabilidade e de exaltação permanentes da vontade, aos quais logo se junta uma sensação exagerada de si mesmo e uma autoconfiança ilimitada do indivíduo em si mesmo."

Mais adiante, Griesinger volta a insistir em seu conceito do período prodrômico melancólico nos seguintes termos:

"Já destacamos muitas vezes que na maioria dos casos os estados maníacos são precedidos de um período melancólico, e que a *mania é engendrada pela melancolia*. Nos casos de curso crônico, pode-se com muita freqüência acompanhar o desenvolvimento da doença, e vê-se então nos melancólicos que a dor e a ansiedade morais aumentam de dia para dia e transformam-se, primeiro, simplesmente numa grande agitação exterior, até chegarem progressivamente à mania mais completa. É evidente que nesses casos foi a dor moral que acarretou esse estado convulsivo, e esse fenômeno pode ser perfeitamente comparado, por um lado, com as convulsões que sucedem a uma sensação física muito penosa e, por outro, com as contraturas musculares que constituem uma espécie de reação instintiva contra dores violentas."

Depois de fazer uma análise profunda da *destrutividade melancólica* e da *destrutividade maníaca*, termina, em sua introdução ao estudo da mania, com a seguinte frase: "Sempre a observação demonstra de modo evidente que, quando o cérebro foi o lugar de uma lesão consistente num estado de dor moral, constitui-se uma disposição muito forte para a mania. A mania sucede à melancolia: essa é a regra; também há casos em que muito tempo depois da cura de um acesso de melancolia, um segundo ataque de loucura apresenta-se desde o primeiro instante como mania."

Griesinger é o primeiro a relacionar de maneira concreta a *melancolia com o ódio e as tendências destrutivas*. Diz ele: "Na melancolia, esse estado emocional fundamental de desarmonia dos sentimentos, de ansiedade e de dor moral em geral dá lugar a certas tendências, a certas direções da vontade que se traduzem em atos cujo caráter é sempre negativo, lúgubre, hostil e destrutivo. As idéias e os sentimentos negativos que se transformam em esforços, os atos que são a sua conseqüência, podem ser dirigidos ora contra o próprio indivíduo, ora contra outras pessoas, ora, enfim, contra objetos inanimados; conforme seus diferentes traços exteriores, esses fatos foram descritos como diferentes monomanias."

Através dos exemplos que ele cita, podem-se observar os distintos e sucessivos deslocamentos da agressão.

O terceiro período, ou período alemão, inicia-se com a publicação da sexta edição do *Tratado de psiquiatria* de Kraepelin, onde ele propõe uma classificação totalmente nova para as doenças mentais. Kraepelin observa, como já o haviam feito Morel e Magnan, que a *repetição* mais ou menos regular ou a *alternância* dos acessos de mania e de melancolia não eram características suficientemente importantes para qualificar espécies distintas, mostrando que as psicoses chamadas intermitentes, periódicas, circulares, de forma dupla, alternas, etc. apresentavam todas a *mesma evolução* e, por conseguinte, era mais lógico considerar todos esses estados como manifestações, equivalentes, de uma única doença fundamental: *a loucura maníaco-depressiva*.

Do conjunto dos estados depressivos chamados melancólicos ele separa aquele que se produz no período da involução e na senilidade, pelo fato de ter outras causas, outros sintomas e outra evolução, e deu a essa entidade o nome de *melancolia de involução senil ou pré-senil* [5]. Todos os outros estados depressivos da idade juvenil e da maturidade que reaparecem ou se alternam com estados de excitação estão relacionados com a psicose maníaco-depressiva, quando não são sintomáticos de uma demência precoce.

A psicose maníaco-depressiva de Kraepelin pode ser definida como uma psicose constitucional, essencialmente hereditária, caracterizada pela repetição, alternância, justaposição ou coexistência de estados de excitação e depressão. Todos os estados de excitação e de depressão (menos a melancolia involutiva), estados até então descritos separadamente sob a denominação de mania e melancolia simples, intermitente ou periódica, loucura de forma dupla ou circular, etc., devem ser considerados manifestações de uma única doença fundamental, a *loucura maníaco-depressiva*, que se compõe de três grupos de estados diferentes, relacionados entre eles por numerosas formas intermediárias: os *estados maníacos, depressivos* e *mistos*. Estados mistos são aqueles em que os fenômenos de excitação e de depressão coexistem, misturam-se e combinam-se. Os fenômenos de excitação e de depressão têm finalmente a mesma origem, apresentando *o mesmo mecanismo psicopatológico de caráter afetivo*; assim, não se deve considerar a mania como antítese da melancolia, uma vez que tanto uma quanto a outra nascem sobre um fundo de depressão (inibição psíquica) e *iniciam-se com fenômenos de depressão* acompanhados de dor moral. Segundo Kraepelin, as investigações da psicologia experimental e da psicometria demonstram que, sob os aspectos aparentemente opostos da excitação e da depressão, existem caracteres psicológicos comuns que podem ser definidos como uma diminuição da percepção, uma lentificação da associação de idéias, reações intelectuais e afetivas relacionadas a essa "paralisia psíquica" (cólera, idéias delirantes, etc.), insuficiência emocional que vai desde o simples desvio dos sentimentos afetivos até sua completa perda. A exaltação do automatismo pode, por outro lado, ocasionar a mudança mascarando os sinais pre-

---

5. O caráter de entidade independente dado por Kraepelin à melancolia involutiva foi severamente discutido por Thalditzer (1902) e por Dreyfus (1907), entre outros. Em conseqüência disso, ele deixou de considerá-la desse modo e passou a aceitá-la como um dos estados mistos.

cedentes, impondo algumas vezes uma superatividade intelectual (fuga de idéias, agitação, idéias fixas ou obsessivas, impulsos psicomotores). Ele admite, além disso, que sempre se assiste à persistência, durante os intervalos entre os acessos, de manifestações ligadas à desconfiança, à irritabilidade, uma emotividade exagerada e quase sempre astenia intelectual com diminuição da energia e da capacidade de trabalho.

Do ponto de vista do prognóstico, não importa que os acessos sejam freqüentes ou muito espaçados, ou que a forma da evolução seja uma ou outra. A psicose maníaco-depressiva *jamais conduz a um estado de decadência mental profunda*, observando-se excepcionalmente um *estado de debilitação mental* que pode ser distinguido com muita facilidade de outros estados semelhantes pertencentes a outras doenças. A psicose maníaco-depressiva, segundo o princípio nosológico-clínico, constitui uma unidade nosológica independente, isolada por Kraepelin segundo a metodologia de Kahlbaum[6] e as observações dos psiquiatras franceses da segunda metade do século XIX.

Sacristán diz que são muitos os psiquiatras que negam à psicose maníaco-depressiva sua condição de entidade clínica, atribuindo-lhe um mero valor sintomático e suscetível de manifestar-se em diversas doenças. No âmbito da nosografia, Schroeder reserva-lhe um lugar muito limitado e, renovando o velho conceito de psicose degenerativa, inclui nele uma série de alterações psicóticas agudas desligadas da psicose maníaco-depressiva, de sintomatologia multiforme, e que são fundamentalmente episódios ou fases e não processos. A psicose maníaco-depressiva não seria, para ele, mais do que uma forma particular das psicoses degenerativas. Destas últimas, ele separou apenas os casos puros de psicose maníaco-depressiva, a histeria e certas formas paranóides, deixando o resto incluído nas psicoses degenerativas, sejam elas de origem autóctone ou reativa. O característico dessas psicoses seria a sua tendência à repetição e ao surgimento tardio, sendo o prognóstico do caso isolado muito favorável. A personalidade psicótica, onde essas psicoses se assentam, manifesta-se com clareza nos intervalos e pertenceria ao tipo sensitivo, aparecendo com nitidez a sua disposição ciclotímica.

Outra tentativa tendente a desmembrar a psicose maníaco-depressiva é a de Kleist, que sustenta que a psicose maníaco-depressiva não é uma entidade nosológica independente e a situa num grupo de doenças que têm como características comuns ou semelhantes uma base constitucional, o surgimento autóctone, o surgimento de acessos iguais, a benignidade, mas que são doenças independentes, de patogê-

---

6. Segundo Jaspers, foi Kahlbaum quem enunciou as condições necessárias e fundamentais para demarcar as unidades clínicas. Essas condições são duas: 1) estudar a evolução total do paciente; e 2) tomar o quadro de conjunto da psicose obtido por observações clínicas dirigidas em todas as direções possíveis.

Estados maníaco-depressivos segundo Kraepelin

Estados básicos
Alterações psíquicas que acompanham frequentemente os intervalos livres dos acessos e que caracterizam a constituição maníaco-depressiva.

- *Constituição depressiva*
  Distimia constitucional. Caráter sentimental, triste, difuso, de todas as experiências vitais.

- *Constituição maníaca*
  Quadro oposto ao anterior.

- *Constituição irritável*
  Mistura das duas constituições anteriores.

- *Constituição ciclotímica*
  Oscilações do estado psíquico de caráter maníaco e depressivo alternado.

Estados maníacos
Fuga de idéias, humor alegre, tendência para a ocupação.

- *Hipomania*
  Mania mitis, mitíssima.

- *Mania*
  Propriamente dita. *Tobsucht*.

- *Mania paranóide*
  Idéias delirantes de grandeza, do tipo da paralisia geral.

- *Mania delirante*
  Alteração profunda da consciência, idéias delirantes, confusas e extravagantes.

Estados melancólicos
Inibição psicomotora, tristeza, ansiedade.

- *Hipomelancolia*
  Inibição psíquica sem alucinações nem idéias delirantes declaradas.

- *Melancolia simples*
  Sintomatologia simples.

- *Estupor melancólico*
  Inibição psicomotora em seu grau mais extremo.

- *Melancolia grave*
  Idéias delirantes e alucinações.

- *Melancolia paranóide*
  Idéias de perseguição, alucinações — quadro semelhante ao da demência alcoólica.

- *Melancolia fantástica*
  Grande riqueza alucinatória de conteúdo extravagante; idéias hipocondríacas, ligeira turvação da consciência.

- *Melancolia delirante*
  Turvação profunda, oniróide, da consciência.

Estados mistos
Sintomas maníacos e depressivos misturados indistintamente.

- *Mania depressiva ou ansiosa*
  Fuga de idéias, agitação, ansiedade.

- *Depressão agitada*
  Inibição, agitação, ansiedade.

- *Mania pobre em idéias*
  Alegria, agitação, ansiedade.

- *Depressão com inibição psíquica*
  Tristeza, irresolubilidade.

- *Estupor maníaco*
  Alegria, inibição profunda, irresolubilidade.

- *Depressão com fuga de idéias*

- *Mania inibida*
  Fuga de idéias, alegria, inibição psíquica.

Os estados maníaco-depressivos segundo Kraepelin. (Quadro extraído do livro de J. M. Sacristán, ver Bibliografia) nese e sintomatologia diferentes. A esse grupo ele deu o nome de *psicoses autóctones constitucionais* e, posteriormente, de *psicoses degenerativas autóctones*. Essas psicoses, que conservam uma certa semelhança de caráter geral, teriam em comum o fato de que, sob a ação de *noxas* ainda desconhecidas (endócrinas), são postos em movimento determinados complexos de funções psíquicas que sofrem mudanças e oscilações autóctones, graças a uma certa labilidade constitucional.

Ritterhaus, na esteira de Hoche, considera a psicose maníaco-depressiva como uma síndrome. Por outro lado, Ewald admite uma forma maníaco-depressiva propriamente dita, e várias outras de caráter sintomático. Entre as últimas, descreve as formas provocadas por qualquer causa externa psicogênica, traumática ou de outra natureza, estando a disposição maníaco-depressiva às vezes latente e podendo ser mobilizada por outras doenças. Além disso, considera de grande importância para o diagnóstico a investigação caracterológica pré-psicótica. Os estudos de Kretschmer e Mauz trazem uma nova luz no que se refere, sobretudo, aos problemas do diagnóstico diferencial e ao prognóstico. Por meio do seu método de *diagnóstico polidimensional*, que consiste na análise e avaliação da constituição somática, herança, personalidade pré-psicótica, observação da sintomatologia psíquica e da exploração neurológica e interna, Kretschmer admite a existência não só de algumas formas puras, como de outras compostas de associações chamadas *formas mistas*. O tipo constitucional da psicose maníaco-depressiva, chamado ciclotímico[7], inclui não somente a psicose maníaco-depressiva mas também os temperamentos ciclóides. Afirma também que existe uma afinidade entre determinados tipos psíquicos e físicos, e que neste caso trata-se do tipo físico denominado constituição pícnica. Essa relação entre fatores constitucionais psíquicos e físicos tem grande valor do ponto de vista do prognóstico.

Segundo Bleuler, o conceito de Kraepelin de psicose maníaco-depressiva é bastante definido. Observa que as diversas formas entre

---

7. Quanto a esse termo, Lange assinala que ele é empregado por Kretschmer de maneira diferente do comum: "O conceito é empregado por mim na mesma acepção que lhe dão Kraepelin e Bumke, para designar aquelas personalidades cuja vida, ou pelo menos amplos períodos dela, se caracteriza por oscilações maníacas e depressivas leves, ou seja, que não chegam a ser verdadeiramente patológicas. Kretschmer, em contrapartida, reserva essa expressão às peculiaridades temperamentais ainda normais desse círculo constitucional, para as quais seria melhor utilizar o tempo 'sintônico' proposto por Bleuler. Recentemente, Kurt Schneider utiliza a palavra ciclotímico ainda numa outra acepção, para designar o conjunto do círculo constitucional maníaco-depressivo (Luxenburger também tende a combater o seu ponto de vista). A fim de evitar essa pluralidade de significados, Bumke propôs designar todos esses casos como 'timopatias' ou 'constituição timopática pícnica', mas essa terminologia ainda não conseguiu introduzir-se na linguagem científica. No entanto, parece-me conveniente utilizar essa designação a fim de reservar para o conceito de 'ciclotímico' o seu sentido antigo e limitado, de Kraepelin e Bumke, conforme se fez aqui."

si e, sobretudo, no mesmo paciente, e as disposições hereditárias constituem uma prova da relação de todos os quadros descritos. Além disso, sustenta que não é fácil limitar os quadros anteriores do grupo das distimias psicogênicas nos psicopatas e das melancolias ainda não classificadas, dada a inexistência de uma divisão natural entre o distímico habitual e as personalidades psicopáticas (refere-se sobretudo aos irritáveis e aos excitáveis).

Bleuler diz que "à psicose maníaco-depressiva pertence absolutamente tudo o que tem sido designado como neurastenia periódica e dispepsias de repetição; também a hipocondria em forma de ataques e a melancolia neurastênica de Friedmann. A paranóia aguda e periódica pertence, em parte, às nossas formas maníacas e melancólicas delirantes e também em grande parte às alucinoses esquizofrênicas; igualmente a maioria dos casos de *amência* que não entram nas divisões de Kraepelin. Uma parte dos querelantes são maníaco-depressivos ou ciclotímicos e, caso se disponha de uma boa anamnese, isso pode ser bem observado. Para distingui-los dos querelantes paranóicos, deve-se levar em conta que há épocas em que permanecem tranqüilos, e então compreendem a insensatez de sua conduta e manifestam seu arrependimento; ao mesmo tempo, o delírio não permanece bem definido em seu conteúdo. Uma parte dos que procuram o médico por causa de idéias fixas são depressivos."

Referindo-se aos conceitos de esquizoidia e ciclotimia (que denomina *sintonia*), afirma que eles correspondem a modos de reação que coexistem em proporção discreta em todo indivíduo normal. O excesso de um desses componentes produz, respectivamente, a esquizofrenia ou a psicose maníaco-depressiva. Pode-se falar só de predominantemente ciclotímico ou esquizóide; o componente acessório é, por sua vez, muito importante para o tratamento e para o prognóstico, surgindo decisivamente o conceito de que os estados mistos seriam uma mistura de sintomas maníaco-depressivos e esquizofrênicos.

A. Mayer pensa que um organismo psicobiologicamente integrado reage diante de certas situações abrangendo os fenômenos em sua totalidade. São essas reações definidas e esses tipos de personalidade que requerem uma avaliação, sendo a melancolia um amplo jogo de reações timergásicas ou afetivas. A depressão teria uma finalidade protetora e seu propósito seria retirar o indivíduo de uma situação de adaptação difícil.

Henry Ey e Julien Rouart, aplicando os princípios de H. Jackson, consideram os quadros clínicos observados como *dissoluções* uniformes das funções psíquicas. Ao introduzir o conceito de dissolução — muito semelhante ao conceito psicanalítico de *regressão* —, estudam a estrutura maníaco-depressiva como um desses níveis de dissolução. Julien Rouart aborda depois, em outro trabalho, o problema das formas intermediárias marginais entre a psicose maníaco-depressiva e a esquizofrenia.

Bibliografia

Baillarger, "Note sur un genre de folie, etc.", *Gazette Hebdomadaire*, febrero 3 de 1854.
Benon, R., *La mélancolie*, Ed. Marcel Vigné, Paris, 1937.
Bleuler, E., *Tratado de psiquiatría*, Calpe, Madri, 1924.
Bumke, O., *Nuevo tratado de enfermedades mentales*, Seix., Barcelona, 1946.
Cotard, "Du délire hypocondriaque dans une forme grave de la mélancolie anxieuse", *Ann. méd. psych.*, setembro de 1880.
Deny, G. y Camus, P., *La psychose maniaque-depressive*, Baillière, Paris 1907.
Esquirol, E., *Des maladies mentales*, Ballière, Paris, 1938.
Ey, H. e Rouart, J., *Essai d'application des principes de Jackson à une conception dynamique de la neuro-psychiatrie*, Doin., Paris, 1938.
Falret, J. P., *Des maladies mentales*, Paris, 1864.
Griesinger, W., *Traité des maladies mentales*, Delahaye, Paris, 1865.
Guislain, J., *Leçons orales sur le phrénopathies*, Gand, 1852.
Jaspers, K., *Psychopatologie générale*, Alcan, Paris, 1928.
Kraepelin, E. y Lange, *Psychiatrie*, 9.ª ed., Allgemeine Psychiatrie, Leipzig, 1927.
Lange, J., *Psiquiatría*, Servet, Madri-Barcelona, 1942.
Leignel-Lavastine, M. y Vinchon, J., *Les malades de l'esprit et leurs médecins du XIVe au XIXe siècle*, Norbert Maloine, Paris.
Lewis, Aubrey J., "Melancholia: a historical review", *Journal of Mental Science*, 1934, t. LXXX, vol. 328, p. 1.
Mauz F., *El pronóstico de las psicosis endógenas*, J. Morata, Madri, 1931.
Muncie, Wendell, *Psychobiology and psychiatry*, Mosby, St. Louis, 1939.
Pichon-Rivière, E., "Desarrollo histórico y estado actual de la concepción de los delirios crónicos", *Index de Neurología y Psiquiatría*, 1938.
____ "Contribución a la teoría psicoanalítica de la esquizofrenia", *Revista de Psicoanálisis*, 1946, vol. IV, n.º 1.
Pinel, P. H., *Traité médico-philosophique sur l'aliénation mentale*, Brosson, Paris, 1809.
Rouart, J., *Psychose maniaque-depressive et folies discordantes*. Doin & Cie., Paris, 1935.
Sacristán J. M., *Sobre el diagnóstico diferencial entre psicosis maníacodepresiva y esquizofrenia*, Archivos de Neurobiología, Málaga, 1929.
Séglas, J., *Le délire des négations*, Masson et Gauthier Villars, Paris, 1895.
Semelaigne, René, *Les pionniers de la psychiatrie française*, 1930.
Zilboorg, G. y Henry, G. W., *Historia de la psicología médica*, Hachette, 1945.

DESENVOLVIMENTO HISTÓRICO E ESTADO ATUAL DA CONCEPÇÃO DOS DELÍRIOS CRÔNICOS*

O objetivo do nosso trabalho é historiar o conceito dos delírios crônicos formulado pelas escolas francesa e alemã, para chegar finalmente à classificação atual, através do estudo comparado das duas nosologias. Assim, dividiremos a nossa exposição em quatro partes:
1) Escola francesa
2) Escola alemã
3) Estudo comparado das duas
4) Concepção atual.

Escola francesa até Serieux e Capgras

I. No século XVIII conheciam-se as seguintes entidades: a mania ou delírio geral, a melancolia ou delírio parcial, a demência ou abolição do pensamento, e a idiotia, que abrangia todos os estados de retardamento mental. Acrescentava-se algumas vezes o frenesi, que compreendia os delírios gerais acompanhados de febre. Boissier de Sauvages (1768), por exemplo, dava a seguinte definição dos melancólicos: "Aqueles que, constantemente fixos numa preocupação, deliram quando se trata de outros assuntos." Estão incluídos nesse grupo os melancólicos e os paranóicos segundo a nomenclatura atual. Esse autor estudava entre as variedades da melancolia, juntamente com as formas comum e estuporosa, a melancolia amorosa ou erotomania e a melancolia Argantis ou doença imaginária.

II. Pinel (1800) aceita essa concepção em um conjunto, mas apresenta uma ressalva importante. Em seu capítulo sobre a melancolia ou delírio exclusivo (melancólico e paranóicos de hoje), expressa a sua dis-

---
* *Index de Neurología y Psiquiatría*, 1938, vol. 2. n? 2.

cordância quanto à unidade desse grupo, dizendo: "Nada é mais inexplicável e, no entanto, nada é melhor comprovado que as duas formas opostas que a melancolia pode assumir. Ora é um orgulho excessivo e a idéia quimérica de possuir riquezas imensas ou um poder sem limites, ora é o abatimento mais pusilâmine, uma consternação profunda, até o desespero."

III. Esquirol parte dessa ressalva de Pinel e substitui o termo melancolia por monomania, dividindo-as em expansivas e depressivas, consagrando assim a oposição já estabelecida por seu mestre. A monomania depressiva com tristeza, morosidade, concentração dolorosa do espírito foi denominada por este autor lipemania ou melancolia propriamente dita, e desde então esse termo passou a caracterizar a síndrome melancólica tal como é concebida atualmente.

As monomanias expansivas, caracterizadas, como disse Esquirol, por uma lesão parcial da inteligência, dos afetos e da vontade, foram divididas por ele em três grupos: monomanias instintivas, afetivas e intelectuais.

a) *Monomania instintiva* ou da vontade, ou monomania sem delírio, compreende os estados de obsessão, impulsos e perversões instintivas (monomania de embriaguez, incendiária, homicida, etc. [atualmente, loucura moral e obsessões]).

b) *Monomania afetiva*, monomania racionalizante, denominação sob a qual Esquirol descrevia distúrbios do caráter e fobias (receberam sucessivamente os nomes de: mania racionalizante, de perseguidos e perseguidores e, finalmente, delírio reivindicatório).

c) *Monomania intelectual*, que constitui o verdadeiro núcleo da concepção de Esquirol; é um autêntico delírio parcial. Os pacientes deduzem conseqüências legítimas de um princípio falso, condicionando sua conduta a isso. É a *variedade que mais nos interessa*, porque daí sairá o futuro grupo de delírios sistematizados crônicos alucinatórios e interpretativos. Esquirol não faz distinção entre esses dois últimos. Relata casos de delírios expansivos em que os doentes acreditam ser reis, príncipes, grandes senhores, citando como exemplo típico Dom Quixote. Em sua última fase, inclui nesse grupo a erotomania.

IV. *Esta noção de delírio parcial não será aceita por todos*, surgindo uma reação contra esse conceito que tende a delimitar um grupo de delírios crônicos solidários de distúrbios gerais e evolutivos da personalidade e da atividade psíquica. Segundo Nodet, é o sentido da grande obra prosseguida na França por Lasègue, J. Falret, J. P. Falret, Foville, Legrand du Saulle, Morel e Magnan.

Segundo Genil Perrin, faltavam duas coisas para se chegar das monomanias às concepções atuais:

1) Isolar dos delírios sintomáticos uma psicose de aparência autônoma, sistematizada e progressiva. Os delírios de perseguição e de gran-

deza, isolados de melancolia atual, formavam um grupo confuso: nele estavam englobados os delírios autônomos e todos os delírios sintomáticos de outras afecções (episódicos, tóxico-infecciosos, da paralisia geral, segundo a nomenclatura atual).

2) Separar e distinguir as formas em que intervêm a alucinação ou a interpretação.

Lasègue, em 1852, isola *o delírio de perseguição* das monomanias, dando destaque especial ao sintoma "idéias de perseguição", sem descrever um delírio com evolução sistemática. Morel, Foville, Legrand du Saulle e outros demonstram o parentesco entre as idéais delirantes de perseguição e as de grandeza. Jules Falret, em 1872, realiza a síntese dos conhecimentos existentes até então e consegue fazer *a descrição de conjunto do delírio sistematizado de perseguição com seus quatro períodos ou fases clínicas*:

a) período de interpretações delirantes;

b) período de estado, caracterizado pelo surgimento de alucinações auditivas;

c) período caracterizado pelo desenvolvimento de distúrbios da sensibilidade geral;

d) período de delírio estereotipado, com idéias de grandeza e em que a doença se cristaliza sem evoluir até a demência.

Finalmente, Farlet opõe a esse delírio sistematizado de perseguição o delírio de *perseguidos e perseguidores. Com isso termina a época cuja única preocupação foi a análise sintomatológica das psicoses*. A época seguinte terá uma nova preocupação: *a etiológica*. Morel já fala de certos delirantes hereditários que se apresentam como perseguidos racionalizantes (análogos aos querelantes da escola alemã). Mas essa oposição entre as psicopatias *adquiridas e herdadas* será consagrada pela magnífica obra de Magnan, que separa nitidamente o *delírio crônico com evolução sistemática dos delírios dos degenerados* (sistematizados ou polimorfos).

V. Magnan, *em fins do século XIX, dá o retoque final em sua concepção*.

Caracteriza o *delírio crônico com evolução sistemática*:

a) por aparecer em indivíduos normais, com herança muito pouco carregada, ou seja, por ser acidental;

b) por aparecer de preferência na idade adulta;

c) por sua evolução lenta, progressiva e regular;

d) por passar por quatro fases sucessivas:

    1) inquietação e interpretação;

    2) perseguição e alucinação;

    3) megalomania ou ambição;

    4) demência.

Em contrapartida, os delírios dos degenerados (alucinatórios, interpretativos, de evolução rápida ou lenta, polimorfo ou sistematizados) manifestam-se em indivíduos com uma forte herança psicopática e que, antes do surgimento da psicose, já apresentam sinais de desequilíbrio mental (*degenerados superiores*) ou de debilidade (*degenerados inferiores*). Evoluem sem períodos regulares e caracterizam-se por seu polimorfismo ou sua sistematização, mas não alucinatória (incluiu neste grupo os chamados *delírios polimorfos, delírios* d'emblée, *bouffées delirantes* e os *delírios sistematizados não alucinatórios* dos degenerados com suas duas variedades: delírio de perseguidos-perseguidores, futuro delírio de reivindicação, e o delírio de interpretação, futuro delírio de interpretação de Serieux e Capgras).

VI. Gilbert Ballet (1911) parte da crítica que fez da concepção de Magnan e cria uma nova entidade nosológica chamada *psicose alucinatória crônica*. Afirma que, ao utilizar essa denominação, não criou neologismo algum, que em todos os livros e publicações se fala de psicose alucinatória ou ainda de psicoses alucinatórias crônicas (Dupré). *Diz adotar o vocábulo simplesmente no singular para agrupar sob esse termo casos que lhe parecem estar relacionados no plano nosográfico.*

Agrupa assim todos os delírios alucinatórios dos degenerados e acidentais que não se enquadram na hebefrenia. Assinala que Kraepelin já tentou agrupá-los sob o rótulo de demência paranóide, relacionando-os diretamente com a demência precoce. Mas a evolução, em certos casos demencial e tardia, da psicose alucinatória crônica não deve acarretar necessariamente uma mesma comunidade nosológica. A demência precoce é considerada por Kraepelin uma doença acidental, ao passo que a psicose alucinatória crônica se apresenta freqüentemente sob o aspecto manifesto de psicose constitucional.

A crítica que Ballet faz do delírio crônico com evolução sistemática de Magnan é ainda mais definitiva e pode ser resumida assim:

1) A etiologia exclusiva afirmada para cada um dos dois grupos, ou seja, acidental para o delírio crônico e degenerativa para os outros, está mal fundamentada. "Nada nos autoriza a dizer que a herança dos perseguidos com evolução crônica seja menos carregada do que a dos degenerados, a quem se chama perseguidos."

2) O esquema do delírio crônico em quatro períodos é constatado muito raramente. As idéias megalomaníacas são a réplica das idéias de perseguição, não substituindo umas às outras. Elas coexistem. O quarto período, ou de demência terminal, raramente é observado, e já Falret chegara a negá-lo.

3) O polimorfismo dos delírios dos degenerados é mais aparente do que real. Trata-se de um polimorfismo sucessivo que *se desenrola no tempo*; é então, geralmente, *a manifestação de uma hebefrenia*; ou trata-se ainda de um *polimorfismo simultâneo aparente*, sendo fácil

perceber nesses casos que todas as concepções delirantes e aparentemente díspares podem ser referidas a idéias de perseguição ou a idéias megalomaníacas.

Com base nessa crítica de Kraepelin e, sobretudo, de Magnan, Gilbert Ballet construiu a sua noção de psicose alucinatória crônica, que pode ser caracterizada assim:

1) Apresenta-se em indivíduos preparados por uma herança psicopática carregada e com evidentes distúrbios de caráter anteriores ao aparecimento do delírio. A debilidade mental raramente é observada.

2) Quanto aos sintomas, deve-se colocar em primeiro lugar o estado cenestésico penoso e a inquietação que o precede ou, pelo menos, que acompanha as primeiras manifestações. Tal como na melancolia, o distúrbio intelectual é condicionado por um distúrbio da cenestesia. Há um vago sentimento de inquietação, que assombra e surpreende o paciente, mais do que o entristece. Esse distúrbio cenestésico associa-se logo, e às vezes já no início, às idéias de perseguição e às alucinações dos diversos sentidos, destacando-se as auditivas. As idéias megalomaníacas enriquecem prontamente o quadro, mas de um modo inconstante.

3) A evolução é excepcionalmente regular. Há exacerbação e fases de acalmia. O prognóstico é sempre grave e as curas são infinitamente mais raras do que já se descreveu. A evolução faz-se no sentido de um enfraquecimento intelectual, em geral muito tardio e não constante, que só às vezes aparece rapidamente. *Diz Gilbert Ballet que essas diferentes evoluções são insuficientes para legitimar distinções nosológicas.*

Essa concepção dos delírios alucinatórios crônicos que separa por um lado os delírios de perseguição não alucinatórios e, por outro, as formas delirantes da demência precoce será aceita pela grande maioria dos psiquiatras. Diz Rogues de Fursac que a psicose alucinatória crônica é uma entidade psiquiátrica essencialmente francesa, que merece conservar sua individualidade enquanto se classificarem as doenças mentais por seus sintomas e por sua evolução.

VII. Serieux e Capgras (1921), no capítulo que escreveram do *Tratado* de Sergent, sintetizam o conceito que a maioria dos psiquiatras franceses tinha até essa época dos delírios sistematizados crônicos.

Com o título de "delírios sistematizados crônicos" descrevem os seguintes quadros, separando-os de antemão em alucinatórios e não-alucinatórios:

A) *Delírios sistematizados crônicos não-alucinatórios, constitucionais*:
    1) delírio de interpretação;
    2) delírio de reivindicação;
    3) delírio de imaginação (Dupré e Logre).

B) *Delírio sistematizado crônico alucinatório, equivalente da psicose alucinatório crônica de Gilbert Ballet, de causa autotóxica provável num indivíduo predisposto, e caracterizado por*:
      a) existência e preponderância de numerosos distúrbios sensoriais com predomínio das alucinações auditivas;
      b) coordenação, sistematização das idéias delirantes;
      c) ampla conservação da atividade psíquica.

O *fundo mental do alucinado modifica-se*, altera-se, à medida que a doença progride, alguns deles conservando, no entanto, uma atividade intelectual quase normal até uma idade avançada. De modo geral, pode-se dizer que essas psicoses *não terminam nessa ruína quase completa e definitiva das faculdades* psíquicas *que leva o nome de demência*. Entretanto, a atividade mental diminui, o delírio se fixa, aparecem estereotipias, os gestos e as atitudes perdem todo o significado e a linguagem enche-se de neologismos, tornando-se ininteligível. *Certas formas de delírio alucinatório com dissociação rápida servem provavelmente de transição entre os delírios sistematizados e a demência precoce*, e serão situadas diferentemente conforme o momento em que são submetidas à observação. *O delírio crônico com evolução sistemática de Magnan passa a ser apenas uma forma clínica do delírio sistematizado* alucinatório crônico, forma extremamente rara, segundo Dide e Guiraud (um por mil desses delírios).

Serieux e Capgras, admitindo algumas formas de transição entre o delírio sistematizado crônico alucinatório e a demência paranóide, *separam nitidamente esse grupo da demência precoce para relacioná-lo com os delírios sistematizados não-alucinatórios, agrupando todos eles sob a denominação comum de "delírios sistematizados crônicos"* (Dumas admite um estreito parentesco entre a psicose alucinatória crônica e a demência paranóide).

A escola alemã, segundo Genil Perrin, encontra-se, no início do século XIX, diante dos mesmos quadros nosográficos da Antiguidade, nos quais a melancolia ocupava um lugar privilegiado. A mania e a melancolia eram consideradas doenças da afetividade, contrapondo-se a elas outras doenças que eram consideradas distúrbios da inteligência. Em suma, estas últimas eram todos os estados delirantes, alucinatórios ou não. *Para designar em bloco essa categoria de estados psicopáticos* os alemães empregaram seletivamente o termo *paranóia*, cujo correspondente germânico mais adequado é *Verrücktheit*. A preocupação máxima dessa escola foi o *critério patogênico*, e durante o século XIX, depois de muitas tentativas de análise e de síntese, chegaram aos quadros nosológicos atuais.

Heinroth (1818) descreveu como êxtase paranóico um delírio megalomaníaco; Ellinger (1845) emprega pela primeira vez a palavra *Verrücktheit*. As concepções de Morel encontraram alguns adeptos, nessa escola, sendo que Snell (1865) descreve um delírio primitivo ou essencial com alucinações. A obra de Griesinger (1850) é considerada o ponto de partida. *Esse autor emprega pela primeira vez a palavra paranóia como sinônimo de "Verrücktheit".* Considera a paranóia uma doença decorrente de uma alteração inicial da afetividade, caracterizada pelo desenvolvimento progressivo, em conseqüência de um acesso de mania ou melancolia, de um delírio de perseguição e de grandeza com alucinações ou sem elas, evoluindo até a demência. Snell, Sander, Westphal (1870) descrevem uma forma primária da paranóia, doença própria da inteligência, separando-a nitidamente da melancolia e da mania, consideradas como doenças da afetividade. Westphal diz que os distúrbios afetivos que se manifestam na paranóia são sempre secundários e derivados de idéias delirantes ou de distúrbios psicossensoriais. Sander também enfatiza a degeneração mental como causa da paranóia, e Samt (1874) completa esse estudo com a descrição de uma variedade alucinatória. Pelman (1882) nega as formas secundárias do delírio crônico. Mendel (1883) considera a paranóia primitiva, quer seja simples ou alucinatória, como sendo dotada de caráter degenerativo. Fritsch (1879) opõe-se à concepção dos delírios primitivos. *Até esse momento, primitiva ou secundária, a paranóia era considerada uma doença essencialmente crônica.* Kahlbaum e Westphal (1876) descrevem uma *forma aguda, paranóia aguda*, criticada pela escola vienense, onde esse estado é considerado confusional, o *Hallucinatoris her Wahnsinn* de Kraft-Ebing (1879). Encontramos no tratado de Kraft-Ebing (1879) uma exposição de conjunto sobre a paranóia tal como era concebida pela psiquiatria alemã de sua época. Define-a assim: "Doença psíquica crônica que se manifesta exclusivamente nos tarados, que se desenrola em meio ou às custas de neuroses constitucionais e cujo sintoma principal é a existência de idéias delirantes. Essas idéias são primitivas, sistemáticas, formadas por operações de conclusão e de julgamento, e que dessa forma constroem um verdadeiro edifício de ilusões." *Divide-a em dois grupos*, conforme a idéia delirante esteja ou não relacionada com um processo alucinatório, e afirma que há casos, aliás muito raros, onde o auge da enfermidade, a formação da idéia delirante, é essencialmente primordial ou ideativo (*paranóia combinatória*, equivalente ao delírio de interpretação de Serieux e Capgras); existem outras formas muito mais freqüentes em que o distúrbio sensorial alucinatório participa quase exclusivamente da origem e progresso da doença (*paranóia alucinatória*). O *fator constitucional* é ressaltado, estudando esse autor *duas variedades*: a *paranóia originária*, inclusive os casos em que as tendências paranóicas manifestam-se desde a infância, e as *paranóias tardias* em que a doença parece desenvolver-se apenas depois da puberdade ou na idade adulta. Finalmente, Westphal dá o nome de *paranóia abortiva ou rudimentar* aos *estados de obsessão e idéias fixas.*

Kraepelin *opõe-se a esse estado de coisas* e diz que *a confusão nasceu por não se ter levado em conta o critério evolutivo*; com o deslocamento do ponto de partida, que indicava apenas estados crônicos incuráveis, a concepção puramente sintomática do quadro mórbido passou a predominar excessivamente. Uma vez que a evolução e a terminação da doença não serviam de critério, o distúrbio da inteligência, o surgimento de idéias delirantes ou de distúrbios psicossensoriais subsistiam como os únicos sinais palpáveis da paranóia. Uma série de quadros clínicos devia então relacionar-se necessariamente com a paranóia, embora não oferecendo, do ponto de vista clínico, qualquer vínculo com essa forma mórbida, tal como foi primitivamente descrita. Estados como a confusão mental, o delírio alcoólico e numerosos fatos clínicos pertencentes, sem dúvida, à demência precoce e às psicoses maníaco-depressivas foram confundidos com a paranóia.

Os paranóicos constituíam então 70% a 80% da população de certos asilos. Kraepelin critica: "Não se chegará a nada enquanto se buscar o critério no estudo puramente sintomático da doença e na oposição artificial entre as doenças da inteligência e as do sentimento — na ausência de um critério anatomopatológico da psicose."

Kraepelin cria um novo grupo: o da demência precoce, incluindo nele a catatonia de Kahlbaum, a hebefrenia de Kahlbaum e Hecker, e uma multidão de delírios pertencentes *até* então à *paranóia*. São *delírios com uma sistematização imperfeita, que evoluem com maior ou menor rapidez para um enfraquecimento psíquico e que, por certas semelhanças com o quadro de onde provieram, receberam o nome de delírios paranóides*.

Depois o autor separa as *parafrenias* incluídas primitivamente na demência paranóide, mas estabelece entre elas nada mais do que diferenças de grau. A *definição* da parafrenia só está, segundo Frey, virtualmente contida no tratado de Kraepelin. Ele acredita poder enfatizar o seguinte: *"As parafrenias são delírios sistematizados crônicos, endógenos e acidentais, com dissociação limitada."*

Kraepelin distingue quatro formas:
1) sistemática (assim chamada por inspirar-se em Magnan);
2) expansiva (confundida até então com a mania crônica);
3) confabulatória;
4) fantástica.

Para a escola de Munique, a paranóia representa um delírio sistematizado crônico, constitucional, *sem enfraquecimento psíquico terminal*. A multiplicidade das interpretações delirantes e a ausência de alucinações são destacadas mas *não parece que Kraepelin tenha se servido desses dados para caracterizar a afecção*. Os caracteres evolutivos são considerados os mais importantes. *À parte essas formas, Kraepelin descreve o delírio psicogênico ou delírio dos queixosos.*

Estudo comparado das concepções francesa e alemã (Serieux e Capgras — Kraepelin)

Esse estudo foi realizado por Frey na sua tese "Concepção de Kraepelin e concepções francesas com respeito aos delírios sistematizados crônicos".

Frey *diz que toda psicose que recebe o diagnóstico francês de delírio sistematizado crônico "será colocada pela escola kraepeliniana ora na paranóia, ora nas parafrenias, ora nas formas paranóides da demência precoce"*. A paranóia de Kraepelin corresponde mais exatamente ao delírio de interpretação de Serieux e Capgras. O equivalente do delírio de reivindicação de Serieux e Capgras na psiquiatria alemã é o delírio dos queixosos, psicogênico, não constitucional. Quanto ao delírio de imaginação, Frey diz que não tem equivalente na psiquiatria de Kraepelin. Quanto a nós, achamos que equivale mais ou menos à parafrenia confabulatória, mas esses delírios são constitucionais na classificação francesa, ao passo que na alemã são adquiridos.

SERIEUX E CAPGRAS		KRAEPELIN		
Delírios sistematizados Crônicos não-alucinatórios (Constitucionais.)	D. de reivindicação	Delírio dos queixosos (psicogênico)		
	D. de interpretação	Paranóia (constitucional)		
Delírios sistematizados Crônicos alucinatórios (Acidentais em predispostos)	D. de imaginação	confabulatória	Parafrenias	Endogene Verblödungen
	D. crônico de Magnan	sistemática		
	Forma fantástica da P.A.C.	fantástica		
	(sem equivalente)	expansiva		
Demência precoce	Demência precoce Kraepeliniana	benigna	Demência paranóide	Demência precoce
		grave		
		catatônica hebefrênica simples		

As parafrenias de Kraepelin correspondem, de forma geral, aos delírios sistematizados crônicos alucinatórios da escola francesa. A parafrenia sistemática corresponde a certos delírios crônicos de Magnan com demência tardia e atenuada. As parafrenias fantásticas correspondem às formas fantásticas descritas por Serieux e Capgras no delírio sistematizado crônico alucinatório. Não se encontra equivalente na parafrenia expansiva, que Kraepelin reconhece ter aceito, inicialmente, como uma forma atípica da mania. A parafrenia confabulatória, como já dissemos, faria lembrar os delírios de imaginação descritos por Dupré e Logre.

A concepção kraepeliniana da demência precoce e, em especial, da demência paranóide em sua última forma, será aceita pela quase totalidade dos psiquiatras franceses.

Etapa de revisão e síntese das concepções francesa e alemã

Apesar do critério evolutivo introduzido por Kraepelin, as concepções precedentes qualificam-se como essencialmente estáticas. O mérito da escola moderna consistiu em considerar também o aspecto dinâmico do problema — em outras palavras, estudar a estrutura psicológica e psicopatológica dos delírios.

Os precursores dessa nova orientação foram Friedmann e Gaupp, com suas descrições de "paranóia mitigada" e "paranóia abortiva", respectivamente (1894 e 1910). Cabe mencionar depois Karl Jaspers, que, em sua *Psicopatologia geral* (1913), distinguiu claramente a "evolução" (psicologicamente compreensível) do "processo" (psicologicamente não compreensível), diferenciação que teve enorme repercussão na psiquiatria alemã.

O ponto decisivo, no entanto, foi a publicação em 1918 da monografia de Kretschmer sobre a paranóia sensitiva (*sensitiver Beziehungswahn*), trabalho de suma importância e que foi o ponto de partida para uma série de estudos sobre os delírios crônicos de autores como Kehrer, J. Lange, Scholz, Heidenhain, O. Kant, Kahn e muitos outros.

Foi obra de Claude e de sua escola adaptar esses conceitos novos às doutrinas da escola francesa. Em 1925, o catedrático de Paris começa a desmembrar o extenso grupo chamado delírio sistematizado crônico, alucinatório.

Os trabalhos de Ceiller, Nayrac, Montassut, Heuyer, Gilbert Robin, Targowla, Dublineau, Borel, Henri Ey, Lacan, Rouart, Schiff, Ferdiere, L. Anglade e Leconte consolidam essa tendência. A corrente neojacksoniana, da qual Henri Ey e Julien Rouart são os representantes mais autênticos, solidifica e fundamenta essa nova concepção. *Com base nos três princípios de Jackson* (evolução, dissolução, sinais positivos e negativos) e dos *quatro fatores da loucura* (personalidade, velocidade, profundidade e fatores exteriores e corporais), *inserem o ponto de vista anterior numa concepção dinâmica e estrutural dos distúrbios neuropsiquiátricos*.

Um expoente dessa corrente moderna é Charles Henry Nodet, cuja tese sobre o grupo das psicoses alucinatórias crônicas (1938) nos servirá de guia para o que se segue.

Nodet parte da crítica que faz da psicose alucinatória crônica, uma entidade que, segundo ele, *foi admitida por razões clínicas e doutrinárias*. Razão clínica, porque todos os delírios crônicos alucinatórios pareciam ter uma mesma unidade clínica. *Razão doutrinária*, porque a concepção atomista da alucinação como geradora dos delírios conferia-lhes uma *unidade patogênica*.

Nodet *analisa esses dois argumentos e termina dizendo ser impossível continuar a sustentá-los*. Sintetizemos *as razões que o obrigam a pensar assim*:

A) *Do ponto de vista clínico, opõe-se a eles três ordens de argumentos*:
 1. É extremamente difícil distinguir, em certos momentos, os papéis desempenhados pela alucinação, pela interpretação, pela ilusão e pela intuição, que, com freqüência, estão interligadas.
 2. O estudo num mesmo estabelecimento psiquiátrico de todas as psicoses alucinatórias crônicas, cujo início é anterior a 1930 (37 casos), apresenta estruturas delirantes impossíveis de se sobreporem.
 3. A evolução desses 37 delírios é de um polimorfismo tal, que não pode servir de elo entre eles.

 A unidade clínica das psicoses alucinatórias crônicas não se justifica, portanto, nem do ponto de vista semiológico, nem do ponto de vista estrutural ou do ponto de vista evolutivo.
B) *Do ponto de vista doutrinário*, parece difícil reconhecer a alucinação como *geradora do delírio*. Nodet é partidário de uma concepção dinâmica da alucinação, considerada como uma dissolução funcional, que é antes de tudo uma *crença errônea de apreensão do eu e do mundo exterior*. Sua natureza é *ser fenomenologicamente estésica mas patogenicamente ilusional* e condicionada pela redução do nível psíquico ao determinismo biológico. Ela está aglutinada à personalidade do indivíduo e integrada num comportamento mórbido e vital. *Sua importância é secundária na análise estrutural de um delírio*. A alucinação é uma forma original, mas não necessária, pela qual um paciente expressa o seu delírio *traindo sua vida afetiva*. É uma *superestrutura* em relação com os materiais próprios e irredutíveis, mas cuja razão de ser é a *estrutura psicopática primitiva, profunda, de onde ela surge*.

Nodet aborda depois a parte construtiva dessa nova corrente baseada na noção de estrutura e na concepção jacksoniana. Na esteira de Ey e Rouart, define a estrutura delirante como o conjunto típico de distúrbios vividos pelo doente (de acordo com suas capacidades) como acontecimentos e observados pelo médico como um estado psicopático típico, sendo essa estrutura, por sua vez, a evolução típica de

um certo nível de dissolução. *Todas as transições e passagens de uma estrutura para outra são teoricamente possíveis e praticamente realizadas, seja comparando-se várias psicoses entre si, seja levando-se em conta unicamente o desenvolvimento histórico de uma mesma psicose.*
Dessa crítica e dessa nova síntese sairá a concepção tripartite dos delírios crônicos, aceita pela quase totalidade dos psiquiatras franceses atuais.

I. *Delírios de estrutura paranóica*, caracterizados por (H. Ey — Nodet):

1) continuidade para com as tendências da personalidade. Reflexo de primeiro grau dessa personalidade;

2) lucidez e coerência. Desenvolvimento sistemático coerente e compreensível de um drama persecutório, com ausência de enfraquecimento psíquico apreciável. Significação delirante introduzida tanto no mundo dos objetos quanto do eu;

3) nove temas principais: perseguição, megalomania, ciúme, erotomania, misticismo, hipocondria, auto-acusação, influência e reivindicação;

4) mecanismos normais e subnormais. Interpretações, intuições, projeção alucinatória das crenças fundamentais;

5) *inconsciência* do delírio. Irredutível diante de qualquer argumentação. Penetrabilidade e comunicabilidade até o contágio;

6) estrutura *afetiva* fundamental. Agressividade. Periculosidade. *O delírio constitui para o doente sua vida, sua fé e sua ação.*

Essa estrutura apresenta as seguintes *variedades, que podem agrupar-se em torno de dois núcleos principais constituídos pelo delírio de interpretação de Serieux e Capgras e o delírio de auto-referência de Kretschmer.*

A) *Delírio de imaginação*, mitomania delirante de Dupré.
B) *Delírios passionais* com três subvariedades:
   1) erotomania;
   2) ciúmes;
   3) reivindicação de Serieux e Capgras.
C) *Delírio de interpretação*, de Serieux e Capgras.
D) *Delírios alucinatórios* com duas subvariedades:
   1) *delírios de perseguição* com atividade alucinatória, com predomínio acústico verbal;
   2) *delírios de influência*, que expressam a possessão dos automatismos cinético-ideo-afetivos por sentimentos patológicos (*sentimentos de influência e automatismo*).
E) *Delírios hipostênicos* (de estrutura obsessiva) com oito variedades:
   1) paranóia sensitiva de Kretschmer;
   2) paranóia abortiva de Gaupp;

3) síndrome de ação externa de Claude;
4) delírio de suposição, variedade resignada de Serieux e Capgras;
5) delírio interrogativo de Capgras e Abery;
6) delírio de interpretação hipostênica de Capgras;
7) psicose de sensibilização de Constanza Pascal;
8) psicastenia persecutória ou hipocondria persecutória (Schiff).

Sob a denominação *delírios de estrutura paranóica* agrupam-se então *todos os delírios sistematizados crônicos não-alucinatórios e uma certa parte do grupo das psicoses alucinatórias crônicas*. As parafrenias sistemáticas e confabulatórias entram nesse grupo junto com a paranóia e o delírio psicogênico ou delírio queixoso de Kraepelin. Em favor da unidade e autonomia das loucuras de perseguição, seguindo Schiff, *destacaremos a freqüente interligação* dessas diferentes variedades. Erotomania e reivindicação, interpretação e queixas, ciúmes e delírio de grandeza, perseguição com explosão passional, etc., *são combinações freqüentes que a clínica nos oferece diariamente*.

II. *Delírios de estrutura parafrênica*, caracterizados por (Henri Ey):
   1) construções fantásticas justapostas;
   2) blocos delirantes aglutinados;
   3) impenetrabilidade;
   4) ideologia neoformada (reflexo em segundo grau da personalidade);
   5) forma paralógica do pensamento;
   6) encobrimento da realidade por um mundo delirante justaposto;
   7) consciência parcial do delírio (fantasia, ironia);
   8) agressividade contingente;
   9) estrutura intelectual fundamental.

Essa estrutura tem três variedades ou tipos ideais em função dos quais os delírios parafrênicos se organizam. Os casos clínicos concretos podem participar em proporção diversa desses *três aspectos sintomatológicos*. São *estruturas emancipadas dos processos esquizofrênicos, da mania e da melancolia*.

a) *Parafrenia fantástica*, caracterizada por (Henri Ey):
   1) distúrbios paralógicos na construção delirante, sem distúrbios primários importantes;
   2) evolução para a fabulação delirante;
   3) deformação delirante e absurda da personalidade (autismo ideológico);
   4) experiências delirantes disestésicas e oniróides;
   5) justaposição do mundo delirante ao mundo do real;
   6) integridade intelectual.

b) *Parafrenia expansiva*, caracterizada por (Henri Ey):
   1) exaltação, mas sem grande desordem dos atos;
   2) riqueza do delírio;
   3) circunscrição e aprofundamento dos temas;
   4) atitudes criativas duradouras;
   5) produções estéticas e ideológicas consistentes.
c) *Parafrenia melancólica (delírio de Cotard)*, caracterizada por (Henri Ey):
   1) ausência de distúrbios da atividade psíquica;
   2) ausência de emoção dolorosa. Hiperestenia;
   3) ausência de comportamento melancólico;
   4) atividade e adaptação normais;
   5) *justaposição do delírio à realidade ambiental claramente concebida.*

Aqui se agrupa uma grande parte das psicoses alucinatórias crônicas e o delírio de Cotard. Das parafrenias de Kraepelin ficam a fantástica e a expansiva. A sistemática e a confabulante passaram para o grupo dos delírios paranóicos. Constituem as psicoses paranóides esquizofrênicas (Claude).

Essa forma de conceber a parafrenia está de acordo com a noção de psicoses pós-processuais de Berze. Para esse autor, a *esquizofrenia pós-processual — ou seja, as parafrenias —* opor-se-ia à *esquizofrenia ativa processual, à hebefrenia delirante, à demência paranóide.*

III. *Delírios de estrutura paranóide*, caracterizados por (Ey-Nodet):
   1) incoerência básica, organização paralógica, libertação sem obstáculos de um pensamento afetivo muito regressivo. Necessidade de apelar para a compreensão genética e simbólica. Experiências delirantes disestésicas e oniróides permanentes ou com predomínio noturno. Quer dizer, um *pensamento paranóide* que se torna tanto *mais mágico quanto mais regressiva for a estrutura*;
   2) *mundo autístico*, único, com uma realidade única como conseqüência;
   3) *distúrbios primários da esquizofrenia*: dissociação, autismo de impotência ou primitivo, ambivalência, debilitação afetiva, inércia. *Evolução para uma discordância completa ou para uma incoerência verbal estereotipada*;
   4) *distúrbio profundo da personalidade com déficit acentuado da inteligência.*

Os delírios de estrutura paranóide correspondem à demência paranóide de Kraepelin, à demência paranóide hebefrênica de Claude, à *esquizofrenia delirante de Ey*. Algumas formas da psicose alucinatória crônica com evolução demencial rápida devem ser colocadas aqui.

Síntese

Como resultado da crítica feita da PSICOSE ALUCINATÓRIA CRÔNICA, essa entidade desaparece da nosografia. Os delírios que ela integrava foram situados sucessivamente nas estruturas PARANÓICA, PARAFRÊNICA e PARANÓIDE — *estruturas típicas que, com uma evolução típica, constituem as psicoses do mesmo nome* e que devem ser consideradas como níveis sucessivos de dissolução da personalidade, *podendo uma psicose recorrer um ou mais níveis típicos.*

Este é o enfoque do problema segundo a nova corrente que sustenta um critério dinâmico e estrutural em neuropsiquiatria.

Bibliografia

É impossível fornecer uma bibliografia completa sobre um tema que foi objeto de investigação assídua desde que existe uma psiquiatria científica. Os trabalhos mais importantes estão citados nas seguintes obras:

Ey, Henri e Rouart, J., *Essai d'application des principes de Jackson à une conception dynamique de la neuro-psychiatrie*, Paris, 1938.

Frey, Bernaw, *Conceptions de Kraepelin et conceptions françaises concernant les délires systématisés chroniques*, Tese, Estrasburgo, 1923.

Genil Perrin, J., *Les paranoiaques*, Paris, 1926.

Kretschmer, E., *Der sensitive Bezichungswahn*, Berlim (2a. ed.), 1927.

Lacan, Jacques, *De la psychose paranoiaque dans ses rapports avec la personnalité*, Tese, Paris, 1932.

Lange, Johannes, *Die Paranoiafrage*, Viena e Leipzig, 1927.

Nayrac, P., *La démence paranoide*, Tese, Paris, 1924.

Nodet, Charles Henri, *Le groupe des psychoses hallucinatoires chroniques*, Tese, Paris, 1924.

Schiff, Paul, *L'évolution des idées sur la folie de persécution*, Paris, 1935.

CONCEITOS BÁSICOS EM MEDICINA PSICOSSOMÁTICA*

Diante do problema psicofísico somente se justifica, do ponto de vista científico, uma concepção monista que considere o psíquico como uma propriedade da matéria organizada de maneira particular. O psíquico seria uma função do organismo, não sendo possível falar, do ponto de vista ontológico, nem de paralelismo nem de interação, pois isso implicaria uma concepção dualista do homem. Por isso, o termo psicossomático e o freqüente emprego de palavras como correlação, interação, domínio de uma ou outra das duas categorias e fenômenos, fariam crer na aceitação tácita de uma concepção dualista do homem. O seu emprego freqüente na literatura médica atual tem um caráter prático, expositivo e, em certa medida, se justifica, uma vez que o corporal e o anímico se expressam na realidade como fenômenos qualitativamente diferentes.

A contribuição mais importante com vistas ao conhecimento do homem como uma totalidade partiu do campo da psicanálise, que vai além da medicina, de onde ela procede, para constituir pouco a pouco uma verdadeira antropologia, considerando-se este termo em sua acepção exata.

Como F. Alexander bem observou, o paciente volta a ser agora considerado como um ser humano, com suas preocupações, temores, depressões, esperanças, ou seja, como um todo indivisível. Além disso, o próprio médico volta a ocupar seu verdadeiro lugar, uma vez que, ao preocupar-se com o cuidado físico e psíquico de seu paciente, reúne numa só mão o que era encomendado, separadamente, à medicina e à religião.

O estudo dos fatores emocionais na gênese das afecções somáticas é tão antigo quanto a própria medicina, mas só entrou em sua fase científica depois que a psicanálise proporcionou à medicina uma concepção do homem, esclarecendo assim as vias de atuação do psíquico sobre o soma.

---
* *La Prensa Médica Argentina*, 1948, vol. XXXV, n? 36.

Apresentado o problema corpo-alma, perguntamo-nos agora: O que é psicogênese? Para isso recorremos a Alexander, que, valendo-se do exemplo da hipertensão arterial, diz-nos que psicogênese não significa, por exemplo, que a contração dos vasos sanguíneos não responde a um mecanismo somático. Asssinala que a raiva ou cólera, conteúdo emocional específico da hipertensão, tem seguramente sua sede em algum lugar do sistema nervoso central, que é um processo fisiológico, e que o efeito desse processo se expressa em múltiplas manifestações, sendo uma delas o aumento da pressão sanguínea. Quer dizer, cada uma dessas manifestações pode, em última instância, ser teoricamente descrita em termos fisiológicos.

A medicina psicossomática entrou em sua fase científica depois das contribuições de Freud e seus discípulos, como Grodeck, Abraham, Deutsch e Simmel. Posteriormente, Franz Alexander e seus colaboradores e discípulos do Instituto Psicanalítico de Chicago abordaram sistemática e ordenadamente determinadas afecções, como as moléstias gastrintestinais (úlcera, constipação, colite mucomembranosa), doenças alérgicas (asma, rinite espasmódica, urticária), hipertensão, etc.

A compreensão do fenômeno da inter-relação psicossomática recebeu a mais valiosa contribuição quando Freud estudou os fenômenos histéricos. O "caso Dora" estudado por Freud continua sendo a melhor introdução a esse tipo de estudos.

Essa paciente sofria dos mais variados sintomas histéricos referidos à esfera somática, como crises de dispnéias, tosse, afonia, enxaqueca, etc., que, depois de uma análise em profundidade, demonstraram estar em conexão com determinados afetos reprimidos, ou seja, inconscientes, e que procuravam uma via de expressão fora dos canais normais. A essência da teoria da conversão somática (conversão de um afeto em inervação orgânica), tal como Freud a denominou, é que *cada tendência psíquica procura uma expressão corporal adequada.*

Quando a via normal de descarga dessas expressões é praticável, ela se realiza através do sistema eu consciente, o que equivale a dizer, em termos anatomofisiológicos, através do córtex cerebral. O eu consciente exerce nesse nível de atuação um controle sobre as intervenções nervosas, que servem, desse modo, para descarregar tensões psíquicas que se originam em necessidades ou apetites biológicos. O exemplo mais típico desse caso é constituído pela descarga do instinto sexual através de uma conduta sexual normal.

Além disso, dentro do grupo de fenômenos normais devem ser colocados (F. Alexander) alguns de natureza automática, que também descarregam tensões emocionais, como o choro, o riso, o rubor, etc., que são conscientes no que se refere a seus conteúdos psicológicos mas que, quanto à sua expressão somática, são automáticos e inconscientes, e por isso o indivíduo perde, em grande medida, o controle sobre eles. Esse componente somático constitui o aspecto orgânico que acompanha a expressão de todas as nossas emoções normais, representando um modelo normal do fenômeno que Freud denominou conversão somática.

O caso mais típico é o choro, via de descarga de tensões emocionais de caráter desagradável ou triste, e o componente orgânico, secretório, que o acompanha. O choro constitui a conversão da tristeza num fenômeno de excitação glandular, cujo estímulo partiu do córtex, passou pelos centros subcorticais e chegou finalmente a concretizar-se por via parassimpática. A lágrima, característica do choro, é o último elo de uma extensa série de fenômenos que se iniciaram num estado de ânimo especial, a tristeza.

Esse fenômeno de tão fácil observação serve de *modelo* muito claro do que é a inter-relação psicossomática e daquilo em que consistem as vias e os elos que constituem a sua estrutura total.

Os fenômenos patológicos ou sintomas com expressão somática ou conversões somáticas verdadeiras só se distinguem desse fenômeno normal de conversão por se realizarem em outras condições, através de outros sistemas e a partir de outros níveis de integração. Consideremos, por exemplo, que a via normal de descarga das emoções esteja bloqueada, como no caso de o afeto que lhe corresponde ter sido reprimido, ou seja, ter se tornado inconsciente. Esse afeto ou tendência. apesar de reprimido, não perde sua força, uma vez que atua a partir do próprio inconsciente e procura expressar-se de qualquer maneira. Se ele encontrar no indivíduo uma disposição particular, tratará de expressar-se por vias não habituais de descarga. Essa descarga pode fazer-se então a partir do inconsciente através do sistema sensóriomotor, como no caso do sintoma histérico de conversão (convulsão, cegueira, surdez, anestesia, etc.), ou através do sistema neurovegetativo, como no caso do fenômeno de conversão somática que caracteriza as neuroses dos órgãos (ataque de asma, gastrite, constipação, diarréia, etc.). O fenômeno resultante ou sintoma orgânico constitui a expressão simbólica de um desejo reprimido. Essa repressão do desejo foi previamente realizada, em conseqüência de sua natureza reprovável, por parte da consciência moral do indivíduo. Por meio do sintoma, de certa maneira esquiva-se à censura, tentando uma descarga por via substitutiva e inconsciente.

Outro aspecto do fenômeno de conversão, como em geral de todo sintoma neurótico, é que ele constitui uma tentativa de descarga de tensões emocionais, neste caso por via somática, com o objetivo de tentar restabelecer um estado de calma no interior do aparelho psíquico, uma vez que este não tolera o aumento de tensões e reage a elas com um fenômeno típico constituído pela angústia.

A impossibilidade de uma descarga total das tensões por via normal gera um estado de excitação crônica que obriga o eu do indivíduo a tentar, pela produção de novos sintomas, o alívio da situação patogênica. A angústia, expressão dessa tensão excessiva, tem — à semelhança da dor no terreno do orgânico — a mesma finalidade, ou seja, mobiliza os mecanismos de defesa.

Esclarecidos o conceito básico de situação patogênica e os fenômenos de conversão, veremos se é possível aplicar esse mecanismo a todas as perturbações psicogênicas do corpo, critério de que participamos. Entretanto, Alexander limita esse mecanismo de conversão aos sintomas que se expressam por intermédio do sistema nervoso central, voluntário. Para os outros, ou seja, para aqueles que se expressam por intermédio do sistema autônomo, involuntariamente, sustenta que os sintomas somáticos produzidos dessa maneira não são manifestações substitutivas do afeto reprimido, mas apenas concomitantes fisiológicos normais de determinados afetos.

Tomemos um exemplo do próprio Alexander. A cólera que não pode expressar-se por meio de gritos, acusações, golpes, etc., sendo reprimida, pode expressar-se como fenômeno de conversão nos órgãos empregados para a expressão do mencionado afeto — por exemplo, a laringe, os membros, quando aparecem sintomas como a afonia ou uma paralisia de determinados membros. No caso das neuroses vegetativas sucederia o seguinte: os estados afetivos de cólera e medo estão relacionados, como nos mostraram os estudos de Cannon, como uma síndrome fisiológica que consiste em processos vegetativos, tais como a excitação do sistema supra-renal, mobilização da glicose, elevação da tensão sanguínea, modificações na distribuição do sangue, que aflui da área esplâncnica ao sistema muscular, aos pulmões e ao cérebro. Esses processos fisiológicos são resultados normais da cólera e do medo; não satisfazem a cólera reprimida, mas a acompanham. Consistem, segundo Alexander, na preparação do organismo para determinadas tarefas que deverá enfrentar numa situação de perigo, ou seja, de luta ou de fuga, e são uma preparação e uma adaptação a um comportamento especial exigido do organismo, bem como uma parte inseparável de um fenômeno total denominado cólera; é a reação dos sistemas orgânicos à cólera, e só quando esse estado de tensão afetiva se torna crônico é que o estado descrito se converte em patológico. Nesses casos, o indivíduo é incapaz de se libertar de sua cólera, seja por uma descarga no exterior, seja por um sintoma psiconeurótico; na hipertensão, por exemplo, o patológico consiste no fato de o paciente se encontrar em constante tensão afetiva que não é descarregada nem diretamente nem por sintomas neuróticos. É um indivíduo que está "permanentemente pronto para atacar".

De acordo com os pontos de vista de Alexander já expostos, pode-se falar das seguintes entidades psicossomáticas:

1) *Histeria de conversão*, que inclui todos os sintomas com expressão orgânica dessa neurose que se configura por intermédio dos dois sistemas, o neuromuscular e o sensorial, como convulsões, paralisia, contraturas, anestesias, etc., e também dos órgãos encarregados de expressar as emoções, provocando sintomas como afonias, afasias, bulimia, anorexia, rubefação da pele, asma, que ocupa um lugar intermediário entre este grupo e os seguintes.

2) *Neuroses vegetativas* de causa psicogênica, sem significado psicológico específico, ou seja, simbólico, mas relacionadas com afetos específicos, tais como a hipertensão, as neuroses gástricas, o hiperinsulinismo, a urticária, etc.

3) *Doenças orgânicas de origem psicogênica*. Uma neurose vegetativa anterior, por exemplo, uma neurose gástrica, acarreta, pelo processo a que Alexander chama "saltos do funcional ao orgânico", uma úlcera péptica, conseqüência final da situação anterior sem conteúdo psicológico específico e reflexo de uma neurose vegetativa anterior.

Alexander admite, além disso, tipos mistos entre a primeira e a segunda categorias de afecções, como por exemplo aquelas neuroses que se expressam por órgãos submetidos a duplo controle, voluntário e automático, ou seja, as relacionadas com as funções esfincterianas: constipação, diarréia, polaciúria, retenção de urina, etc.

Outra tentativa de ordenação terminológica e nosográfica das afecções psicossomáticas foi realizada por Lawrence Kubie.

Em princípio, esse autor distingue dois grandes tipos: 1) *Suscetibilidade* ou predisposição de tipos específicos no sentido morfológico, fisiológico e psicológico, para determinadas doenças, como cardiopatias, hipertensão, reumatismo, diabetes, traumatismo. Esse aspecto da investigação foi realizado, sobretudo, por Flanders Dunbar e sua escola. 2) *Somatização*, denominando assim qualquer processo pelo qual funções gerais no plano da experiência psíquica chegam a se expressar e a se descarregar parcial ou totalmente sob forma de perturbações somáticas, sensoriais, motoras, secretórias ou mistas. Esse processo de somatização, cujo surgimento é resultado da dissociação e anarquização de reações parciais, é o elemento básico que configura os quatro tipos descritos por Kubie:

1) A *somatização* que se produz nos órgãos de relação externa, sensoriais, musculatura estriada, órgão da linguagem e seu controle central, funções organizadoras centrais, configurando aqui o processo que já conhecemos com o nome de histeria de conversão.

2) A *somatização* que toma os órgãos da economia interna que carecem de representações psíquicas ou só as têm atenuadas, como por exemplo as neuroses gástricas.

3) A *somatização* que afeta as funções instintivas (orifícios corporais, aparelho de deglutição, genitais, etc.), provocando distúrbios co-

mo o vaginismo, a frigidez, hiperventilação, distúrbios esfincterianos, impotência, dispnéia.

4) A *somatização* pode expressar-se na totalidade do corpo. Kubie entende que na maioria dos casos há interligação de mecanismos, sendo que os sistemas de descarga são mistos. A classificação sistemática que ele tenta estabelecer baseia-se, em primeiro lugar, no agrupamento dos distúrbios psicossomáticos com critério *topográfico*, ou seja, conforme o sistema de órgãos que tenham servido para a descarga. O segundo critério baseia-se no *mecanismo* empregado para a descarga, isto é, se é uma conversão histérica, se é uma organoneurose, etc. O terceiro critério baseia-se no *terreno psíquico* em que se produzem esses sintomas psicossomáticos, isto é, conforme a personalidade daquele que sofre o sintoma seja neurótica, psicótica ou perversa.

Uma última tentativa de sistematização foi realizada por Fenichel, que, tomando por base os dois tipos de neurose descritos por Freud como neuroses atuais e psiconeuroses, classificou em quatro grupos as entidades psicossomáticas.

1) *Equivalentes afetivos*: trata-se dos casos em que se experimenta a expressão física de um afeto, embora o indivíduo não consiga reconhecer a sua significação.

2) *As afecções* que aparecem como resultado das mudanças químicas ocorridas nos órgãos do indivíduo insatisfeito e reprimido. Trata-se aqui de *neuroses atuais*, com causas tóxicas produzidas pelo acúmulo de energia libidinal não descarregada.

3) Afecções que são o resultado de *atitudes inconscientes*, reprimidas; é o caso de todas as *conversões somáticas*.

4) Todas as formas de combinação das três possibilidades acima mencionadas.

Além desses tipos de distúrbios psicossomáticos, Fenichel menciona ainda as patoneuroses descritas por Ferenczi e que surgem em conseqüência de doenças orgânicas. Essas neuroses exigem como condição prévia um órgão doente. Esse processo patonerótico produz-se em toda doença orgânica, sendo que a seqüela é psicológica. Fenichel, referindo-se a esses últimos processos, diz que cada vez que nos deparamos com um sintoma orgânico e um conflito psicológico é necessário perguntarmos, antes de mais nada, se foi o conflito que produziu o sintoma ou o sintoma *que produziu o conflito*.

Agora perguntamos: Por que um órgão adoece e outro não?

Esse problema da escolha dos órgãos por parte dos mecanismos neuróticos é de especial interesse na medicina psicossomática. Fenichel resume da seguinte maneira os fatores que determinam essa escolha.

1) A importância de certos órgãos do ponto de vista da fixação de libido neles. Um indivíduo fixado na fase oral, por exemplo, apresentará sintomas orais.

2) A debilidade constitucional ou adquirida de um órgão ou de um sistema, que desse modo constitui um *locus minoris resistentiae*.

3) Em relação direta com o item anterior, encontra-se a chamada "superestrutura histérica das doenças somáticas". Um problema psicológico sem solução pode "aproveitar" a doença somática para obter uma satisfação histérica através dela. Portanto, os sintomas "não são produzidos pela conversão, mas *são usados pela conversão*" e podem, assim, continuar sobre uma base psicológica depois que a causa orgânica que os gerou já deixou de existir.

4) O *momento* em que ocorreu uma determinada *repressão* pode produzir depois a localização dos sintomas no órgão ou órgãos submetidos à tensão nesse momento.

5) Um fator muito importante é a capacidade que um órgão tem de fazer com que, através dele, possa expor-se, simbolicamente, uma determinada tendência.

Devemos perguntar-nos: Os conflitos que agiram sobre os órgãos escolhidos pelas causas citadas são indiferentes, inespecíficos ou específicos para cada escolha?

As considerações que fizemos sobre a nosografia e que desembocam no problema prático do diagnóstico diferencial das distintas estruturas ou formas das afecções psicossomáticas levam-nos a estudar um problema de grande interesse psicanalítico: o da *especificidade dos conflitos atuantes nas afecções determinadas*. Trata-se de averiguar se determinadas afecções em determinados sistemas orgânicos obedecem a determinados conflitos específicos. Segundo Alexander e sua escola, é possível sustentar esse critério, e isso é provado pelo material abundante acumulado por eles.

Sabe-se, por experiências realizadas no homem e em animais, que diferentes estados afetivos têm tônus vegetativo específico, como a cólera, por exemplo. É de se esperar que, assim como varia a natureza desses estados emocionais crônicos não satisfeitos, também variem, de modo correspondente, os distúrbios vegetativos. Assim, os sintomas neuróticos gástricos têm uma psicologia diferente daqueles da asma, da diarréia ou da constipação. O hipertenso, como vimos, é um indivíduo "sempre disposto a atacar", sem atacar realmente, ao passo que o ulceroso é um indivíduo "sempre disposto a comer".

Através dos problemas da especificidade dos conflitos, chegamos ao último que exporemos hoje, referente ao tratamento.

Estudamos os fenômenos de conversão, os conflitos patogênicos, as entidades clínicas, a escolha do órgão e a especificidade, que nos coloca de frente para o problema psicológico do paciente psicossomático. Graças à psicanálise, todos esses mecanismos foram esclarecidos e entende-se que toda terapia psicossomática deve basear-se fundamentalmente nos postulados psicanalíticos. As investigações e psicoterapias que não utilizam esse método estão condenadas a uma atuação de superfície. Limitar-se-ão a dizer que a emoção é capaz de produzir este ou aquele sintoma, sem poder especificar a natureza e, sobretudo, o conteúdo psicológico da emoção que acarretou o sintoma. No terreno da etiopatogênese, estarão na situação de um profissional de clínica médica que só pode afirmar que uma doença é produzida por um vírus, sem especificar qual, nem como é, ou de que maneira o organismo poderá defender-se de seu ataque. Todos os tipos de psicoterapia usados em medicina psicossomática são o método psicanalítico clássico ou variantes dele, que tendem sobretudo a abreviar o tratamento, mas a dinâmica geral é a mesma. Somente se diferenciam quanto ao grau de profundidade alcançado pela atuação terapêutica.

ELEMENTOS CONSTITUTIVOS DA SÍNDROME ADIPOSA GENITAL PRÉ-PÚBERE NO HOMEM*
(em colaboração com os drs. Arnaldo Rascovsky e Jaime Salzman)

Nossas freqüentes e contínuas observações de distúrbios endócrinos infantis, em cuja técnica de trabalho se incluem três linhas gerais de investigação evolutiva por nós definidas como evolução do nível afetivo, evolução do nível intelectual e evolução do nível somático, levaram-nos à comprovação da existência de uma constante ambiental como elemento constitutivo da síndrome adiposa genital pré-púbere.

Esse conceito, que posteriormente estendemos a outras síndromes, entre as quais se incluem a maior parte das endocrinopatias infantis, tem, a nosso ver, um caráter fundamental e etiológico que analisaremos mais adiante. Também julgamos útil estabelecer uma classificação dos elementos totais constitutivos da síndrome, que se referem essencialmente aos níveis evolutivos já assinalados e cuja existência se revela na investigação intensa de todo paciente afetado pela síndrome cujo estudo nos ocupa.

As aparentes exceções encontradas e que se esquivam à incorporação foram objeto de uma investigação mais profunda, revelando-se com absoluta certeza que podiam ser incluídas entre os fatores ambientais que esboçaremos imediatamente.

Essas investigações ambientais foram seguidas de um estudo detalhado das características psico-afetivas num grupo numeroso de crianças, onde encontramos com inequívoca freqüência as mesmas formas de estrutura em todas elas. Essa caracterologia apresenta traços de imaturidade e constitui a exaltação e hipertrofia de elementos normais até uma idade possivelmente anterior aos cinco anos e que se mantêm exagerados pela incapacidade da criança para superar a situação parental e, portanto, para evoluir afetivamente. Isso faz com que se produza

---

* *Archivos Argentinos de Pediatría*, outubro de 1940, ano XI, n.º 4, vol. XIV.

a ruptura do paralelismo entre a idade cronológica e a afetiva correspondente, alteração que caracteriza a síndrome de esquizonóia de Pichon e Laforgue.

Convém assinalar que, para nós, seguindo Jelliffe, o grau e a forma de liquidação da situação parental constitui a unidade de medida do nível afetivo.

A partir das comunicações iniciais de Babinski e Frölich, o estudo geral da síndrome reportou-se ao quadro somático, com poucas referências ao quadro psiconeurológico. Na ampla gama de variações que se apresentam com esse título e que se estendem desde o grande quadro tumoral hipertensivo com tumor cromófobo até as formas atenuadas de desaparecimento espontâneo na puberdade, têm sido assinaladas variações psiconeurológicas mais ou menos paralelas. Num trabalho recente, *Endocrinology* (23-637, novembro de 1938), Bela Mittelman estuda mais minuciosamente certos fatores neuropsicopáticos que acompanham o quadro, apresentando uma série de casos que "não manifestavam sinais de hipertensão craniana nem lesões de fundo de olho".

Quanto a nós, estudamos as características psiconeurológicas, às quais atribuímos uma importância semelhante à das características que definem o quadro somático; mas, ao assinalarmos os fatores ambientais, vimo-nos forçados a estabelecer uma ordem cronológica de relação entre esses fatores ambientais, por um lado, e os fatores psiconeurológicos e somáticos, já apontados como simultâneos, por outro, uma vez que *"nem os elementos somáticos nem os psiconeurológicos poderiam ter engendrado o quadro ambiental retrospectivamente"*.

Dessa forma, e em ordem cronológica, os elementos constitutivos da síndrome adiposa genital pré-púbere são:

1) Ambientais
2) A. Psiconeurológicos
   B. Somáticos

1) *Elementos ambientais*: A investigação ambiental revela a existência constante de uma relação afetiva qualitativa e quantitativa anormal entre pais ou seus substitutos e filhos.

a) Constelação familiar: Filho único homem.
Primogênito homem.

Filho débil { o caçula
o inválido { cardiopatias, doença de Heine-Medin, etc.

Filho entregue aos cuidados de casais sem filhos ou de mulheres solteiras (tias, avós, etc.).
Ruptura do equilíbrio afetivo parental (divórcio, viuvez, pai ou mãe inexistente ou diminuído do ponto de vista moral).

b) Coabitação e leito comum: Apreciação das pessoas com quem dorme desde que nasceu: I, na mesma cama; II, no mesmo quarto; III, costuma passar da própria cama para a dos pais, irmãos ou outras pessoas.

c) Fatores produtores da estimulação sexual direta antes do início da puberdade (por volta dos 11-12 anos): carícias diretas excessivas, seduções, superestimulação, etc.

2) A. *Elementos psiconeurológicos*

a) Nível mental:
1º oligotimia
2º oligofrenia { Débil mental. Imbecil. Idiota.

b) Debilidade psicomotora: (*Estacionamento na capacidade psicomotora adquirida até os cinco anos de idade, mais ou menos.*)

Falta de adaptação aos jogos e à vida social próprios de sua idade e grupo social.
Falta de atração e habilidade no esporte; situação passiva no mesmo (juiz, bandeirinha, espectador, goleiro). Natação como compensação (esporte instintivo por excelência).
Adaptação e atração em relação às meninas e seus jogos.
Adaptação e atração em relação aos meninos de pouca idade.
Regressão no andar (apesar de ter aprendido a parar e a caminhar normalmente, apresenta tendência a tropeçar e cambalear).
Inépcia motora, dispraxia.
Desigualdade nos movimentos associados de ambos os braços, pernas e pescoço.
Tremor de tipo intencional pouco freqüente (ausente em repouso).
Regressão psicomotora da linguagem.
Preguiça; recusa de qualquer atividade muscular dinâmica.

c) Traços esquizonóicos:		Falta de iniciativa (*Regard à la mère*). Enrubescimento, vergonha. Balbucio, ceceio, uso excessivo dos diminutivos e outras regressões lingüísticas. Puerilismo, temores excessivos, fobias. Superdependência materna-paterna (solicitação de licença antes de realizar seja o que for). Inexistência da autopunição (vergonha em face da descoberta de sua falta, sem sensação de culpa se não for descoberto). Inércia.
d) Perturbações na evolução do tônus muscular	Reflexos posturais de Schilder	1) adução dos braços 2) nenhuma ou pouca elevação do braço ao nível do rosto. 3) o braço superior desce até o nível do inferior.
e) Orientação para atividades estáticas:		
1) Trabalhos		Desenho, trabalhos manuais, carpintaria, datilografia, artesanato, leitura, mecânica, etc.
2) Jogos		Jogos de mesa (troca de figurinhas, *puzzles*, paciências e jogos de cartas, simulação de pequeno comércio), loto, dominó, xadrez, damas, bolas de gude.
f) Orientação oral excessiva:		Bulimia, com pouco ou nenhum apetite diferenciado. Repugnância por determinados alimentos comuns (leite, peixe, etc.). Hábito de levar objetos à boca ou de tocá-los (mastigar lápis ou lapiseiras, chupar as pontas dos colarinhos, dos aventais, chupar botões, o polegar, onicofagia), mascar chiclete como guloseima. Permanente desejo de comer, insatisfação alimentícia, comer a qualquer hora.
g) Orientação anal excessiva (caráter sádico-anal):		Economia exagerada, avareza, cofrinho, poupança desproporcionada.

1) Captação — Colecionismo: filatelia, numismática, columbofilia, etc.
Acumulação de objetos de toda a espécie; inexistência de desperdício.
Inibição total do esbanjamento; todos os gastos têm um caráter captativo (alimentos, roupas, etc.).
Acumulação de brinquedos para guardá-los sem serem utilizados em sua função.
Sentido exagerado de propriedade. Desconfiança, vigilância excessiva sobre objetos de sua propriedade. Tendência inconsciente a pegar na mão os objetos ao seu alcance.

2) Erotismo anal — Constipação com crise de diarréia ou necessidade imperiosa e intempestiva de evacuar.
Episódios de encopresia.
Longa permanência no banheiro (leituras e jogos durante sua permanência).
Ritual da defecação.
Higiene do ato a cargo da mãe ou substituta.

3) Hábitos higiênicos exagerados — Asseio, embelezamento.
Superavaliação do asseio e da elegância para apreciação dos outros.
Orientação para os adornos e as jóias.
Prolixidade, meticulosidade, supervalorização da ordem.
Orientação feminina na indumentária.

h) Sexualidade: Manutenção anormal da orientação sexual direta em relação a ambos os sexos.
Apego excessivo às carícias e excitações: beijos, abraços, roçar-se, etc.
Ausência da latência sexual normal entre os 5-6 e 12 anos de idade (período de latência de Freud).
Homossexualismo latente.
Exibicionismo, voyeurismo (mixoscopia, escoptofilia).
Predomínio das tendências sádicas sobre as masoquistas.

i) Aspiração profissional:

1) Vinculada à sua situação afetiva
{ militar
marinheiro
policial
bombeiro
aviador
professor }

2) Vinculada à sua orientação estática
{ engenheiro
mecânico
eletricista
desenhista
carpinteiro
motorista, etc. }

B) *Elementos somáticos*

a) Gerais: Obesidade.
Alterações morfológicas.
Osteocondrodistrofias.
Perturbações da glico-regulação.
Perturbações da visão.
Perturbações vasomotoras.
Distúrbios da sudoração.
Perturbações alérgicas (urticária), eczema, coriza espasmódica, asma), etc.

b) Locais: Pênis pequeno.
Testículos pequenos, ectópicos ou mal desenvolvidos.
Implantação do cabelo e monte de Vênus feminóide.
Voz de timbre agudo ou disfônico.
Dores abdominais.
Sudorese das mãos e dos pés.
Pé chato.
Genu valgum.
Ginecomastia, etc.

Resumo

Os autores assinalam a tríade constitucional do quadro: ambiental, psiconeurológica e somática, destacando especialmente a ordem de apresentação cronológica. Descrevem pela primeira vez as características do quadro ambiental, a que atribuem um acentuado valor etiológico e de constante apresentação. Realizam também um estudo sumário dos elementos psiconeurológicos que compõem a síndrome e sua interpretação psicanalítica. Resumem, além disso, os constituintes somáticos do quadro.

ÚLCERA PÉPTICA E PSICOSE
MANÍACO-DEPRESSIVA*

A investigação psicanalítica de pacientes ulcerosos foi realizada pela primeira vez de forma sistemática por Franz Alexander e seus colaboradores do Instituto Psicanalítico de Chicago (1). Conseguiram descrever situações específicas nesses pacientes relacionadas com intensas tendências orais receptivas e hostis que, reprimidas pelo sujeito, atuariam a partir do córtex como estímulos irritativos crônicos, provocando assim uma disfunção gástrica pelo mecanismo já elucidado pelos fisiologistas. Para a psicanálise, segundo Alexander, essa afinidade das tendências passivo-receptivas de caráter oral nada tem de estranho, uma vez que a criança experimenta as primeiras gratificações de suas tendências receptivas durante a lactância. A associação emocional entre o desejo passivo de ser amado, bem cuidado, e as funções fisiológicas da nutrição estabelece-se no primeiro período de desenvolvimento da criança. Em situações posteriores, o desejo de ser alimentado serve como substituto do desejo reprimido de ser amado, convertendo-se essa situação no estímulo específico e crônico da disfunção. Os pacientes que, devido à situação de conflito mencionada, têm de reprimir essas tendências intensas de caráter oral-receptivo e abster-se delas expressam então sua situação por intermédio de linguagem orgânica, isto é, a linguagem gástrica. Um estômago nessas condições comporta-se como se durante todo o tempo "fosse alimentar-se ou estivesse a ponto de ser alimentado". Quanto maior for a recusa de satisfação dessas tendências orais durante o curso posterior da vida, maior será o desejo inconsciente de receber amor e ajuda. Desejar alimento já não significará ter fome no sentido biológico, mas terá expresso, em sentido simbólico, o significado geral de proteção. Essa situação de busca de amparo, conflito específico do ulceroso, está relacionada, segundo Léon

---

* Rascovsky, A. (org.), *Patologia psicosomática*, cap. III, Asociación Psicoanalítica Argentina, Buenos Aires, 1948.

Saul (2), em termos gerais, com a frustração das necessidades ou desejos de amor materno. Esse autor usa o termo "amor materno" num sentido muito amplo, estendendo o conceito a todos os interesses, à estima e ao afeto que os demais sentem pelo doente. Também são incluídas todas aquelas necessidades relacionadas com o repouso, o relaxamento e tensões, divertimentos, ajuda afetiva, etc. Todas essas situações devem ser incluídas no que designamos por desejos passivo-receptivos, predominantemente orais, situação contra a qual o ulceroso tenta lutar em outro plano. Mas há um outro tipo de pacientes que desejam gratificações mais sublimadas, tais como o reconhecimento, o apreço e o prestígio. Para eles, ser admirado pelos outros, típica atitude narcísica, constitui o maior prazer que são capazes de sentir. Para outros pacientes, ainda segundo Saul, o que é inconscientemente buscado é o calor humano, o lar e a proteção imediata de um substituto da mãe. O fato básico é que todas as necessidades de comodidade, conforto, amor e prazer estão profundamente associadas aos processos de comer, de ser alimentado. Nos sujeitos com uma disposição oral intensa, qualquer dificuldade ou impedimento relacionado com esses problemas gerais será intensamente vivido como uma frustração de seus desejos oral-receptivos. A frustração desencadeia neles intensas tendências agressivas diante dos objetos, situação que dá origem à forte ambivalência por eles apresentada.

Esses pacientes são, na realidade, muito sensíveis às pequenas frustrações e reagem de duas maneiras: ou configurando uma depressão, ou produzindo sintomas gastrintestinais, manifestações de um mesmo processo psicológico tendente à recuperação de um objeto perdido, abandonado.

Alexander e sua escola não avançam mais na interpretação dos sintomas da úlcera. Considerada a situação básica relacionada com as tendências orais, esta acionaria mecanismos fisiológicos que produziriam a hipermotilidade, a hipersecreção e distúrbios na irrigação do órgão. Esses fenômenos dariam lugar a uma disfunção crônica; um estômago vazio permanentemente estimulado torna-se vulnerável pelo fato de o suco gástrico ser segregado de maneira anormal, acarretando como conseqüência a úlcera péptica. Uma alteração crônica de uma função gera danos na própria estrutura, produzindo-se o que Alexander chama de "salto do funcional para o estrutural".

Entretanto, é possível prosseguir na investigação dos conteúdos dos sintomas da úlcera péptica muito além dos limites assinalados por Alexander. Já sabemos que a situação básica gira em torno de desejos orais, tanto receptivos quanto agressivos, que o desejo de ser amado se identifica no inconsciente com o desejo de ser alimentado, que o desejo de proteção está relacionado com o desejo materno, que a frustração e intensos desejos oral-receptivos cria uma situação de hostilidade e, por conseguinte, a ambivalência em face dos objetos. As observações dos especialistas em clínica médica e, depois, dos psicanalistas também nos colocam diante de um outro conflito, além daquele da ambivalência: o conflito entre a passividade e a atividade, situação que o ulceroso se esforçará por resolver, às vezes de uma forma desesperada.

Segundo A. Garma (3), a úlcera péptica origina-se pela persistência de situações infantis muito precoces não resolvidas, relacionadas com a mãe, situações essas que, na idade adulta, dificultam uma boa adaptação do indivíduo à realidade. De acordo com esse autor, o ulceroso esforça-se por conseguir uma aparente atividade triunfante, pretendendo, por outro lado, rejeitar seus conflitos e vencer as dificuldades externas. Quando fracassa em parte nesse trabalho, desloca as dificuldades do meio externo para o seu tubo digestivo; os alimentos passam então a representar essas circunstâncias exteriores difíceis de vencer, que o indivíduo tenta digerir. A ferida da úlcera representaria as agressões provenientes do ambiente, e também a ferida da separação da mãe e a volta da agressão contra si mesmo. Uma constelação parental freqüente nesses pacientes seria constituída por uma mãe dominadora e um pai fraco.

A análise de alguns ulcerosos e a observação clínica de outros levou-me a conclusões semelhantes. Apuramos como ponto de fixação disposicional a segunda fase oral (oral canibalística), à qual o ulceroso regressa parcialmente durante sua doença; um grave conflito de ambivalência, de passividade e atividade; traços maníaco-depressivos; a periodicidade dos distúrbios e mecanismos de defesa típicos, como a introjeção do objeto, não no aparelho psíquico mas no próprio órgão doente. A relação com os mecanismos maníaco-depressivos surgiu-nos com toda a clareza. O período doloroso da úlcera relaciona-se com a fase depressiva, e seu aparecimento é condicionado por mecanismos semelhantes. Frustrações leves ou intensas, atuando sobre disposições oral-sádicas intensas ou leves, iniciam o processo, desencadeando-se uma grande hostilidade em face do objeto, situação vivida psiquicamente como perda ou abandono do objeto, levando à reativação da angústia. Diante de tal situação, o doente esforça-se por recuperar o objeto.

S. Rado (4) observara que os pacientes depressivos têm grandes necessidades narcísicas, que são muito sensíveis aos pequenos danos e que a dependência para com os objetos exteriores é neles muito intensa. Já sabemos que ocorre o mesmo no ulceroso, e também que a necessidade de auto-apreciação leva-os a apoiarem-se nos outros, sentindo, consciente ou inconscientemente, a necessidade de serem estimados, de serem queridos a qualquer preço. O que caracteriza esses dois tipos de afecções é uma situação permanente de perigo de perder amor, o que, segundo Rado, corresponde à situação de perigo produzida pela fome no recém-nascido. Estabelece-se assim a relação entre ser alimentado, orgasmo alimentício, daí derivando a auto-apreciação, seguida às vezes de um estado de embriaguez típico da situação maníaca. Essa dupla situação, de anseio e rejeição pela mãe, de amor e de ódio, leva o sujeito a uma hostilidade maior, que ele volta contra si próprio. Mas a introjeção da agressão faz-se acompanhar da introjeção do objeto contra o qual ela estava dirigida. Uma imagem de mãe agressiva, assim imaginada por elementos reais e pela projeção da própria agressividade do sujeito, é introjetada. O melancólico elabora essa situação num plano psicológico, ao passo que o ulceroso fraciona a situação traumática; parte dela é elaborada psiquicamente, enquanto que a maior quantidade é introjetada em seu aparelho gástrico, e o paciente tenta então superar a situação dentro do seu próprio estômago. Essa imagem de mãe agressiva introjetada, carregada do próprio sadismo dentário do paciente, é o que o morde por dentro. Mas nesse ponto a situação torna-se ambivalente, pois se, por um lado, o sujeito deseja desfazer-se ela, eliminá-la, por outro faz todo o possível por retê-la. A constipação que acompanha a crise dolorosa tem por finalidade reter o objeto introjetado, sendo que o paciente tenta se defender dessa forma de uma nova perda objetal. Observa-se aí o círculo vicioso em que o paciente se debate.

Devido ao processo de introjeção no mesmo órgão (que, num certo sentido, representa o próprio supereu feito à imagem da mãe hostil), cria-se de novo uma situação de perigo, aparecendo uma necessidade de proteção. É como se, ao aceitar a passividade nesse plano, o paciente tentasse procurar bons substitutos do alimento materno. A análise de um sintoma típico como a fome dolorosa esclarece esses conteúdos e mecanismos. Esse sintoma é acompanhado de angústia e dor, que se acalmam com a ingestão de qualquer alimento; dessa ingestão resultará uma sensação de bem-estar, de euforia, de embriaguez e sono, semelhante ao que deve sentir o bebê depois de ter sido suficientemente amamentado pela mãe. Certas alterações do apetite, como hiporexias, hiperorexias, parorexias, etc., estão relacionadas com fantasias canibalísticas e coprofágicas, tendências vinculadas ao estágio oral secundário. A periodicidade é característica da úlcera e da psicose maníaco-depressiva, e é condicionada, em ambas, pela soma de fatores endógenos e exógenos, podendo predominar os primeiros ou os últimos. Conforme o ritmo e a forma de seu surgimento, é possível descrever formas clínicas da úlcera semelhantes aos diversos tipos clínicos da psicose maníaco-depressiva[1].

Após uma crise dolorosa, que pode durar dias ou meses, o paciente passa para um estado análogo à excitação da psicose maníaco-depres-

---

1. Os sintomas de hipofunção (melancolia gástrica) se alternam ou se misturam com os sintomas de hiperfunção (mania gástrica).

siva. A situação penosa anterior é esquecida, tal como sucede na mania, sendo que essa negação do penoso tem a finalidade de negar a realidade anterior desagradável. O que Melanie Klein (6) diz a respeito da mania também é aplicável aqui, visto que pelo mecanismo de negação o paciente ulceroso pretende retirar valor dos perigos provenientes dos objetos maus e do seu próprio sadismo. Ao mesmo tempo que pretende isso, procura manter a importância dos objetos bons, esforçando-se por aparecer como livre e independente.

Os tipos caracterológicos configurados no sentido da atividade são elaborações maníacas da situação contrária, latente.

Juntamente com essa negação da crise manifesta-se um estado de onipotência gástrica, semelhante à onipotência psíquica do maníaco. Nessa situação, o ulceroso sente-se capaz de digerir qualquer coisa; um dos nossos pacientes, referindo-se a essa situação de onipotência gástrica, costumava repetir que se sentia "capaz de digerir pedras".

Mas essa negação do penoso, com o esquecimento da situação anterior, a onipotência, a euforia, que se segue ao que poderíamos chamar de "melancolia gástrica", constitui um grave obstáculo ao tratamento desses pacientes, uma vez que, nessas situações, costumam abandonar suas dietas e outros tratamentos, por considerarem-se curados. Entretanto, é fácil enxergar através dessa conduta mecanismos de fracasso que se colocam a serviço de tendências masoquistas e sentimentos de culpa que permanecem reprimidos, mas sem deixar de expressar-se na conduta total do paciente.

Nossa intenção foi oferecer provas do parentesco entre a psicose maníaco-depressiva e a úlcera péptica, destacando o tipo de regressão, os pontos disposicionais, os mecanismos fundamentais e a situação diante da mãe. O que as diferencia é que, enquanto o melancólico elabora a situação em seu aparelho psíquico, o ulceroso somatiza o conflito melancólico, surgindo esse processo como uma defesa contra alterações graves da personalidade. O indivíduo pode "escapar" ou "esquivar-se" de uma psicose graças a esse mecanismo. Outra diferença entre as duas afecções é que, na úlcera, a regressão do eu é somente parcial, ao passo que na psicose maníaco-depressiva é total e profunda.

Outro problema interessante que surge no transcurso da análise de ulcerosos é a relação entre a fome desses pacientes e a fome do obeso, ambas condicionadas por conflitos psicológicos. É provável que no obeso a fome seja menos agressiva, em virtude de uma fixação oral mais profunda, sendo a situação em relação à mãe muito menos ambivalente. Por isso, o processo de incorporação de uma imagem da mãe somente nutriente não acarreta quaisquer danos ao aparelho digestivo; o alimento é simplesmente metabolizado.

Bibliografia

(1) Alexander, F., Bacon, C., Wilson, G. W., Levey, H. B. e Levine, M., "The influence of psychotic factores upon gastrointestinal disturbances", *Psychoanalytic Quarterly*, 1934, vol. III, pp. 501-508.
(2) Saul, León, "Psychiatric treatment of peptic ulcer patients", *Psychosomatic Medicine*, 1946, vol. III, p. 204.
(3) Garma, A., "Psicogénesis de la úlcera péptica", *Revista de Psicoanálisis*, 1945, vol. II, pp. 603-614.
(4) Rado, Sandor, "The problem of melancholia", *Intern. Journal of Psychoanalysis*, 1938, vol. IX.
(5) Wolf, S. e Wolff, H. G., *Human Gastric Function. An Experimental Study of a Man and His Stomach*, Oxford University Press, Nova York, 1943.
(6) Klein, Melanie, "A contribution to the psychogenesis of maniac-depressive states," *International Journal of Psychoanalysis*, 1935, vol. XVI, pp. 145-176.

PRÓLOGO AO LIVRO DE ENRIQUE V. SALERNO "APORTACIONES A LA MEDICINA PSICOSOMÁTICA, GINECOLOGIA Y OBSTETRÍCIA"*

A publicação de um livro que trate de temas de medicina psicossomática constitui sempre um indicador de progresso médico no sentido de superar formas antiquadas de pensar e dicotomias já inadmissíveis. Como bem sublinhou F. Alexander (1), o paciente volta a ser considerado um ser humano, com suas preocupações, temores, depressões, esperanças, ou seja, como um todo indivisível. Além disso, o próprio médico volta a ocupar seu verdadeiro lugar, uma vez que, ao preocupar-se com os cuidados físicos e psíquicos a serem dispensados ao seu paciente, reúne o que era solicitado separadamente da medicina e da religião.

Os dois trabalhos que o Dr. Enrique V. Salerno inclui neste volume constituem uma contribuição valiosíssima para o conhecimento integral de duas afecções: a congestão pélvica e o aborto espontâneo de origem emocional. Ele pôde realizar esses trabalhos graças à sua formação científica dirigida no duplo sentido de sua especialidade, a ginecologia, e uma formação psicanalítica que o capacitou a abordar em profundidade e integralmente dois problemas de especial interesse. É promissor para o movimento psicossomático em nosso país que o mérito de seu trabalho "Fatores psicogênicos em ginecologia e obstetrícia. O aborto espontâneo emocional" tenha sido devidamente valorizado pela Sociedade de Obstetrícia e Ginecologia de Buenos Aires, que o distinguiu com um *accesit*. É também significativo que o secretário geral da mencionada instituição, o prof. dr. Silvestre L. Sala, ao referir-se a essa contribuição científica, tenha se expressado nos seguintes termos: "Um tema de muito interesse e atualidade, ainda não tratado em nossa Sociedade, foi o do *aborto emocional* e dos fatores psicogênicos de sua produção; num trabalho consciencioso, expôs-se a interdepen-

---

* Salerno, E. V., *Aportaciones a la medicina psicosomática, ginecología y obstetrícia*, Ed. C. Vergara, Buenos Aires, 1946.

dência psicossomática em nossas duas especialidades, e especialmente na produção de certos abortos que outrora pareciam carecer de uma explicação. Com esse trabalho, a psicanálise passou a figurar na literatura médica da Sociedade."[1]

Sobre as relações da ginecologia e da obstetrícia com a medicina psicossomática, assim como da história dessas idéias, o autor ocupa-se extensamente, e nestas linhas que servem de introdução limito-me a apresentar as noções gerais que permitem compreender melhor os mecanismos de atuação psíquica.

O estudo dos fatores emocionais na gênese das afecções somáticas é tão antigo quanto a própria medicina, mas entrou em sua fase científica só depois que a psicanálise proporcionou à medicina uma concepção do indivíduo, esclarecendo desse modo as vias de atuação do psíquico sobre o soma.

A apresentação filosófica da relação corpo-alma complicou a investigação, pois a própria denominação medicina psicossomática faria pensar numa concepção dualista do homem. Para evitar discussões intermináveis, os editores do *Journal of Psychosomatic Medicine* (2), órgão oficial desse novo movimento nos Estados Unidos, publicaram uma declaração de princípios em que esclareceram sua posição diante desse problema.

A exposição desses princípios diz o seguinte: "Enfatizou-se a tese de que não existe diferença lógica entre corpo e alma, entre físico e psíquico. Aceita-se que a complicada neurofisiologia da conduta, dos instintos e do intelecto difere do resto da fisiologia pelo seu grau de complexidade, mas não do ponto de vista qualitativo. Por isso a divisão das disciplinas médicas em fisiologia, neurologia, medicina interna, psiquiatria e psicologia pode ser conveniente do ponto de vista biológico e filosófico. Pressupõe-se que os fenômenos psíquicos e físicos se produzem no mesmo sistema biológico e são provavelmente dois aspectos do mesmo processo; os fenômenos psicológicos serão estudados em sua causalidade psicológica com métodos intrinsecamente psicológicos, ao passo que os fenômenos fisiológicos deverão ser estudados em sua causalidade fisiológica com os métodos da fisiologia e da química."

Esclarecida a posição diante do problema da relação corpo-alma, é conveniente, antes de se prosseguir, fazer o mesmo com o conceito de psicogênese. Para isso recorremos mais uma vez a Alexander, que, valendo-se do exemplo da hipertensão arterial, diz que psicogênese não significa, por exemplo, que a contração dos vasos sanguíneos não responda a um mecanismo somático. Que a raiva ou cólera, conteúdo emocional específico da hipertensão, tem certamente sua sede em algum

---

1. *Bol. de la Soc. de Obst. y Gin. de Bs. As.*, 1946, vol. XXV-2, p. 65.

lugar do sistema nervoso central, que é um processo fisiológico, e que o efeito desse processo se expressa através de múltiplas manifestações, sendo uma delas o aumento da pressão sanguínea. Isso quer dizer que, em última instância, cada uma dessas manifestações pode ser descrita teoricamente em termos fisiológicos.

Segundo Alexander, quando falamos de psicogênese, referimo-nos a processos psicológicos que consistem em excitações centrais do sistema nervoso, as quais podem ser estudadas por métodos psicológicos, pelo fato de serem percebidas subjetivamente em forma de emoções, idéias e desejos. Daí a investigação psicossomática se ocupar de processos em que certos elos da cadeia causal se prestam mais a um estudo por métodos psicológicos do que por métodos fisiológicos, e, ainda que a base fisiológica dos fenômenos fisiológicos seja mais conhecida, não nos será possível prescindir de seu estudo psicológico.

Como já dissemos, a medicina psicossomática entrou em sua fase científica devido à contribuição dos primeiros trabalhos de Freud, especialmente sobre a histeria, a que se somariam as contribuições de alguns de seus discípulos, como Grodeck, Abraham, Deutsch e Simmel. Nestes últimos anos, o progresso deve-se ao trabalho realizado por Franz Alexander (3) e seus colaboradores e discípulos do Instituto Psicanalítico de Chicago, que abordaram de forma sistemática e ordenada certas afecções, como as doenças gastrintestinais (úlcera, constipação, colite mucomembranosa), e as alérgicas (asma, rinite espasmódica, urticária, hipertensão, etc.). Esses estudos foram realizados sob os auspícios do *National Research Council*.

A compreensão do fenômeno da inter-relação psicossomática recebeu a mais valiosa contribuição quando Freud estudou os fenômenos histéricos em geral num relato clínico, o *caso Dora* (4), até hoje a melhor introdução a esse tipo de estudos.

A paciente de Freud sofria dos mais variados sintomas histéricos reportados à esfera somática, como crises dispnéicas, tosse nervosa, afonia, enxaquecas, episódios amnésicos, etc. Estes, após uma análise em profundidade, demonstraram estar em conexão com determinados afetos reprimidos, ou seja, inconscientes, que buscavam uma via de expressão fora dos canais normais. A essência da teoria da conversão somática (conversão de um afeto numa inervação orgânica), conforme Freud a denominou, consiste em que cada tendência psíquica busca uma expressão corporal adequada. Quando a via normal de descarga dessas expressões é possível, ela realiza-se através do sistema eu consciente, o que, em termos anatomofisiológicos, equivale a dizer através do córtex cerebral. O eu consciente exerce nesse nível de atuação um controle sobre as inervações nervosas, que desse modo servem para descarregar tensões psíquicas que se originam em necessidades ou apetites biológicos. O exemplo mais típico desse caso é constituído pela descarga do instinto sexual através de um comportamento sexual normal.

A atividade normal do indivíduo vale-se dessa possibilidade de descarga de tensões, realizada por meio de todas as nossas intervenções, para manifestar necessidades por meio de uma conduta que tende a adequar-se à finalidade instintiva e às circunstâncias externas presentes.

Além disso, devem ser colocados no grupo de fenômenos normais (F. Alexander) alguns de natureza automática que também descarregam tensões emocionais — como o choro, o riso, o rubor, etc. —, que são conscientes quanto aos seus conteúdos psicológicos mas que, quanto à sua expressão somática, são automáticos e inconscientes, e sobre os quais o indivíduo perde, em grande parte, o controle. Esse componente somático constitui o aspecto orgânico que acompanha a expressão de todas as nossas emoções normais, representando um modelo normal do fenômeno que Freud denominou conversão somática.

Tomemos por exemplo o caso mais típico, o choro, via de descarga de tensões emocionais de caráter desagradável ou triste, e o componente orgânico, secretório, que o acompanha. Isso constitui a conversão da tristeza num fenômeno de excitação glandular cujo estímulo partiu do córtex, passou pelos centros subcorticais e chegou finalmente a concretizar-se por via parassimpática. A lágrima, característica do choro, é o último elo de uma extensa série de fenômenos que se iniciaram num estado de ânimo especial: a tristeza.

Esse fenômeno de tão fácil observação serve de modelo muito claro do que é a inter-relação psicossomática e as vias e elos que constituem sua estrutura total.

Os fenômenos patológicos ou sintomas com expressão somática ou conversões somáticas genuínas só se distinguem desse fenômeno normal de conversão por se realizarem em outras condições, através de outros sistemas e a partir de outros níveis de integração. Consideremos, por exemplo, que a via normal de descarga das emoções esteja bloqueada, como sucede no caso de o afeto que lhe corresponde ser reprimido, ou seja, tornar-se inconsciente. Tal afeto ou tendência, pelo fato de ser reprimido, não perde, entretanto, sua força, uma vez que atua a partir do próprio inconsciente e tende a expressar-se de qualquer maneira. Quando encontra uma disposição particular no indivíduo, ele o faz por vias não habituais de descarga. Esta pode efetuar-se então, partindo do inconsciente, através do sistema sensório-motor, como no caso do sintoma histérico de conversão (convulsão, cegueira, surdez, anestesia, etc.), ou através do sistema neurovegetativo, como no caso do fenômeno somático que caracteriza as neuroses dos órgãos (ataque de asma, gastrite, constipação, diarréia, etc.). O fenômeno resultante ou sintoma orgânico constitui a expressão simbólica de um desejo reprimido. Essa repressão do desejo foi previamente realizada, devido à sua natureza condenável, por parte da consciência moral do indivíduo. Por meio do sintoma, esquiva-se de certa maneira à censura, tentando uma descarga por via substitutiva e inconsciente.

Outro aspecto do fenômeno da conversão, como em geral de qualquer sintoma neurótico, é que constitui uma tentativa de descarregar tensões emocionais, nesse caso por via somática, com o objetivo de restabelecer um estado de calma no interior do aparelho psíquico, uma vez que este não tolera o recrudescimento de tensões, reagindo com um fenômeno típico constituído pela angústia. Mas essas descargas de tensões emocionais por vias substitutivas ou neuróticas são apenas tentativas tendentes a tranqüilizar o aparelho psíquico, já que uma descarga total e absoluta só pode realizar-se por vias normais. Quando existe um conflito neurótico, essas tensões tendem a uma descarga por via normal, ficando sempre, no entanto, um remanescente que gera um estado de excitação crônica ou de tensão exagerada crônica, impelindo o eu a produzir continuamente novos sintomas como novas tentativas de descarga. Tal estado de irritação crônica produzido pela energia psíquica acumulada constitui um estímulo permanente, explicando-se assim a cronicidade, permanência ou variabilidade dos sintomas que desembocam em uma disfunção orgânica crônica. A finalidade é suprimir o desprazer, combater a angústia, sinal de alarma do sofrimento do eu e equivalente à dor no terreno do orgânico. Tanto a angústia quanto a dor impelem o organismo a mobilizar seus mecanismos de defesa, sendo os sintomas, considerados deste ponto de vista, uma tentativa de cura do conflito neurótico primitivo.

Em seu aspecto funcional, o fenômeno orgânico constitui, pois, um meio de expressão, uma linguagem pela qual se exprimem determinados afetos ou emoções proibidos, bloqueados no inconsciente. Essa expressão orgânica dos afetos é o que Freud denominou "linguagem dos órgãos", que só pode ser decifrada através da investigação psicanalítica dos conteúdos inconscientes. Dessa maneira, essa linguagem cifrada torna-se compreensível, tanto para o próprio paciente, que desconhecia seus verdadeiros conteúdos, quanto para o médico que o escuta, descobrindo-se assim que o sintoma orgânico expressa o conflito neurótico em sua totalidade, representando as tendências que estão em conflito. Observa-se, pois, que toda a ação se deslocou para o órgão e suas funções, realizando-se aí, por assim dizer, o drama em sua totalidade. Em termos gerais, o tratamento psicanalítico tem por finalidade tornar o paciente consciente das tendências inconscientes que agiam sobre o órgão. Conseguido isso, ele passa a buscar formas de descarga mais normais, suprimindo-se o sintoma, agora desnecessário para expressar os conflitos inconscientes.

Como eu disse anteriormente, o trabalho mais sistemático realizado nesse terreno foi, até o momento, aquele dirigido por Franz Alexander no Instituto Psicanalítico de Chicago. O exemplo tomado foi o problema da asma (5), abordado por especialistas de medicina interna, alergistas e psicanalistas, realizando-se um trabalho de equipe que constitui um verdadeiro modelo nesse gênero. Os pacientes foram cuidadosamente selecionados, levando em conta, sobretudo, a obtenção de um diagnóstico preciso do ponto de vista alérgico, já que o interesse que motivou esse empreendimento foi o desejo de estudar especialmente as inter-relações entre os fatores psicológicos e alérgicos na etiologia da asma brônquica. Selecionados os pacientes, realizaram-se de tempos em tempos comunicações detalhadas, em que intervinha a equipe em seu conjunto e onde se consideravam e se discutiam o curso da análise e os exames alérgicos de cada paciente.

No terreno da ginecologia, a obra de Teresa Benedek e Boris B. Rubenstein (6), comentada em um dos trabalhos do dr. Salerno, constitui, no meu entender, o trabalho mais profundo realizado nesse domínio.

O nosso Instituto de Psicanálise também orientou sua atividade nesse sentido. Arnaldo Rascovsky, T. Schlossberg e G. Ferrari Hardoy (7) investigaram a partir desse ponto de vista a síndrome de virilização suprarenal em meninas. C. E. Cárcamo e Maria Langer (8) abordaram o problema da esterilidade na mulher, sustentando que nos casos em que os ginecologistas não encontram uma razão orgânica suficiente é lógico pensar que essa esterilidade pode ser determinada por fatores psicológicos. Duas pacientes analisadas por eles ficaram grávidas durante o tratamento, e os autores sustentam que os motivos psíquicos da esterilidade podem ser de naturezas diversas mas, no fundo, tratar-se-ia de imaturidade psicossexual de grau variável, com uma fixação exagerada na mãe. Essa fixação poderia tomar duas formas: uma em que as tendências têm uma finalidade ativa e que corresponde à mulher virilizada; outra, em que o fim instintivo é de natureza passiva, é constituída pelas mulheres de tipo infantil — são aquelas em que o ginecologista explica a esterilidade com o diagnóstico de infantilismo genital.

Maria Langer (9), num outro trabalho intitulado "Algumas contribuições à psicologia da menstruação", destaca em termos gerais o sentido que as regras podem ter como defesa contra a homossexualidade, mas também como satisfação sádica. Maria Langer (10), num terceiro trabalho, "Problema psicológico da lactância", estuda os diferentes mecanismos neuróticos capazes de inibir ou favorecer a lactância.

Entre outros trabalhos realizados por membros do nosso Instituto podemos citar os de Ángel Garma (11), "Psicogênese da úlcera péptica"; G. Ferrari Hardoy (12), "Estudo psicossomático da coriza"; C. E. Cárcamo (13), "A enxaqueca"; A. e L. Rascovsky (14), "A epilepsia infantil". O Dr. Valentín Pérez Pastorini (16), ao descrever a técnica de exame chamada "anamnese associativa", estuda de forma integral uma paciente que sofreu 41 processos pneumônicos.

A publicação do livro de Weiss e English (17) facilita muito os primeiros contatos com a medicina psicossomática, constituindo talvez a primeira tentativa de sistematizar esses estudos; os autores conseguiram, com efeito, escrever um verdadeiro compêndio de medicina psicossomática. Os problemas foram focalizados segundo um critério prático, acessível ao especialista de medicina interna com algum conhecimento de psicanálise. Na Argentina, Emilio Pizarro Crespo e Lelio Zeno (18) publicaram *Clínica psicossomática*, sendo o primeiro desses autores um dos precursores dessas investigações em nosso país. A obra é meritória, embora se possam formular algumas objeções a ela a partir do ponto de vista psicanalítico. Mas são sobretudo os dois livros de Flanders Dunbar (19) que constituem o material necessário para uma boa formação psicossomática. O primeiro deles, *Emoções e alterações corporais*, é uma recompilação de toda a literatura referente a esse tema entre os anos de 1910 e 1933, através de 2.358 fichas bibliográficas. Nos primeiros capítulos, de orientação e metodologia, há uma exposição exata das questões teóricas, com apresentação do material bibliográfico referente a cada sistema em particular; seu manuseio é muito fácil e é uma obra imprescindível.

Posteriormente, Flanders Dunbar (20) publicou um segundo livro, *Diagnóstico psicossomático*, em que expõe sua experiência como resultado do exame e tratamento de 1.600 pacientes afetados por diversos distúrbios, como fraturas, distúrbios cardiovasculares, hipertensão, oclusão coronariana, síndrome anginosa, reumatismo, arritmias cardíacas e diabetes. Depois de expor sua técnica, seus métodos de tratamento e seus resultados, a autora ocupa-se da formação do médico, insistindo em que a formação psiquiátrica habitual é insuficiente, sendo imprescindível que se acrescente a formação psicanalítica às anteriores, como base importante para uma formação profunda e voltada para os estudos psicossomáticos. Flanders Dunbar insiste na condição que possibilitou esta investigação eficaz e profunda do dr. Salerno, ao dizer: "Todos os meus colaboradores e assistentes tinham uma boa experiência médica e psiquiátrica; aqueles que, além disso, dispunham de uma formação psicanalítica alcançavam muito mais êxito em seu trabalho clínico e de investigação."

Bibliografia

(1) Alexander, F., "Aspectos psicológicos de la medicina", *Revista de Psichosomatic Medicine*, 1943, v. 3, p. 205.
(2) ____, "Conceptos fundamentales sobre introducción psicoanalítica", *Psychosomatic Medicine*, 1943, v. 3, p. 205.
(3) ____, *Medical value of psychoanalysis*.

(4) Freud, S. "Historiales clínicos", *Obras completas*, t. XV. S. Rueda, Buenos Aires.
(5) French, M. Th., *"Factores psicogénicos en el asma bronquial*, Ed. por Asociación Psicoanal. Arg., 1943.
(6) Benedek, Th. e Rubenstein, B. B., *El ciclo sexual en la mujer*, Ed. por Asoc. Psicoanal. Argentina, 1944.
(7) Rascovsky, A.; Schlossberg, T. e Ferrari Hardoy, G., "Síndrome de virilización suprarrenal en niñas, *Arch. Arg. de Pediatría*, 1940, XI, 4.
(8) Cárcamo, E. C. e Langer, M., "Psicoanálisis de la esterilidad femenina". *Revista de Psicoanálisis*, 1944, vol. II, n.º 1, p. 9.
(9) Langer, M., "Algumas aportaciones a la psicologia de la menstruación", *Revista de Psicoanálisis*, 1944, vol. II, n.º 9, p. 211.
(10) ___, "Problemas psicológicos de la lactancia", *Revista de Psicoanálisis*, 1945, vol. III, n.º 2, p. 221.
(11) Garma A., "Psicogénesis de la úlcera péptica", *Revista de Psicoanálisis*, 1945, vol. II n.º 4, p. 603.
(12) Ferrari Hardoy, G., "Estudio psicosomático de la coriza", *Revista de Psicoanálisis*, 1944, vol. I, n.º 4, p. 531.
(13) Cárcamo, E. C., "Contribución psicoanalítica al conocimiento de la jaqueca", *Revista de Psicoanálisis*, 1945, vol. II, n.º 4, p. 580.
(14) Rascovsky, A. e Rascovsky, L., "Consideraciones psicoanalíticas sobre la situación actual estimulante en 116 casos de epilepsia infantil", *Revista de Psicoanálisis*, 1945, vol. II, n.º 4, p. 626.
(15) Pichon-Rivière, E., "Patogenia y dinamismos de la epilepsia", *Revista de Psicoanálisis*, 1945, vol. II, n.º 4, p. 615.
(16) Pérez Pastorini, V., *"Valor de la anamnesis asociativa en medicina psicosomática"*, *Revista de Psicoanálisis*, 1945, vol. III, p. 43.
(17) Weiss, Ed. e English, O. S., *Psychosomatic medicine*, Saunders C., Filadélfia, 1943.
(18) Pizarro Crespo, E. e Zeno, Lelio, *Clínica psicosomática*, El Ateneo, Buenos Aires, 1945.
(19) Dunbar, Flanders, *Emotions and bodily changes*, Columbia University Press, 2.ª ed., 1938.
(20) ___, *Psychosomatic diagnosis*, Paul Hoeber, Nova York, 1943.

ASPECTOS PSICOSSOMÁTICOS DA DERMATOLOGIA*

Sendo a pele o órgão sobre o qual se expressam com maior objetividade as diversas situações emocionais que trazem como conseqüência alterações da irrigação, umidade, temperatura, eretibilidade dos pêlos, etc., não deixa de ser estranho que os dermatologistas, de modo geral, tenham resistido tanto a considerar os fatores psicogênicos nas dermatopatias. Essa rejeição está vinculada, sem dúvida, a fatores inconscientes; é muito possível que o problema gire em torno do sujo e seu equivalente moral para a personalidade do dermatologista. Entretanto, como veremos adiante, ao rever os trabalhos psicossomáticos sobre o tema, essa possibilidade, ou seja, a origem psicogênica de perturbações da pele tinha sido considerada já na Antiguidade; os eczemas, as verrugas, as alterações do cabelo e outras afecções foram, sem dúvida, observadas pelos dermatologistas e obedeciam a causas psíquicas ou suscetíveis de um tratamento psicoterápico.

No âmbito da dermatologia atual, Sulzberger, em seu livro *Alergia dermatológica*, nega o fator psicogênico, embora considere as conseqüências psicológicas ou repercussões das afecções da pele sobre a personalidade e conduta desses pacientes.

O ponto de vista mais revolucionário em dermatologia é o de Stokes, que a um conhecimento profundo da dermatologia acrescenta uma penetração psicológica pouco comum. Num trabalho publicado por Beerman, Stokes traz a questão à tona, formulando-a da seguinte maneira:

"Os dermatologistas e alergistas, como todos os grupos formados no decorrer de uma especialização médica, estão passando por um período de resistência a qualquer vinculação com seus vizinhos de ou-

---

* Conferência pronunciada na cátedra de Dermatosifilografia do prof. Marcial Quiroga, no curso de pós-graduação sobre o tema *Eczema* (Faculdade de Medicina de Buenos Aires), 19 de novembro de 1948.
Revista de Psicoanálisis, 1949, vol. VI, n? 2.

tros setores da medicina, atitude que representa um dos seus recursos inconsientes para afirmarem sua autonomia e identidade individuais. O fato de o dermatologista acostumar-se ao visível e ao estrutural, que no campo das doenças da pele implica uma tentação constante ao pensamento superficial, ao mesmo tempo que facilita o estudo e a classificação, talvez seja um dos fatores da resistência em admitir os distúrbios psicogênicos entre as causas das doenças cutâneas. Uma especialidade tão altamente objetiva e "ocular", na qual a própria natureza do material clínico tem como conseqüência o entusiasmo pelo fotográfico, e o predomínio de uma mentalidade desse tipo talvez tenda a opor-se ao ponto de vista funcional, tanto no diagnóstico quanto na investigação. Poderíamos dizer que até há pouco tempo o campo do psicogênico em dermatologia limitava-se às lesões autoproduzidas, individualizáveis por seu aspecto estranho e avesso a qualquer classificação. Também na medicina geral se traduz a tendência a pensar em termos de causas exclusivas, em vez de fatores complexos e interatuantes. Esse critério da etiologia única talvez mereça crédito na revelação da causa de um certo grupo de doenças relativamente desconhecidas mas, em última instância, deverá ceder lugar a um ponto de vista que reconheça na causalidade múltipla e nas inter-relações uma importância idêntica ou até maior que a atribuída aos fatores etiológicos únicos ou isolados. Nas dermatoses, o fator psíquico raramente se apresenta como único e talvez por isso não tenha sido tão facilmente aceito como os fungos, microrganismos celulares e outros fatores semelhantes."

Esse conceito da causação múltipla nas doenças da pele coincide justamente com o conceito da equação etiológica de Freud, surgindo daí a necessidade de um *estudo integral da situação. A doença deve ser considerada uma reação da totalidade do organismo diante de determinados estímulos, através de um determinado sistema — neste caso, a pele. Mais adiante, ao estudar os fenômenos alérgicos, veremos que os fenômenos emocionais e os agentes físicos, químicos, vegetais, etc., entram nessa equação etiológica, não isoladamente, mas integrando uma situação total, sem estabelecer dependência e interações entre eles.*

O interesse pela dermatologia foi despertado nos últimos anos entre os psiquiatras e psicanalistas, e as contribuições mais importantes sobre os aspectos psicossomáticos das doenças da pele partiram desse campo. É pouco freqüente um portador de doença de pele recorrer ao tratamento psicanalítico por causa de uma afecção nesse sistema, mas é muito freqüente no decorrer de um tratamento surgirem situações dermatológicas ou doenças típicas da pele.

Felix Deutsch, um dos psicanalistas que mais se destacou nesse campo, fala de "psiquiatria cutânea".

Um estudo comparativo dos pacientes dermatológicos e psiquiátricos foi realizado por Karl Menninger, um dos mais destacados psiquiatras e psicanalistas dos Estados Unidos. Menninger foi convidado pelo dr. Paul O'Leary, chefe do departamento de dermatologia da Clínica Mayo, a passar seis semanas na clínica de pele com o objetivo de observar os pacientes, sua assistência e tratamento, assim como a atitude dos dermatologistas diante desse tipo de enfermidades. Ao referir-se à atmosfera emocional da clínica dermatológica ele diz que, quando um observador entra numa clínica desse tipo, nota quase imediatamente um ambiente característico. Os pacientes que aguardam consulta trazem sinais evidentes de um desespero controlado mas ansioso, muito diferente, por sua natureza, da depressão e ansiedade mais dramática da clínica cirúrgica ou da resignação mais plácida de uma clínica médica. Embora esses pacientes não estejam ameaçados de morte, o limite exterior da personalidade deles, a pele, encontra-se doente, e algo que psicologicamente é mais importante do que a locomoção ou a digestão está comprometido, ou seja, a aparência exterior.

O motivo da aflição logo se revela e à sensação de incômodo ou dor que esses pacientes experimentam acrescenta-se a constante mortificação produzida pela exibição de uma lesão mais ou menos repulsiva e suspeita, que, segundo Menninger, marca esses pacientes e os separa dos demais. Os doentes de pele são objeto de comentários, existindo uma rejeição consciente ou inconsciente motivada pela idéia de contágio, transformando-se em tabu[1] para os outros. Diante do grupo de pacientes neuróticos e psicóticos o psiquiatra enfrenta problemas semelhantes. Entre esses dois tipos de pacientes — da mente e da pele — há em comum o fato de seus sofrimentos serem subestimados por aqueles que não os experimentaram. Para o observador comum é difícil avaliar a tortura dos doentes com pruridos graves, que se sacodem, se contorcem, se angustiam e acabam exaustos e desesperados depois de um ataque de coceira. Uma característica dos doentes de pele, e que está em oposição com seu intenso sofrimento, é que procuram assegurar às outras pessoas que a doença deles é menos grave do que na realidade é, com o objetivo de passar o mais inadvertidos possível. Menninger refere-se à concepção depreciativa das pessoas a respeito de dermatologistas e psiquiatras: acham que os primeiros só receitam pomadas que mudam a cada nova consulta, e que os psiquiatras são médicos que só se ocupam de aplaudir homens ricos, tratar mulheres hipocondríacas ou enfiar psicóticos excitados em camisas-de-força. Na realidade, essa péssima reputação baseia-se em algo certo quanto a algumas práticas das duas especialidades e, além disso, porque nesses dois ramos da medicina a preocupação fenomenológica, nosográfica e a des-

---

1. A relação entre essa situação tabu e a idéia de sujeira será desenvolvida num próximo trabalho, seguindo as idéias de E. Jones, M. Klein, B. Lewin, L. Kubie, G. Róheim e outros.

crição dos aspectos exteriores impediu a compreensão dos mecanismos tanto das neuroses e psicoses quanto das dermatopatias. Menninger refere-se depois ao que chama a grande praga da prática dermatológica, constituída pela família dos eczemas. Diz ele que em cada especialidade da medicina existe um grupo de pacientes que sofrem de doenças com etiologia obscura e se mostram refratários a qualquer tratamento, o que os faz serem considerados indesejáveis. Segundo o dr. O'Leary, um terço dos pacientes tratados na Clínica Mayo encontra-se nesse grupo: precisam ser freqüentemente hospitalizados e seu tratamento é mais difícil e oneroso que qualquer outro. São pessoas inconstantes, correm de médico em médico, têm idéia de que sofrem de alguma doença crônica e Menninger conta que uma das secretárias da Clínica Mayo chamou sua atenção para o fato de que metade das cartas que escrevera naquele dia eram respostas a queixas intermináveis do tipo "ainda sinto coceira" ou "apareceu de novo a coceira". Todo o meio familiar acaba por preocupar-se com o eczematoso, provocando no paciente e na família um estado de pessimismo e depressão. Menninger observa a circunstância curiosa de que esses pacientes raramente se suicidam ou se convertem em psicóticos, mecanismo que elucidaremos mais tarde, ao estudar a dinâmica da reação eczematosa. *Menninger insiste na necessidade de um estudo integral do doente de pele, de seu desenvolvimento individual, da relação de sua afecção com determinadas situações psicológicas, concluindo que a história da vida do paciente passa a ser mais importante do que a história da lesão.*

A psicofisiologia da pele demonstra que se trata de um órgão fortemente erotizado, em conexão sobretudo com erotismos pré-genitais (predominantemente com o erotismo anal), podendo expressar-se através dela múltiplas situações inconscientes. *Em nosso entender, o prurido é o sintoma fundamental e resulta do deslocamento e extensão do prurido anal ocasionado pela repressão deste ou pelas dificuldades em sua satisfação.* Durante o tratamento psicanalítico, os pacientes mencionam com muita freqüência mudanças no aspecto, percepção tátil, sensibilidade dolorosa, temperatura, cheiro e gosto da pele, expressando assim, de forma simbólica, situações mais gerais. Deutsch e Nadell elaboraram um quadro com as variações e seus equivalentes inconscientes, que é de grande interesse do ponto de vista psicológico. Por exemplo, uma paciente pode declarar que sua pele está ficando mais escura, sendo que isso, quando reportado à sua conduta total, significa sentimentos de culpa, voyeurismo, ocultação ou sentimentos de vergonha e ressentimento. Ao passo que uma alusão a que a pele está ficando mais clara poderá expressar simbolicamente o fato de que a conduta da paciente é correta, bem como tendências exibicionistas, jactância, vaidade, ou seja, atitudes narcísicas. A referência ao tato e à dor costuma ser uma alusão a tendências sadomasoquistas; à umidade, a ten-

PELE
EROTISMO CUTÂNEO
Percepções sensoriais relacionadas com suas formas psicossomáticas de reação

TATO... DOR

```
                    suave                                    umidade
                     →                                        →
            áspero  correto                                  errado
             →       →                                        →
VISÃO      errado  auto-erotismo                            sudoração → fluido → lágrimas
            →       →                                        →                    →
escura    cócegas  calmante                                 oral                uretral
 →         ↘        →                                        →                    →
errado     coçar   perfeccionista  consciencioso          ambicioso          exibicionista
 →          →
voyeurismo sadomasoquismo  dor
 →
ocultação
 →
sensitiva
 ↘
envergonhada  ressentida
```

```
           branca
            →
           correto
            →
           exibicionista  vaidade
            ↘              ↗
           jactância
                          ↘
                          narcisista
```

CHEIRAR... PROVAR

```
                              bom
                               →
                              correto
                               →
              mau            vaidade (oral)
               →              ↗         ↘
              errado                 ambicioso  conversador
               →
              repulsa (anal)
               →
              puritanismo
               ↗
           limpeza         argumentador
```

TEMPERATURA

```
    calor
     →
    dependência
     →
    passivo
     →
    feminino
     →
    rubor

    frio
     →
    independência
     →
    ativo
     →
    masculino
     →
    pele de galinha
```

(Extraído de Deutsch e Nadell)

dências orais e uretrais; o calor refere-se à dependência e o frio à independência; o mau cheiro, assim como o gosto da pele, a sentimentos de culpa (ver o quadro).

A psicofisiologia da pele em seus múltiplos aspectos foi abordada por Shilder, que forneceu material interessante com relação à erogeneidade da pele, o rubor e a transpiração associados a tendências paranóides e, sobretudo, com respeito à importância dos estímulos que partem da pele em relação à configuração do esquema do corpo e às primeiras relações com o mundo exterior. Conclui dizendo que nem as doenças orgânicas nem as psicogênicas da pele permanecem na periferia e que, pelo contrário, os dois tipos de afecções atacam o centro da personalidade; são centrífugas, emanam de centros conflitivos da personalidade e dirigem-se para a periferia. Não existe para Schilder um processo puramente orgânico, dado que o organismo é uma entidade psicofísica.

Os dermatologistas que mais contribuíram para esse enfoque integral da dermatologia foram Sack, Bunnemann, Kreivich, Klauder, Eller, Barinbaum e, sobretudo, Stokes e sua escola, nestes últimos anos. Flanders Dunbar, em seu livro *Emoções e alterações corporais*, resume esses trabalhos provenientes do campo da dermatologia. As contribuições psiquiátricas e psicanalíticas posteriores serão resumidas mais adiante; irei referir-me primeiro aos enfoques gerais e, em seguida, especialmente ao eczema e ao *prurido, situação que consideramos básica, equivalente à angústia no terreno psíquico e à dor no terreno orgânico, que mobiliza mecanismos de defesa os quais, em última instância, constituem o que se expressa como doença.* Finalmente me ocuparei das relações da alergia com essas situações e sua interpretação psicossomática.

W. T. Sack (1927) estranha a pouca preocupação dos dermatologistas com a psicologia profunda, dizendo que eles padecem de um escotoma psíquico que lhes torna muito difícil desligarem-se da patologia altamente diferenciada de um órgão para passar à *patalogia da pessoa*. Sack prossegue dizendo que a pele é um órgão particularmente favorável aos estudos da relação psicossomática, sobretudo porque está excluída de qualquer participação de inervação voluntária.

Com o propósito de elucidar o conceito do significado da pele como órgão somático terminal em que atuam equivalentes de processos psíquicos, ele define a pele como um *órgão de expressão*. Sack explica o termo "expressão" dizendo que é todo processo somático relacionado, sem dar margem a dúvidas, com um processo psíquico definido, tanto quando a correlação se estabelece através do sistema nervoso voluntário como quando se efetua através do involuntário. O fenômeno de expressão tem um duplo significado: em primeiro lugar, um significado *reflexo*; o reflexo origina-se no estratos profundos do inconsciente e atinge a mente consciente, onde atrai a atenção do próprio indivíduo. Em segundo lugar, o significado da expressão tem um valor de *demonstração* dirigida para o ambiente social, solicitando a atenção do mundo externo. (Essa fórmula pode aplicar-se corretamente ao estudo de todos os sistemas orgânicos.)

Ao falarmos da pele como órgão de expressão é importante lembrarmos que ela não é vivenciada como um sistema de camadas, tal como é do ponto de vista histológico; pelo contrário, sua vivência realiza-se através de termos de situação; às vezes, trata-se de pontos de sensibilidade a diferentes estímulos, como frio, calor, dor, ardor, coceira, prazer sexual e toda espécie de idiossincrasias pouco agradáveis, assim como a totalidade das qualidades do sistema tátil. Além disso, do ponto de vista estético e como linha de demarcação entre o corpo e o ambiente, pode dar lugar a sensações de beleza, repugnância, pureza ou impureza, palidez, rubor, suavidade, etc. Esses e outros inúmeros papéis são julgados pela pele em termos de experiências individuais. Sendo a pele um meio de comunicação entre o ambiente externo e o interno, não há dúvida de que constitui uma das partes menos acessíveis à consciência. É claro que esse órgão, como sistema exposto, pode desempenhar um papel importante nos mecanismos de expressão. As observações casuais revelam que até mesmo o indivíduo normal apresenta um certo número de processos psicogênicos em sua pele; esses processos, de grande importância (rubor, palidez), acompanham as emoções e apresentam-se especialmente nas regiões expostas.

Uma demonstração categórica das idéias de Sack foi realizada por Kreivich ao produzir, por meio da hipnose, empolas cutâneas, com exclusão de qualquer fonte de erro. Finalmente, uma das idéias de Sack que situa perfeitamente o problema da psicogênese é *de que nenhuma manifestação da pele pode ser reconhecida como psicogênica através da simples inspeção e de que, sem uma análise psicológica, não se pode estabelecer um diagnóstico de doença psicogênica da pele*

O. Bunnemann (1922) contribuiu com experiências definitivas no que se refere à possibilidade de provocar lesões da pele em estado hipnótico; conseguiu não só provocá-las como fazê-las desaparecer depois, usando o mesmo procedimento.

Bunnemann (1927) utiliza, para estabelecer a especificidade psicogênica, o método denominado *palimnese* (Kohnstamm), que consiste no seguinte: quando há suspeita de que a origem dos sintomas seja psicogênica, leva-se o paciente a um estado de hipnose profunda, tentando relacionar o sintoma com uma lembrança ou experiência. Ele ilustra o seu método com casos de reprodução e eliminação de sudorese na mão com hemorragias subcutâneas e furunculose. Essas experiências colocam-nos diretamente em contato com um problema que não abordaremos hoje, ou seja, a produção de estigmas nos místicos por via psicogênica.

J. V. Klauder (1925) insiste na necessidade do uso da psicoterapia em dermatologia e estuda casos de prurido, empolas e urticária provocados por sugestão. J. J. Eller faz uma extensa revisão (1929) do problema e propõe uma classificação das doenças da pele, à qual faremos alusão mais adiante.

Mas, na realidade, depois de Sack é J. H. Stokes, individualmente e com seus discípulos, quem dá uma contribuição fundamental para o conhecimento dos fatores psicossomáticos em dermatologia.

Numa série de oito artigos faz uma revisão dos mecanismos de expressão — entre eles, mecanismos gastrintestinais — e formula um problema muito debatido em dermatologia, que se refere à influência dos fatores gastrintestinais sobre a pele. Baseado nos trabalhos de Walter Álvarez, conclui que os distúrbios gastrintestinais têm, em sua grande maioria, uma base emocional e atuariam secundariamente, como intermediários, sobre a pele. Stokes e seus colaboradores chegam à seguinte conclusão:

"A nossa experiência e uma cuidadosa investigação induzem-nos a pensar que nas urticárias e dermatites da meia idade, nos eczemas, na rosácea e, inclusive, na dermatose (como a epidermofitose), é necessário eliminar os fatores psicológicos que entram em sua causação. A tensão, os defeitos da personalidade, o conflito e a angústia, e os complexos psíquicos têm tanta importância ou mais que os outros fatores de difusão física. A terapêutica deve encaminhar-se no sentido da superação dos fatores psicológicos, ao mesmo tempo e até antes que se atenda aos fatores físicos."

J. K. Mayr (1927) insiste nos fatores psicogênicos e na importância dos fatores psíquicos nos distúrbios da pele e até mesmo em infecções não psicogênicas, sustentando que se deu muito pouca importância ao processo cutâneo, com suas resultantes estéticas, cosméticas e sociais, fatores que constituem um trauma para o paciente. Finalmente, faz uma extensa revisão da literatura dermatológica referente a hemorragias, urticária, edemas, dermatites, úlceras, distúrbios da secreção sudorípara, mudanças no cabelo e na pigmentação.

M. Barinbaum (1932) ocupa-se da psicanálise em sua relação com a dermatologia, das doenças psicogênicas da pele consideradas como um sintoma neurótico e, especialmente, como um fenômeno de conversão histérica em que se tende a derivar um impulso reprimido em expressão somática. Conclui dizendo que a psicanálise é importante em dermatologia por duas razões: uma, porque nos dá a possibilidade de obter, mediante uma investigação sistemática, a delimitação das doenças psicogênicas da pele; a outra, porque nos permite estabelecer uma relação entre as doenças da pele e o sistema endócrino vegetativo, assim como a inter-relação entre os conceitos dermatológicos e psicanalíticos nas doenças psicogênicas da pele.

Já insistimos por diversas vezes na importância do fator prurido na gênese das doenças da pele. Segundo o nosso modo de ver, e de acordo com o material psicológico recolhido no curso de tratamentos psicanalíticos, isso é certo num grande número de afecções, em particular aquele que é hoje motivo de nossa atenção. J. Sadger (1912) foi um dos primeiros a apontar a importância da *pele como zona erógena*, que pode aparecer misturada com o erotismo das membranas mucosas e dos músculos, ou condensar-se, sobretudo na pele, dando a impressão de um erotismo cutâneo puro. Sadger cita a propósito uma série de exemplos relacionados com os estímulos de erotismo cutâneo e afirma que cada indivíduo reagirá de acordo com um padrão erógeno determinado, e cita como exemplo os fanáticos dos banhos com água fria e os fanáticos da água quente. Qualquer estímulo exterior, calor, frio, luz, contatos físicos, estimulação elétrica, pode estimular o erotismo cutâneo[2]. Uma das conexões mais íntimas entre a vida sexual e as modificações da sensibilidade erógena da pele encontra-se, por exemplo, nas cócegas. Sua natureza sexual evidencia-se de várias maneiras. Em muitas línguas, por exemplo, segundo Sadger, fazer cócegas e realizar o ato sexual designam-se pela mesma palavra; sentir cócegas é, em linguagem figurada, sentir desejos sexuais. Também cita o caso de que muitas adolescentes muito suscetíveis a cócegas deixam de sê-lo quando começam a ter relações sexuais e, em muitas lendas folclóricas, ter cócegas é prova de virgindade. F. Winkler, ao falar do prurido, diz que este tanto pode ser generalizado quanto localizado e, quando tem esta última característica, encontra-se circunscrito às zonas erógenas, como prurido vulvar, anal, escrotal, do períneo ou do orifício uretral. Nas minhas observações sobre casos de prurido, num momento determinado da evolução, o prurido foi localizado numa zona erógena, com maior freqüência a anal, e que, nos casos generalizados, uma repressão intensa desse prurido anal ou genital faz com que ele se estenda ao resto da superfície cutânea. Durante a análise encontramos sempre esse ponto de partida ligado a determinadas fantasias, sobretudo de tipo homossexual. Um caso típico é o produto manifestado na menopausa, que se exacerba com o calor da cama e em que o coçar é intensamente agradável para a paciente, sendo a expressão de uma regressão pré-genital. Faz muito tempo que Jacquet falou de um "onanismo

---

2. Em relação a esse erotismo cutâneo e sua repressão, pude observar um fato curioso numa das minhas pacientes psicanalisadas que tinha pertencido a um grupo nudista. Esse erotismo estava intensamente reprimido e, em contraste com sua atitude nudista, tinha um pudor exagerado em se apresentar despida para ter relações sexuais com o marido; para vencer essas dificuldades, tinha que efetuar suas relações às escuras ou com alguma roupa no corpo. Esse fato explicaria muitos aspectos da conduta nudista, e a aparente calma estaria baseada numa intensa repressão desse erotismo previamente reforçado por um deslocamento de erotismo pré-genitais e genitais.

prurídico", e *esse prazer obtido pelo coçar condiciona a cronicidade de uma dermatose que satisfaz assim tendências inconscientes dos pacientes*. Sadger compara a situação do paciente prurídico com o furor uterino, tal como o evidenciam as descrições clássicas de Kaposi e Naisser. Numa nota à margem, Sadger assinala a grande importância de se considerar um *erotismo congênito da pele*, que representaria uma predisposição somática, penetrando-se assim profundamente nos fatores biológicos que intervêm na equação etiológica de muitas doenças da pele. Ao nosso ver, os fatores chamados hereditários que estão presentes, por exemplo, nas situações alérgicas estão relacionados com esse erotismo congênito da pele. Winkler e Sack (1922) obtiveram êxitos terapêuticos por meio da hipnose e da psicanálise, sendo que o segundo desses autores cita um caso em que o *coçar* conduzia ao *orgasmo* e, portanto, tinha o significado de uma masturbação. Num estudo posterior, Sack (1927) afirma que não há distúrbio de pele em que não se possa encontrar uma base psicogênica; dividiu as doenças da pele em pruriginosas e não-pruriginosas, classificando as manifestações em primárias e secundárias, ou seja, estas últimas como conseqüência do coçar. Nas lesões pruriginosas, e segundo o conceito de Sack, há uma ação do órgão e uma reação, ao passo que nos distúrbios não-pruriginosos somente existe ação do órgão. Partindo dessas considerações, Sack afirma que o prurido psicogênico é uma neurose pura. Sack descreve detalhadamente como isso se determina: é o resultado de uma direção especial da atenção em face dos pequenos estímulos cutâneos, os quais sempre estão presentes, como as sensações de comichão que podem produzir-se em qualquer época e em qualquer lugar do corpo. Seguindo a direção de Sack, Kreivich (1923) afirmou que o eczema seria devido a um reflexo vasomotor, e o coçar-se aliviaria o reflexo vasomotor correspondente, ligando assim a urticária e o eczema e colocando-os em estreita conexão genética; destacou um fato de grande importância ao comprovar que o eczema se desenvolve a partir de um prurido coçado. *O prurido puramente psicogênico é o sintoma neurótico da pele mais freqüente* e podemos, a partir dele, tentar uma compreensão dos mecanismos do eczema. Sack estabelece uma relação estreita entre prurido e sensações sexuais, considerando-os equivalentes da masturbação. Cita o caso de uma mulher cujo eczema crônico e generalizado era o equivalente indubitável de uma neurose, e que produzia e conseguia orgasmos através do coçar. Uma outra paciente, muito inteligente, afirmava que as picadas de mosquitos transformavam-se em zonas erógenas. Quanto ao tratamento do prurido, o autor insiste na grande importância da psicoterapia.

    J. H. Stockes (1930) relata três casos do que denomina psicose sexual, cujo elemento principal era o prurido. C. Romer (1924) descreve um caso semelhante. Com referência ao prurido, W. T. Sack (1923) diz que, ocasionalmente, o mecanismo é alérgico, sendo necessário nesses casos considerar a origem psíquica dos distúrbios alérgicos, e cita em apoio de sua teoria as observações de Bettmann e Mitchel. Novas contribuições de J. H. Stokes e seus discípulos, S. Rothman e Becker, tendentes a esclarecer o mecanismo do prurido dos pontos de vista psíquico, dermatológico, neurológico e alérgico, e um trabalho recente de Milton Rosenbaum, com a exposição de dois casos muito claros de prurido psicogênico, concorrem para a elucidação dos mecanismos psicossomáticos (1945).

Os casos apresentados por Rosenbaum referiam-se a duas pacientes que sofriam de prurido vulvar e cuja psicogênese tinha as características de uma conversão somática histérica. Diz o autor que ginecologistas e dermatologistas freqüentemente reconhecem que o prurido é mais um sintoma do que uma doença, e que o coçar é agradável e pode chegar ao orgasmo; mas existem outros casos, em contradição com os primeiros, a que podemos dar o nome de "pruridos neuróticos", casos de "prurido psicótico", em que há um predomínio da sensação dolorosa, mecanismo acionado por tendências hostis autodestrutivas, podendo haver casos intermediários em que a dor e o prazer coexistem, como no masoquismo erógeno. Stokes cita o caso de um indivíduo que não queria curar-se de sua lesão pruriginosa no pé porque lhe proporcionava mais prazer do que o ato sexual com sua mulher, expressando-se aqui, com clareza, o *elemento masturbatório* implícito no coçar.

Karl Menninger, em seu livro *O homem contra si mesmo*, ao referir-se às automutilações como suicídio focal, cita o caso dos neuróticos que se produzem graves lesões da pele coçando-se com uma finalidade autodestrutiva. Menciona um caso de Klauder, em que essa situação se produzia principalmente dois dias por semana, coincidindo com situações determinadas, vinculadas à sua história. Esses mecanismos autodestrutivos, muito freqüentes nos indivíduos com tendências hipocondríacas, adquirem às vezes uma gravidade especial. Observei situações semelhantes na síndrome de Gilles de la Tourette, em que a incoordenação motora, os tiques faciais e os tiques vocais, a coprolalia impulsiva e a ecolalia se faziam acompanhar de um intenso prurido, que obrigava o paciente a tirar a roupa e a coçar-se de forma compulsiva, provocando-se lesões de relativa gravidade. Foi justamente essa primeira observação, feita há mais ou menos 10 anos, que orientou o nosso interesse para o estudo da relação do prurido com o erotismo anal. O prurido anal oferece, por esse motivo, um interesse especial do ponto de vista psicossomático. O seu significado de *masturbação anal* aparece com toda a nitidez, descarregando no indivíduo tensões genitais por uma via pré-genital menos perigosa para ele.

Se a satisfação anal é tolerada, a situação se localiza; mas se, como freqüentemente acontece, essa sensação agradável é reprimida, parcial ou totalmente, desloca-se então para o resto da pele e cria a situação fundamental para a deflagração de mecanismos pré-formados, específicos para cada indivíduo.

Pearson descreve dois casos muito característicos de erupção pruriginosa, um nos pés e o outro no escroto, nos quais o significado masturbatório é muito claro. Weiss descreve situações semelhantes, que surgiram de forma transitória, coincidindo com impotência. Saul cita o caso de um menino que tinha acessos pruriginosos anais sempre que se encontrava com homens mais velhos que lhe dedicavam um certo interesse, estando esses acessos relacionados com fantasias homossexuais. O prurido desaparecia após uma defecação satisfatória. Como mecanismo geral do prurido anal vê-se uma *intensa repressão da genitalidade*, seja ela transitória ou permanente. Por exemplo, numa das minhas pacientes, o mecanismo apresentava-se de maneira muito clara em relação com a repressão de fantasias heterossexuais. Um dia encontrou-se comigo fora da situação analítica e na presença de elementos que poderiam estimular suas fantasias heterossexuais com o analista; a paciente reprimiu fortemente essas fantasias, aparecendo em substituição da satisfação genital uma intensa crise de prurido anal.

Flanders Dunbar resume em seu livro a bibliografia sobre eczema, anterior às contribuições psicanalíticas, na realidade as únicas que interessam, porque possibilitam a compreensão dinâmica da doença em relação com fatores inconscientes. Os demais autores apenas mencionam casos de eczema curados por sugestão ou hipnose, como, por exemplo, W. Heise (1914), que menciona o caso de uma enfermeira que durante sua noite de plantão foi atacada por três pacientes, assustando-se intensamente. Terminado o plantão, ela foi deitar-se e, cinco horas depois, levantou-se com o rosto ardendo; na tarde desse mesmo dia, apresentava um eczema facial agudo. Bunnemann (1922) descreve um caso de eczema curado no decorrer de três sessões de hipnose; o paciente ficou livre do eczema durante um ano e três meses, sendo possível a reprodução do mesmo através da sugestão hipnótica. W. T. Sack (1929) relata outro caso em que a recaída do eczema foi provocada mediante a evocação da situação emocional correspondente no decorrer da hipnose. Posteriormente, o mesmo Bunnemann (1924-1925) relata outros casos, entre eles o de um cirurgião com lesões eczematosas graves curadas por hipnose. J. Bonjour (1931) considera que Hamilton Osgood, de Boston, foi o primeiro a assinalar a possibilidade de cura do eczema mediante sugestão e cita o caso de um professor russo com eczema crônico, rebelde a qualquer tratamento, que foi curado por meio das rezas de uma curandeira.

Duwnikov, Barnun, Kusell e Nikolski, desenvolveram em seus trabalhos a teoria do eczema nervoso, mas, conforme assinala Barinbaum, todos esses tratamentos por sugestão e hipnose são puramente sintomáticos, transitórios, e *somente a psicanálise é capaz de resolver as condições patogênicas*.

Embora a sugestão e a hipnose tenham um valor relativo do ponto de vista terapêutico, seu valor é muito grande do ponto de vista teórico; a possibilidade de reproduzir eczemas por via sugestiva e hipnótica constitui uma prova importante em favor da existência de mecanismos psicogênicos. Um dos mais importantes trabalhos experimentais realizados sobre o eczema é fruto da atividade de dois investigadores desta cátedra de Dermatologia, os drs. Arturo M. Mom e Fernando Noussitou. Num estudo intitulado "Reações de sugestão no eczema experimental", eles destacaram a influência do fator psíquico. Em um terço dos casos (seis pacientes) submetidos ao eczema experimental por dinitroclorobenzeno, e desencadeado em uma das quatro áreas sensibilizadas, obteve-se a reação a distância nas outras três — igual em qualidade, menor em intensidade e com um atraso de 24 horas em relação à zona desencadeada inicialmente. A sugestão, somada à reação a distância, aumentou a intensidade até torná-la igual em todas as zonas, eliminando o atraso. E a sugestão pura permitiu obter nos mesmos indivíduos, voluntária e simultaneamente, duas áreas eczematosas e duas áreas "mudas", *assim se demonstrando, de maneira objetiva, a influência da sugestão na produção do eczema experimental* (1943).

Weiss e English dizem que se deve admitir a existência entre os *alérgicos* de uma elevada proporção de neuróticos, de modo que convém prestarmos uma atenção especial à personalidade desses pacientes se quisermos individualizar os fatores psíquicos suscetíveis de ter importância particular como fundo da doença e como agentes deflagradores dos acessos.

Reconhece-se que muitos distúrbios alérgicos são de origem hereditária, mas é necessário distinguir, como fez Flanders Dunbar, a *herança* da *pseudo-herança*. Esse conceito de pseudo-herança, que tem tanta importância em medicina psicossomática, deve ser considerado com uma contaminação psicológica por *identificação* com algum membro da família a que o indivíduo está estreitamente ligado, padecendo posteriormente, de um modo inconsciente, distúrbios semelhantes. Também podem misturar-se fatores hereditários e pseudo-hereditários; a esse respeito podemos citar um caso analisado pela dra. Álvarez de Toledo. Tratava-se de duas irmãs gêmeas univitelinas, uma das quais adoeceu de um eczema generalizado com intenso prurido; a outra permaneceu livre de qualquer distúrbio da pele. A situação apresentava um problema de interesse teórico referente a este fato: por que uma tinha adoecido e a outra não? A análise revelou o seguinte:

As duas meninas dormiam na mesma cama, uma do lado da parede, e voltada para ela, e a outra ao lado, de onde podia ver o avô materno que dormia no mesmo quarto e a quem ambas estavam profundamente ligadas. O avô sofria de uma doença pruriginosa do pênis e do escroto, tendo que levantar-se todas as noites para colocar pomadas para aliviar o prurido. A paciente observava tudo isso e começou ela própria a apresentar um prurido vulvar, que logo se tornou anal e que, ao generalizar-se, acarretou sua doença eczematosa. Nesse caso existiam antecedentes familiares de doenças cutâneas, mas o mais importante na gênese da enfermidade foi a identificação com o avô — e esse fenômeno de identificação é a base mais importante do fenômeno de pseudo-herança.

Psicanalistas, psiquiatras e clínicos realizaram inúmeros estudos sobre doenças alérgicas, coriza, febre do feno, asma, urticária, eczema, etc. A situação geral de todo paciente alérgico, do ponto de vista emocional, parece ter como núcleo *um poderoso anseio de amor, sobretudo de amor materno*, e Saul sustenta que o desejo de amor intenso e insatisfeito afeta a sensibilidade alérgica do indivíduo. Trata-se, nesses casos, do anseio pueril e dependente que a criança sente pelo amor de sua mãe, havendo a hipótese, ainda não demonstrada, de que a sensibilidade alérgica se exacerba e os sintomas se manifestam quando esse anseio é particularmente frustrado ou quando é ameaçado por ela. A relação que esses fatores emocionais têm com a sensibilidade alérgica consiste, talvez, em seu efeito exacerbador; mas também pode atuar isoladamente dos alergenos, produzindo sintomas similares. Trata-se, segundo Saul, de um fator alérgico que, sem dúvida, influi sobre a sensibilidade e a complementa, pelo menos em certos casos. French e seus colaboradores chegam à conclusão de que os *fatores psicológicos e alérgicos* mantêm provavelmente entre si uma *relação complementar* na etiologia da asma brônquica; por exemplo, referindo-se aos acessos asmáticos, sustentam que alguns poderiam ser desencadeados somente por fatores alérgicos, ao passo que em outros seriam suficientes os fatores emocionais. Em outro grupo, provavelmente o mais importante, é necessária a conjunção de fatores alérgicos e emocionais para que o acesso se produza.

Uma observação realizada pelo prof. Quiroga e o dr. Arturo Mom, consignada com toda a objetividade e sem nenhuma interpretação, mostra-nos que existe uma *influência recíproca entre reações alérgicas e emocionais, daí surgindo a necessidade de interpretar a reação alérgica como uma reação total do organismo através de um determinado órgão — a pele —, mediante estímulos alérgicos e psíquicos que atuam conjuntamente para produzir uma reação cutânea de acordo com mecanismos pré-formados e específicos para cada indivíduo.*

Era o caso de uma jovem senhora de 23 anos, com eczema nas pálpebras e na maçã do rosto, do lado direito; a situação cutânea tinha sido atribuída ao esmalte das unhas e ao batom; a supressão de ambos não produziu nenhuma melhora. Os anti-histamínicos habituais apenas acarretaram um alívio momentâneo do prurido.

Os testes de alergia deram resultados positivos ao pó caseiro e ao extrato de *Candida albicans*.

Ao mesmo tempo que começou a falar de seus conflitos, a paciente iniciou o tratamento hipossensibilizante por meio da vacinação intradérmica com pó caseiro. Suas melhoras foram progressivas e, ao fim de seis semanas, o eczema tinha desaparecido quase por completo.

No decorrer das conversas com a paciente, esta relatou um sonho que a obcecava: quase todas as noites via um tigre numa jaula de grades vermelhas, que a olhava fixamente; o animal passava metade do corpo através das grades mas não avançava mais do que isso, embora o espaço entre as grades fosse suficiente para que ele o fizesse. Por outro lado, a porta da jaula encontrava-se entreaberta.

À medida que o tratamento hipossensibilizante progredia, o sonho foi ficando nebuloso, até esfumar-se. Certa ocasião, a paciente passou cinco dias sem injeção; o fenômeno onírico reapareceu na quarta noite e no dia seguinte notava-se existência de prurido nas pálpebras e um eritema claro no lugar anteriormente ocupado pelo eczema. *A retomada do tratamento fez desaparecer o sonho, o prurido e o eritema.* Sem que a paciente ficasse sabendo, as doses de antígeno foram substituídas por doses análogas de soro fisiológico; quatro dias depois, reapareceu o eritema, o prurido e o sonho. Prosseguindo-se com o soro fisiológico, o eritema aumentou, apareceu eczema nas pálpebras e nas maçãs do rosto, e verificou-se a persistência cotidiana do sonho. Voltou-se a aplicar o antígeno específico e todos os fenômenos desapareceram. Quando se aumentou a dose de antígeno, ressurgiram o eczema e o sonho.

Em conseqüência de novos conflitos externos, o sonho reapareceu, mas então o tigre saiu da jaula, rompendo uma grade e saltando sobre a paciente para arranhá-la. Ela despertou aterrorizada e com arranhões nas mesmas zonas onde tivera antes o eczema. O médico comprovou essas escoriações, de fato circunscritas às zonas antes eczematosas.

Saul, num trabalho publicado em 1946 e traduzido para o espanhol com o título de *Alergia y relaciones con la madre*, destaca, além dos mecanismos orais e motores como forma de vinculação com a mãe, um outro muito importante que parece estar relacionado com os estados alérgicos. Trata-se da *vinculação respiratória e dérmica*, a vinculação por intermédio da pele nos meses de vida intra-uterina e a necessidade de respirar no momento do nascimento. Essas relações podem transformar-se em ponto de fixação, debilidade e vias de conexão com a mãe, e misturar-se com intensos sentimentos de angústia. O grito dirigido à mãe expressa claramente a forma de vinculação respiratória para com ela. Os mecanismos dérmicos e respiratórios encontram-se estreitamente vinculados entre si e suas relações com a mãe parecem ser de natureza análoga à vinculação oral-digestiva; é muito provável que o papel desempenhado pela pele e pelo aparelho respiratório nas alergias seja semelhante ao componente oral dos distúrbios gastrintestinais.

A necessidade de *amparo materno*, a necessidade de afeto, etc., em relação com situações muito precoces do desenvolvimento, pôde ser claramente observada numa criança de 15 meses que padecia de eczema desde os 2 meses e de asma desde os 14. Essa criança foi analisada por Arminda Aberastury, vendo-se de maneira muito nítida que uma intensa inibição da agressividade, uma aprendizagem precoce de hábitos de higiene e uma pressão excessiva, por parte do pai, para que o garoto se tornasse independente o mais cedo possível criaram nele uma situação de ansiedade devida ao sentimento de desamparo e à falta de proteção. O garoto sofria de uma intensa sonolência. As medidas tomadas com relação a ele consistiram em razoável proteção e amparo, autorização para a passividade, sendo que a psicanalista indicou a necessidade de que a criança, em outros momentos, através de jogos ativos, descarregasse sua intensa hostilidade reprimida. Foi indicado também um regime de sono e alimentação correspondente ao de um lactente, apontando-se a necessidade de satisfazer suas tendências destrutivas com os dentes. O garoto melhorou consideravelmente, e o eczema se alterou imediatamente. Resolvido o desamparo, a doença de pele, que em última instância o protegia[3], tornou-se desnecessária e o sintoma foi abandonado. Também a sonolência, que era muito intensa nesse pequeno paciente, foi interpretada como uma fuga da realidade penosa.

Uma das minhas pacientes psicanalisadas que tinha sofrido de urticária expressou claramente essa situação de desamparo e de anseio de amor da mãe. Sua primeira crise de urticária apareceu pouco depois do nascimento de sua irmã, quando ela tinha três anos e foi praticamente abandonada pelos pais, que se dedicavam à irmã, considerada uma menina muito bonita. A paciente elaborou o desamparo considerando-se feia, a pele desempenhando um papel importante na avaliação de sua personalidade. Três anos depois ela foi com a mãe — que levava a irmã caçula no colo — a um ato público, com um chapéu azul muito bonito, segundo a própria paciente, que a mãe lhe havia comprado alguns dias antes e que, sobretudo, cobria seu cabelo, que ela considerava muito feio. Nesse ato, em conseqüência da aglomeração, a menina perdeu o chapéu e, ao procurá-lo, acabou perdendo contato com a mãe, que desapareceu com a irmã pequena. A paciente sentiu-se invadida de pânico e, depois de grande dificuldade, encontrou a mãe e a irmã. Ao chegar em casa, desenvolveu um delírio agudo e com febre elevada, delírio cujo conteúdo se referia sobretudo

---

3. Através do material analítico de pacientes eczematosos surge a relação entre cobrir-se de crostas e proteção materna. O vestir-se dessa maneira e seu significado estão totalmente de acordo com as idéias de A. Garma, que afirma que a roupa, antes de tudo, tem um significado materno. (Cf. *El Origem de los vestidos*.)

ao chapéu azul perdido, à sua recuperação e aos acontecimentos do dia. Quando a temperatura começou a baixar, sobreveio uma crise de urticária com intenso prurido. A situação de desamparo, de perda do chapéu, mãe protetora, da mãe real e da irmã menor, objetos maus para com ela mas, de qualquer maneira, preferíveis à solidão total, a falta de descarga emocional imediatamente após o incidente, condicionaram a crise de urticária.

Deutsch e Nadell afirmam que os componentes que atuam no desenvolvimento de um distúrbio psicossomático do tipo da dermatite atópica são:

1) um processo patológico cutâneo na primeira infância;
2) o compromisso de um impulso instintivo na doença de pele;
3) o desenvolvimento de traços neuróticos com base num distúrbio cutâneo;
4) a contribuição da constelação familiar, que com seus traços neuróticos complementares tende a estabilizar a doença da pele;
5) a fusão final entre o sistema fisiológico e os padrões da personalidade.

Deutsch e Nadell também insistem nas tendências narcísicas e exibicionistas, traços obsessivos, etc., que esses pacientes com dermatite atópica apresentam.

Stokes deu uma das contribuições mais amplas para o problema da personalidade nas dermatites atópicas. Fala da personalidade diatésica e do complexo sintomático febre do feno, asma e eczema. Descreve esses indivíduos com personalidade neurótica como indivíduos que têm extremo cuidado com tudo, são intensamente individualistas e habitualmente superconscienciosos, excessivamente alertas e hiperativos. São pacientes incapazes de relaxar e manifestam traços compulsivos. Com esses traços de personalidade facilmente se cai em situações de conflito, que produzem com freqüência a erupção cutânea. Stokes assinala que em alguns pacientes o coçar-se é uma forma de masturbação cutânea. Descreve pacientes com estados alérgicos como indivíduos neuróticos com profundos sentimentos de insegurança e inferioridade, e também com tendências para a agressão. São pacientes com tendência a dominar e a chamar a atenção, pessoas com intensa hipersensibilidade, grande impulso para o movimento e que, portanto, expressam suas tensões reprimidas com inquietação e desassossego. *Os principais traços de caráter são a dependência excessiva e a reativação ante a competição.* Mas para uma compreensão profunda dos mecanismos do eczema devem-se consultar três trabalhos fundamentais, de Allendy, de Ackerman e de Bartemeier, que expõem detalhadamente a cura psicanalítica de três casos de eczema com todos os mecanismos e a dinâmica do processo de tratamento. Por falta de tempo, só mencionaremos as conclusões[4].

---

4. Num próximo trabalho exporei em detalhe essas três importantes contribuições.

No caso apresentado por Allendy, tratava-se de uma mulher de 35 anos, com eczema desde os 10; tendo realizado todos os tipos de tratamentos, foi encaminhada ao psicanalista pelo dermatologista. O eczema desapareceu totalmente após dois meses de análise, com quatro sessões semanais. Allendy (1928) expõe todo o material, especialmente os sonhos, que são de grande interesse. Considera que, do ponto de vista psicanalítico, apresentaram-se nitidamente três determinantes, escalonadas em três patamares:

1) castigo realizado sobre as mãos criminosas em relação com o pai, o marido, o homem (período adulto). Recordemos que o eczema era nas duas mãos;

2) castigo das mãos culpáveis pelos desejos de masturbação (puberdade);

3) renúncia do esforço no trabalho (desmame).

Leo Bartemeier, em "Um estudo psicanalítico de um caso de dermatite exsudativa" (1938), descreve o tratamento psicanalítico de um caso de cura. Era um estudante de odontologia, próximo de se formar, que tinha uma afecção cutânea na mão direita; havia vários anos, a lesão desaparecia nas férias, quando ele deixava a faculdade, e reaparecia quando ele voltava. A lesão da pele, traumatizada pelas unhas, correspondia a fantasias sádicas de atos sexuais e era, ao mesmo tempo, um desafio às proibições infantis e às exigências de asseio. A dermatite crônica da mão protegia o paciente da angústia de castração, e a lesão desapareceu quando essa angústia foi superada. A sexualidade dele evoluiu para a heterossexualidade, desaparecendo todos os sintomas neuróticos.

Ackerman (1939), em "Fatores da personalidade na neurodermite", destaca os fatores inconscientes na motivação da neurodermite. A doença de pele da paciente apareceu aos três anos de idade, em conseqüência da morte da mãe num parto. Os fatores sadomasoquistas, autopunição, automutilação, orgias masturbatórias, a tendência à mutilação para se tornar pouco atraente diante dos homens, em virtude de seus fortes sentimentos de culpa, enfeavam sistematicamente a aparência dessa paciente, através do coçar; e nos momentos em que ela recebia um afeto acentuado de alguma das pessoas de seu meio ambiente sua pele melhorava intensamente. Seu mecanismo era mostrar-se odiosa para os outros e para si mesma, e estragar a pele era fazer-se feia para impedir o amor do pai e lembrar o crime da mãe realizado em fantasia.

Uma verdadeira situação experimental que possibilita o estudo da relação das doenças da pele com fatores emocionais é o ambiente bélico. Foram realizadas observações interessantes por D. J. Sullivan e E. S. Bereston, e por David Davis e W. Bick. Num estudo sobre reações observadas sob tensão emocional em tempo de guerra eles resumiram algumas experiências de especial interesse (1946). Para terminar, citemos, a título de exemplo, um dos casos de Davis e Bick, em que a psicogênese é perfeitamente evidente em relação com determinadas situações emocionais específicas.

Tratava-se de um capitão do serviço odontológico do Exército, que sofria de um eczema severo nas duas mãos, havia já oito meses. Durante toda a sua vida estivera bem até que, em agosto de 1944, apareceram bolhas em seus dedos, quando estava servindo no exterior; as lesões estenderam-se e acabaram tomando suas duas mãos. Foram tentadas diversas medicações, sem qualquer êxito. As tentativas do paciente para realizar seu trabalho com luvas de borracha resultaram num agravamento das lesões. Embora a idade desse dentista já tivesse ultrapassado o limite para ingresso no serviço militar, ele se alistou nas forças armadas, encerrando voluntariamente o seu consultório. Apesar da idade e de suas qualificações profissionais, além de muito bem-sucedido no exercício da medicina, ao ingressar no exército recebeu a patente de capitão. Ele tinha esperanças de uma rápida promoção. Em sua curta carreira militar, viu-se exposto a muitas frustrações. Tendo pouco trabalho dentário a realizar, inscreveu-se num curso de cirurgia maxilar-facial, mas não foi aceito, em vista de sua idade. Ao entrar no serviço de ultramar, viu-se geralmente diante de oficiais com quem não simpatizava por sua irritabilidade; apesar disso, conseguiu adaptar-se, e continuou esperando a promoção a curto prazo. Em dado momento, chegou dos Estados Unidos um major para ocupar o posto pretendido por ele. Começou então a sentir-se apreensivo, frustrado, insone, e perdeu peso; com esses sintomas, desenvolveu um eczema severo nas duas mãos, o qual não melhorou nem mesmo depois de cinco meses de hospitalização, tornando necessário o retorno a seu país.

Durante a primeira entrevista psiquiátrica, o que se viu foi um paciente tenso, inquieto e astênico. Ficava claro que ele tivera êxito na vida civil e no exercício de sua profissão. Durante a entrevista, o psiquiatra expressou compreensão pelos problemas do capitão e o fez ver que provavelmente lhe sugeriria a baixa do serviço militar. Dois dias depois, as lesões da pele tinham registrado uma notável melhora. Alguns dias mais tarde, quando a melhora era quase completa, o paciente foi entrevistado por outro psiquiatra, cuja opinião foi que, apesar dos sintomas, não havia razões suficientes para a reforma. Quatro horas e meia depois, todas as lesões cutâneas tinham readquirido sua antiga forma. Entretanto, o eczema melhorou rapidamente quando, dois dias depois, o paciente foi informado de que a segunda entrevista tinha sido parte do exame, e de que realmente lhe concederiam baixa.

Tanto neste como nos outros casos relatados, os autores partem de uma importante base teórica. Consideram que os distúrbios cutâneos são de dois tipos, sendo um deles a reação cutânea e o outro a doença cutânea. O artigo é dedicado às reações cutâneas, nas quais incluem-se o eczema atópico, a hiperidrose e a urticária.

Nos casos de eczema atópico, tratava-se de indivíduos com uma forte reação de angústia, da qual a reação cutânea era apenas uma parte. O anúncio aos pacientes de que seriam evacuados e receberiam baixa, ou seja, de que seriam separados das causas produtoras, melhorava a tensão e o eczema; quando intencionalmente se dizia o contrário, ou seja, que não receberiam baixa, os sintomas reapareciam, evidenciando a estreita relação existente entre as situações emocionais, a conduta dos médicos e os sintomas cutâneos.

Resumo

Este artigo fará parte de um conjunto de três, nos quais se abordarão sucessivamente os aspectos psicossomáticos das afecções da pele.

Neste, o autor revê de forma exaustiva toda a literatura relacionada com o prurido e o eczema, e contribui para o tema com sua experiência pessoal nesse campo. Considera que o prurido é o sintoma fundamental em dermatologia, encarando-o como o resultado do deslocamento e ampliação do prurido anal, ocasionado pela sua repressão ou pelas dificuldades em sua satisfação. Segundo o autor, o prurido, situação básica, equivaleria à angústia no terreno psíquico e à dor no terreno orgânico, mobilizando mecanismos de defesa que, em última instância, constituiriam o que se expressa como doença cutânea. Chama a atenção dos dermatologistas destacando as idéias de Sack e fazendo notar que nenhuma doença de pele será considerada psicogênica se o dermatologista se contentar com uma simples inspeção *visual*. Passa depois a considerar a pele como zona erógena, assinalando que o prazer conseguido através do coçar condiciona a cronicidade da dermatose, que satisfaz tendências inconscientes dos pacientes. Considera a existência de um erotismo congênito da pele — para explicar algumas das características das doenças cutâneas. Neste trabalho expõem-se os casos existentes na literatura e que indicam, de forma confiável, o caráter masturbatório do coçar; tratar-se-ia de uma masturbação de caráter anal, com uma intensa repressão da genitalidade. Terminado o tema do prurido, o autor passa a rever a literatura relacionada com o eczema e sublinha os seguintes conceitos fundamentais: a) demonstrou-se de forma objetiva a influência da sugestão na produção do eczema experimental; b) estabelece-se a intensa vinculação entre os estados alérgicos e o eczema, considerando-se que, do ponto de vista emocional, o núcleo desses estados é principalmente o poderoso anseio de amor, especialmente de amor materno; c) a partir do relato extremamente objetivo de um caso, estabelece-se a ação recíproca entre reações alérgicas e emocionais, demonstrando-se assim a necessidade de interpretar a reação alérgica como uma reação total do organismo através de um órgão, a pele, por meio da atuação conjunta de estímulos alérgicos e psíquicos, os quais produzirão uma reação cutânea de acordo com mecanismos pré-formados e específicos para cada indivíduo.

Passa depois a considerar os principais traços do doente eczematoso: a dependência excessiva e a reativação em face da competição. Por último, o trabalho apresenta casos de dermatoses criadas por situações de guerra, onde se evidencia a estreita relação existente entre as situações emocionais, a conduta dos médicos e os sintomas cutâneos.

Bibliografia

Ackerman, A., "Studien zir Phisiologie der Schweissdrüsen", *Dermatoligie,* 1939, 79-151, 305.
Ackerman, Nathan, W., "Personality factors in neurodermite. A case study", *Psychosomatic Med.,* Julho de 1939, 1-3, pp. 366-375.
Allendy, René "A case of eczema, *Psychoanal. Rev.,* 1932, 19-152, 163.
Barber, H. W., "Psychological factors in dermatology", *Guy's Hosp. Gaz.,* 1930, pp. 44-399, 405.
Barinbaum, Moses, "Eine Kruze Mitteilung über zwei psychotherapeutisch beeinflusste Ekzeme", *Zentralblatt für Psychotherapie,* 1932, III, p. 106.
Bartemeir, Leo H., "A psychoanalytic study of a case of chronic exudative dermatitis", *The Psychoanal. Quarterly,* 1938, 7-2, pp. 216-231.
Becker, S. W., "Functional medicine from the dermatologist's point of view", *Journal of Med. Cincinnati,* 1941, 21, p. 526.
Bromberg, W. e Schilder, "On tactile imagination and tactile after effects", *Journal of Nervous and M. Dis.,* julho-agosto de 1932, p. 76.
Bunnemann, Jadasschn, J., Jolowicz, E., Mememesheimer, A. M., Sack, W. Th. e Wehrer, "Symposium on skin diseases: Erfoge und Grenzen der Psychotherapie bei Hautkrankheiten", *Dermat. Wchnschr.,* 1932, pp. 94-20, 26.
Coon, J. M. e Rothman, S., "The nature of the pilomotor response to acetylcholine; some observations on the pharmodynamics of the skin", *J. Pharm. and Exp. Ther.,* 1940, pp. 68-310.
Crutchfield, E. F., "Emotional and psychic factors in skin disease", *Texas State J. Med.,* 1932, 27 pp. 707-709.
Dale, H. H. e Feldberg, "Chemical transmission of secretory impulses to sweat glands of cat", *J. Physiol.,* 1934 pp. 82-121.
Deutsch, T., "Psychoanalysis of the neurosis", *Internat. Psychoanal. Library,* 1932.
Deutsch, F., "Choise of the organ in organ neurosis", *International J. Psycho-Anal.,* 1939, pp. 20-3, 4.
—, *Emotional factors in asthma and other allergic skin conditions,* Publication Am. Assoc. of Med. Soc. Work, 1938.
—, *Psychosomatic aspects of research in motivation.* Comunicação lida na reunião da Association for Research in Psychoanalysis and Exper. Psychodynamics, dezembro de 1941.

—, "The production of somatic disease by emotional disturbance", *Proc. Assoc. for Research in Nerv. and Mental Disease*, 1939, pp. 19-271, 292.

—, Nadell R., "Autonomic skin test with electrophoresis", *J. Invest. Dermat.*, 1942, pp. 5-87.

—, "Psychosomatic aspect of dermatology with special consideration of allergic phenomena", *The Nervous Child*, 1946, 5-4, pp. 339-364.

Doswald, D. C. y Kreibich, J., "Zur Frage der Posthypnotischen Hautphänomene", *Monatschr. f. prakt. Dermat.*, 1906, 43, pp. 634-640.

Dumontpallier, "De l'action vaso-motrice de la suggestion chez les hysteriques", *Compt. Rend. Soc. Soc. de Biol.*, 1885, Serie 2.

Dunbar, H. F., *Emotions and bodily changes*, Nova York, Columbia University Press, 1935.

Fenichel, O., "Outline of clinical psychoanalysis", *Psychoanal. Quarterly*. 1938, pp. 7-216.

Freud, S., *Obras Completas*, Santiago Rueda, Buenos Aires, tomo XIV, p. 215 e tomo V, p. 128.

Goldsmith, W. M., "Significance and treatment of itching", *Practitioner*. 1936, pp. 132-36, 54.

Grant, R. T., Pearson, R. S. B. e Comeau, W. J., "Observations on urticaria provoked by emotion, by exercise and by warming the body", *Clin. Sci.*, 1936, pp. 2-253.

Hazen, H. H. e Whitmore, E. R., "Skin diseases due to emotional disturbances", *Arch. dermat. and syph.*, 1925, pp. 12-261, 266.

Herraiz Ballestero, L., "Los mecanismos preormados de reacción en la piel", *Rev. Arg. de Dermatología*, 1943, 27-2, pp. 191-195.

Homburger, A., "Lichenoider Ausschlag als psychogene Dermatose", *Ztschr. f. d. ges. Neurol. u. Psychiat.*, 1932, pp. 82-105, 116.

Hopkins, J. R., Kesten, B. M. e Hazel, O. G., "Urticaria provoked by beat or by psychic stimuli", *Arch. Dermat. and Syph.*, 1938, pp. 38-79.

Jelliffe, Smith Ely, "Psoriasis as a histerical conversion symbolization", *New York. Med. J.*, 1916, CIV, pp. 1077-1084.

Klauder, J. V., "Psychic hiperhidrosis of the palms and soles", *Arch Dermat. and Suph.*, 1925, pp. 11-694.

—, "The cutaneous neuroses", *Tr. Sect. Dermat. and Syph. A. M. A.*, pp. 174-195.

Kubie, L., "The phantasy of dirt", *Psychoanal. Quart.*, 1937, pp. 6-388-425.

Lewis, T., *Clinical science, illustrated by personal experiences, Londres*, 1934.

—, "Erythromelalgia", *Clin. Sci.*, 1933, pp. 1-175.

—, "Observations on the vascular axon reflex in human skin as exhibited by a case of urticaria with remarks upon the nocifensor nerve hypothesis", *Clin. Sci.*, 1942, pp. 4-365.

Lindsley, D. B. y Sassaman, W. H., "Autonomic activity and brain potentials associated with 'voluntary' control of the pilomotors", *J. Neurophysiol.* 1938, pp. 1-343.

Mabille, "Notes sur les hémorragies cutanées par autosuggestion dans le sommeil provoqué", *Progrès méd.*, 1885, pp. 13-155.

Mom, A. M. e Noussitou, F., "Estudios sobre reactividad cutánea, V. Papel del sistema nervioso periférico en la sensibilización experimental de la piel", *Rev. Ar. de Dermatosifilología*, 27-2-43, pp. 196-213.

—, "Estudios sobre reactividad cutánea. VII. Reacciones de sugestión en el eczema experimental", *Rev. Arg. de Dermatosifilología*, 27-2-43, pp. 200-206.
Montgomery, L., "Psychoanalysis of a case of Acne Vulgaris", *Psychoanal. Rev.*, 1936, pp. 23-274, 285.
O'Donovan, W. J., *Dermatological neuroses*, Psyche Miniatures Medical Series, 1927.
Perutz, A. e Lustig, B., "Zur Physiologie der Fettabscheidung an der Hautoberfläche", *Biochem. Ztschr.*, 1933, pp. 261-128.
Rosenbaum, Milton, "Psychosomatic factors in pruritus", *Psychosomatic Medicine*, 1945, pp. 7-1.
Rothman, S., "Physiology of itching", *Physiol. Rev.*, 1941, pp. 21-357.
Rothman, S., "The role of the autonomic nervous system in cutaneous disorders", *Psychosom. Med.*, 1945, pp. 7-2.
—, e Coon, J. M., "Axon relex response to acetylcholine in the skin", *J. Invest.*, 1940, pp. 3-79.
—, "Studies on liberation of aceylcholine in the skin", *J. Invest.*, 1940, 99.
Sack, W. Th., "Die Haut als Aussrücksorgan", *Arch. Dermat. u. Syph.*, 1926, pp. 151-200, 206.
—, "Ueber die psychogene Komponente des Pruritus und der prurignösen Dermatosen", *Munch. med. Wchnschr.*, 1922, pp. 69-148, 150.
—, "Zur Methode der Erforschung psychogener Dermatosen", *Archn. f. Dermat. u. S.*, 1928, pp. 154-410, 420.
—, "Zur Psychogenese und Psychotherapie der Hautkrankheiten", (Vortrag gehalten auf dem Konress für Psychotherapie), *Arch. f. Dermat. u. Syph.*, 1926, pp. 151-206, Diskussion, pp. 206-207.
Saul, L. J. e Bernstein, C., "The emotional setting of some attacks of urticaria", *Psychosom. Med.*, 1941, pp. 3-4.
Schilder, P., "Remarks on the psychophysiology of the skin", *Psychoanal., Rev.*, 1936, pp. 23-274.
—, "Über Neurasthenie", *Int. Zeitschr. f. Psychanal.*, tomo XVII, 1931.
Serrati, B., "Influenzza del sistema nervoso sulla secrezione sebacea. Osservazioni e ricerche cliniche", *Riv. Pat. Nerv.*, 1938, pp. 52-377.
Sontag. W. Lester, "The purpose and fate of a skin disorder", *Psychosom. Med.*, 1945, 7-5, pp. 306-310.
Stiefler, G., "Seborrhoea faciei als isolirte postencephalitische Restveränderung", *Wien. Klin. Wchnschr.*, 1924, pp. 37-334.
Stokes, J. E., Lee. W. E. e Johnson, H. M., "Contact, contact-infective and infective-allergic dermatitis of the hands", *J.A.M.A.*, 1943, pp. 123-195.
Stokes, J. H., "The psychoneurogenous components of cutaneous reaction mechanisms", *Am. J. Med. Sc.*, 1939, pp. 198-4; 1940, pp. 200-4.
—, "A clinical analysis of pruritus ani", *New International Clinics*, 1940, I, Sr. 3.
—, "The personaly factor in phychogenous reaction of the skin", *Arch. Derm. and Syph.*, pp. 42-5, 780.
—, y Beerman, H., "Psychosomatic correlations in allergic conditions", *Psychsom., Med.*, 1940 pp. 2-4.
Sullivan, D. J. e Bereston, E. S., "Psychosomatic dermatological syndromes in military service", *Am. J. Psychiat.*, 1946, pp. 103-42, 49.
Sulzberger, M. B., *Dermatological Allergy*, Springfield, C. C. Thomas, 1940.

—, "Discussion of Rothman S. The role of the autonomic nervous system in cutaneous disorders", *Psychosom. Med.*, 1945, pp. 7-94.
Tobias, Norman, *Essentials of dermatology*, J. B. Lippincot, Co., Filadélfia, 2ª ed., 1944, pp. 400-405.
Veress F. V., *Beiträge zur Pathogenese des Herpes simplex*, Deliberações da Convenção Internacional de Dermatologistas, Budapeste, 1936, pp. 2-242.
Walker, A. E., "The hypothalamus and pilomotor regulation", *Res. Puzl. Assn Nerv. Ment. Dis.*, 1940, pp. 20-400.
Weiss, Edward e Saul, L. J., "Psychosomatic medicine", *Press in Neurology and Psychiatry*, 1948, vol. 555, pp. 526-527.
Wibauw, C. R., "Contribution à l'étude du rôle vaso-moteur et trophique des nerfs sensitifs", *Arch. Internat. Physiol.*, 1938, I-III, pp. 46-293, 324, e 325.

PRÓLOGO AO LIVRO DE DAVID LIBERMAN "SEMIOLOGIA PSICOSOMÁTICA"*

Como prova do interesse crescente em nosso meio pela medicina psicossomática, foi agora publicado este trabalho do dr. David Liberman. É como que o porta-voz de sua promoção, e o que podemos certificar, sem dúvida, é sua forte vocação e inquietude por um conhecimento integral.

Movido pelas dificuldades para captar o paciente em sua totalidade, pensou em aplicar o método historiográfico de Ranke ao exame psicossomático dos doentes, método que, além de evidenciar a pluricausalidade de todos os sintomas, também é útil como orientação terapêutica.

Baseia-se em que o fato estudado pela ciência natural pode ser reproduzido quantas vezes o investigador desejar, bastando para isso colocar-se nas mesmas condições causais.

O mesmo não ocorre com o fato histórico, uma vez que, para sua concretização, há necessidade de determinadas condições temporais e espaciais impossíveis de se repetirem. O autor aplica isso ao paciente, ao afirmar que as condições espaço-temporais que determinam a doença — tal como as que originam o fato histórico — estão em constante devir.

Essa constitui a base teórica do seu método de exame, que ele divide em vários momentos de investigação, denominados heurística, crítica externa, crítica interna ou de veracidade (de sinceridade, de competência e de interpretação), síntese e historiografia da doença.

De sua aplicação se infere a pluricausalidade do sintoma e, seguindo Ranke, os diferentes fatores ou causas são denominados por ele desencadeantes, determinantes, atenuantes, predisponentes, etc.

Alguns capítulos, como o dedicado à crítica interna, oferecem um interesse especial, na medida em que demonstram sob uma nova luz

---

* Liberman, David, *Semiologia psicosomática*, López y Etchegoyen, Buenos Aires, 1947.

a impossibilidade de se abordarem os problemas apresentados pela medicina psicossomática sem um conhecimento dos psicodinamismos descobertos pela psicanálise.

Com ênfase e originalidade, o autor destaca os fatores enconômicos e políticos na gênese, vivência, evolução e tratamento da doença. Com base nas idéias de Franz Alexander, focaliza o problema da doença em suas relações com os conflitos entre o indivíduo e seu meio social, conflitos cuja resolução em forma de fracasso de adaptação produz uma situação regressiva, a partir da qual se estrutura a conduta neurótica.

O autor antecipa-se a algumas críticas, mas tem toda a razão ao afirmar que o não-objetável em seu trabalho está em que o seu método possibilita uma maior aproximação do paciente, com a qual se beneficiam tanto ele quanto o médico que o examina. É essa a sua intenção principal.

NARCODIAGNÓSTICO COM EVIPAN SÓDICO*

É muito comum que durante o exame dos pacientes mentais sejamos obrigados a nos conformar com o aspecto objetivo do distúrbio, sem podermos captar o que acontece dentro deles. Isso ocorre especialmente na esquizofrenia. A constatação de mutismo, negativismo, estereotipias, maneirismos e melindres orienta o diagnóstico sindromático, escapando-nos o conteúdo e a motivação dos sintomas. Partimos do princípio de que nada é imotivado no plano das neuroses e das psicoses e de que a estrutura total do distúrbio, tanto em sua forma quanto em seu conteúdo, obedece a uma atitude vital do indivíduo. Estamos com Freud ao considerar que todo sintoma tem um sentido, uma finalidade e uma causa, além de sua estrutura ou forma. Também há casos em que o paciente estabelece conexão com o médico, mas o que é relatado por ele é insuficiente ou não tem relação com sua atividade atual. Suspeitamos de que no fundo existe, pois, um conflito pouco ou nada conscientizado, o qual é analisado em seguida. Finalmente, o desejo ou a necessidade prática de estabelecer um prognóstico não só diante do curso ou evolução natural da doença, mas também diante das novas terapêuticas das psicoses, levou-nos a buscar reativos que expliquem o grau de bloqueio, de cristalização ou de não-reevolução de determinadas psicoses. Portanto, foi uma intenção diagnóstica e prognóstica que orientou este trabalho, que iniciamos há três anos no serviço do dr. Brumana, repetindo as experiências de Claude, Borel e Robin.

A investigação das psicoses por meio da anestesia iniciou-se com os trabalhos de Claude e seus discípulos, em 1924, com Borel e Robin utilizando o éter e logo com Baruk (1928), com o somnifene. Na mesma época, Laignel-Lavastine deu continuidade a esses experimentos na França. Lorenz e Kempf os desenvolveram nos Estados Unidos, H. Ber-

---

* Trabalho lido na Sociedad Argentina de Neurologia y Psiquiatría, em maio de 1940.

ger e Waltz na Alemanha. Mais tarde, Baruk realizou experimentos com escopocloralosa, e Constanza Pascal com cocaína, cafeína, éter, estricnina, etc., criando o que foi denominado por ela psicanálise farmacodinâmica e por Horsley narcoanálise. A partir de 1920, Klaes começou a trabalhar com a sua técnica de narcose prolongada no tratamento da esquizofrenia, desenvolvendo-se assim uma nova terapêutica, a narcoterapia, com o emprego do somnifene, dialycloetan. Recentemente (1938), apareceu nos A. M. P, o trabalho de Deshries sobre o despertar dos anestesiados. Só depois que iniciamos os nossos próprios experimentos nos chegou às mãos o trabalho de K. H. Flotman, da Turíngia (1938), intitulado "Ensaios de diagnóstico e de terapêutica da esquizofrenia por meio do Evipan Sódico". Todo esse movimento tende a estudar as modificações e manifestações ocorridas no psiquismo dos doentes mentais, seja com intenção diagnóstica ou terapêutica, por meio de agentes farmacodinâmicos que provocam o sono. Claude designa o processo psicofisiológico pelo termo desbloqueio; nós preferimos dinamização.

Técnica empregada

Usamos o Evipan Sódico, que é um sal sódico do ácido N-Metil Cicloexenilmetilbarbitúrico muito solúvel em água e de eliminação rápida, e que parece desintegrar-se sobretudo no fígado. É utilizado em pequenas cirurgias, urologia, obstetrícia, etc., por via endovenosa, intramuscular e retal. Produz uma anestesia de 20 a 40 minutos. A substância é fornecida em pó, em ampolas de 1 grama para dissolver em 10 cm^3. Existe uma vasta bibliografia a respeito. Entre nós, foram publicados trabalhos de J. Gorodner, A. Ceballos, A. Fernandez Saralegui e F. Médici, Beaux e, mais recentemente, Yacapraro. Calculam-se mais de 50 mil narcoses realizadas, com muito poucos acidentes. Estes ocorrem por paralisia respiratória, daí surgindo a necessidade de ter à mão lobelina ou ácido carbônico. Se a narcose se prolonga além do comum, os pacientes podem ser despertados com lobelina ou Cardiazol. Nós preferimos a via endovenosa, injetando a solução a uma velocidade de 1 cm^3 a cada 30 segundos, até conseguir o bocejo e a queda da mandíbula; depois disso injetamos 2 cm^3 em 1/2 minuto. De modo geral são necessários, conforme os casos, 4, 6 e até 10 cm^3. Numa esquizofrenia de larga evolução injetamos 10 cm^3 duas vezes em dias diferentes, sem conseguir uma narcose. É preciso controlar a pressão arterial; geralmente há um declínio de 10 a 30 cm de mercúrio. O pulso fica mais lento e mais cheio. O aspecto do paciente durante a narcose é viçoso e corado, a respiração torna-se primeiro mais superficial e acelerada, e depois adquire o ritmo do sono. Passado o efeito da narcose, o paciente pode voltar para a cama, onde geralmente torna a dormir.

Aproveitamos um momento no despertar. Há um estado crepuscular de pouca intensidade. De modo geral, registra-se uma afetividade nascente, às vezes explosiva, que se assemelha à saída do coma insulínico e torna possível uma fácil conexão com o paciente.

Relataremos os três casos mais típicos: o primeiro, é a liquidação de um conflito; o segundo, o *background* de um delírio de perseguição; e o terceiro, a descoberta de um ato imposto e delírio de influência.

Pedro V., argentino, 19 anos, solteiro, ferreiro de profissão, pai e tio alienados mentais, personalidade esquizóide, onanista, casto com apetite sexual mas muito tímido. Um mês antes de sua internação inicia um episódio de agitação e ansiedade que dura uma semana, e desde então aumenta sua introversão, desinteressa-se totalmente de tudo o que o cerca, permanece horas a fio na mesma atitude, não responde aos estímulos ambientais, murmuração, choro e riso inadequados. Atitudes místicas, insônia e ansiedade noturna. É levado nessas condições ao Hospicio da las Mercedes, onde seu quadro se estrutura no sentido de um estupor catatônico. Apresenta negativismo ativo, algumas estereotipias, catalepsia e sitiofobia; agressividade e impulsões. Tenta evadir-se de um modo inepto e sem dar qualquer explicação posterior. Começamos o tratamento com Cardiazol e depois da quinta crise convulsiva temos notícia de um conflito sentimental que coincide com o começo do seu processo. Interrogado a respeito, permanece em absoluto mutismo, notando-se apenas um aumento da ansiedade. No dia seguinte, fazemos a prova com Evipan Sódico. Ao injetar 3 cm^3, há queda da mandíbula; injetamos um total de 5 cm^3. A narcose é completa e, depois de 20 minutos, o paciente desperta com uma fisionomia completamente diferente; está alegre, com ar satisfeito, e diz espontaneamente o seguinte: "Angelita, foi você minha prima de 17 anos, eu estava apaixonada por ela, há muitos anos, desde que éramos crianças, e então brincávamos de noivos." Neste ponto muda de expressão, há uma crise de choro e a angústia chega a seu grau extremo, sua afetividade é grande e de caráter explosivo, como se tivesse estado reprimida durante o mês e meio de estupor. A conexão com o paciente foi muito fácil e nós o fizemos compreender que devia liquidar essa situação, que devia orientar sua vida em outro sentido. Então ele suspira, volta a mostrar-se contente, abraça o médico e os enfermeiros, e diz sem interrupção: "Como a vida é bonita, agora sim em vou viver. Sinto-me feliz, não sei o que faria, amigos, amigos, todos são amigos para mim, as mulheres para o diabo" (abraça novamente um dos enfermeiros), canta os tangos "Melodía de arrabal" e "Guitarra mia" em voz bem afinada, depois começa a cantar o tango "Volver", mas na metade diz "não me lembro mais". Pede um cigarro e fuma tragando grandes baforadas. Então é interrogado sobre sua vida sexual e diz: "A timidez sempre me chateou, doutor, por isso devo ter ficado doente;

sempre me masturbava, fazia isso pensando em Angelita, mas agora viva a vida, quero cantar como Gardel e para o diabo as mulheres, porque desde garoto sempre tive muitas ambições." O contato vital com o paciente durou mais de uma hora; pouco a pouco ele foi se fechando de novo, mas sem chegar a seu estado anterior. No dia seguinte era possível falar com ele sobre temas distanciados do seu conflito, porque quando se chegava a ele o paciente voltava a emudecer. Quatro dias depois fizemos outra narcose com igual resultado, dando-se prosseguimento ao tratamento com Cardiazol até chegar a 10 crises convulsivas; ele recebeu alta após sete meses. Vive com bastante normalidade seus problemas de convivência e trabalho. Seus problemas de amor foram totalmente escotomizados. Neste caso, o narcodiagnóstico transformou-se em narcoterapia, a liquidação do conflito dinamizou sua psicose e o tornou mais acessível ao Cardiazol e à psicoterapia.

Pedro F., argentino, 34 anos, solteiro, agricultor, ingressa no Hospicio de las Mercedes no dia 8 de fevereiro de 1939. É levado por um amigo que não sabe fornecer dados sobre a doença do internado. Ao examiná-lo, constatamos que se trata de uma psicose alucinatória crônica, com mais de 10 anos de evolução, do tipo delírio de influência. Está tranqüilo, orientado, lúcido, seu relato é coerente e o tema essencial é a perseguição. Um tal Villordio, que está em Corrientes, maneja-o e dirige-o por meio de um poderoso aparelho elétrico para matá-lo, mas só depois de torturá-lo. E o paciente diz: "Ele me faz urinar, cagar, comer, olhar à força. Ele me faz sonhar com o que quer, minhas cabras fogem quase todas as noites, ele quer me extenuar desse jeito. De dia ele me dá ordens, tem uma voz rouca, de noite três mulheres conversam comigo e às vezes dizem o que ele vai fazer comigo. Esta noite, por exemplo, repetiram-me várias vezes: é Villordio, aquele de Corrientes, que é dono do aparelho e quer te levar na conversa." Os mecanismos começaram por uma primeira intuição, depois interpretações, chegando agora à alucinação auditivo-verbal franca, com uma crença absoluta e com um comportamento adequado a isso: dialoga com seus perseguidores e é surpreendido em atitude alucinatória. Seu tom afetivo é adequado ao delírio, vive-o com intensa dramaticidade. Seu fundo mental não está debilitado. Experiências noturnas de caráter oniróide. Sua sexualidade está seriamente comprometida. Encontramos neste caso o esquema descrito por Magnan para o delírio crônico. Houve uma fase de inquietação e interpretação, e a atual de perseguição e alucinação. Interrogando o paciente várias vezes com o objetivo de encontrar idéias megalomaníacas ou de ambição que pudessem levar à previsão da entrada no terceiro período, não conseguimos detectar qualquer indício de sua existência. Nessas condições iniciamos o tratamento com Cardiazol, realizando 20 crises convulsivas completas, sem qualquer modificação do quadro.

Nessas circunstâncias, realizamos então a prova com o Evipan Sódico. Injetamos 10 cm^3, conseguimos uma narcose completa de 20 minutos. O despertar é brusco e agitado, o paciente senta-se na cama e com uma expressão hostil diz: "Eu sou Pedro F., caralho, Pedro F., o rei do mundo", ao mesmo tempo que bate fortemente no peito. "Todos me invejam porque sou o rei do mundo, caralho. Por isso me perseguem, porque sou o mais homem de todos. Porque sou macho e não sou como vocês. Villordio, o irmão do meu amigo, me persegue junto com um outro que maneja o aparelho, aparelho que atravessa tudo. Eles dois me perseguem com a ajuda de três fêmeas, de inveja pelas mulheres que eu tinha. Era meu amigo íntimo, porque o outro Villordio eu não conheço, mas sei que é ele porque fala comigo e me dá ordens como se fosse o meu pai. As fêmeas o denunciaram durante um sonho. Porque eu sou o rei do mundo. Ele está em Corrientes, na capital, vai acabar com todos. Tem um aparelho poderoso que atravessa tudo, que derrete tudo. Quiseram me degenerar mas não vão conseguir, porque sou o rei do mundo e todos me invejam." Dirigindo-se a mim, a quem conhece há mais de 20 anos, diz com evidente hostilidade: "Você é um sujeito de merda e não pode entender isso." Interrogado sobre quando e como se transformou no rei do mundo, responde: "Desde que nasci sou homem, desde que nasci sou o rei do mundo." Interrogado sobre a época e a forma como começou a perseguição, diz: "Vieram me enrolar pela primeira vez quando estava deitado com a minha mulher, faz uns 10 anos." Relata um distúrbio sexual do tipo da impotência com ejaculação precoce e coito vulvar. Finalmente excita-se, insulta o médico e tenta agredi-lo, terminando com a seguinte frase: "Tudo o que quero é ir com minha mãe e meu pai, que são velhinhos e precisam de mim."

Assistimos assim à passagem do terceiro período segundo a concepção de Magnan, que sustentava a não-coexistência das idéias delirantes de perseguição com as megalomaníacas. Esse conceito foi criticado por Gilbert Ballet, que afirmava o seguinte: "As idéias megalomaníacas são a duplicação das idéias de perseguição, e umas não substituem as outras. Elas coexistem." Acreditamos que entre os dois conceitos não existe maior contradição: o de Magnan é um conceito estrutural e estático, e o de Gilbert Ballet um conceito prospectivo, ou seja, evolutivo. Freud diz que a maior parte dos casos de paranóia ou de psicoses paranóides integra um certo montante de delírios da grandeza, mas que a passagem da pura perseguição à megalomania indica uma regressão maior da libido para um narcisismo total. O eu transforma-se assim no único depositário da libido retirada do ambiente. O próprio eu do sujeito transforma-se em objeto de adoração. A narcose havia atuado como o sono, retraindo a libido do mundo exterior, acumulando-a no próprio eu do sujeito, como sucede durante o sono.

Uma hora depois da prova injetamos 10 cm³ de Cardiazol, produzindo-se uma crise convulsiva completa. No dia seguinte, interrogamos o paciente a fundo, sem encontrar o menor vestígio de suas concepções megalomaníacas. Ao perguntarmos concretamente se era o rei do mundo, ele respondeu: "Deixe de gozação, eu sou um pobre agricultor." Ao referir-se a seu estado, disse: "Dormi muito bem esta noite, não me incomodaram durante a noite toda e Villordio ainda não falou comigo." Prossegue-se o tratamento com Cardiazol, produzem-se 10 crises convulsivas, completando-se assim 30. As melhoras foram evidentes a partir da narcose. O paciente pouco a pouco adquiriu consciência da enfermidade, mas com características especiais: "Agora estou muito bem, não sinto nada," dizia ele, "sou dono da minha pessoa mas, para mim, tinha alguma coisa certa no assunto de Villordio. Agora não me interessa mais." A conduta se normaliza, trabalha na sala e solicita alta. Como a família não vem buscá-lo, ele permanece três meses nessas condições no serviço. Mas há alguns dias voltou a ter alucinações, só que com um conteúdo que já não é de perseguição, mas de proteção e amparo. Ele diz: "Villordio voltou a falar comigo, perguntou o que estou fazendo aqui no hospício, por que não vou para Corrientes, que meu pai está velhinho e precisa de mim." O tom do delírio é agora alegre.

O nosso último caso estudado em colaboração com o chefe do serviço, o dr. Peluffo, tem características singulares por vários motivos. Trata-se de Hipólito B., argentino de 33 anos, solteiro, peão de lavoura nascido em Villaguay (Entre Rios) e internado pela polícia a 8 de novembro de 1939. A pessoa que o acompanha não fornece nenhum antecedente familiar pessoal nem da doença atual. Apresenta-se diante de nós, portanto, sem qualquer dado e com a seguinte característica: ao ser interrogado não responde, podendo-se observar uma contração dos músculos mastigadores e do pescoço, fenômeno que se exacerba intensamente, acompanhado de ranger dos dentes, sempre que se dirige a palavra a ele. Se procuramos abrir-lhe a boca, as duas arcadas dentárias cerram-se convulsivamente. Também os outros músculos faciais se contraem, projetando para fora as comissuras labiais, com elevação das asas do nariz, rugas na testa, abertura dos orbiculares e aparecimento de algumas mioclonias. Essa máscara mais ou menos rígida, associada à mobilidade dos olhos, lembra o riso sardônico. Ordena-se que feche os olhos; ele cumpre essa ordem, mas foi impossível, no primeiro período, fazê-lo pôr a língua para fora. O grau de contração podia ser apreciado pelo ranger dos dentes, que se tornava muito intenso sobretudo quando se tentava explorar o que se refere à sexualidade. A conduta do paciente no serviço deu-nos provas de que se tratava de um doente lúcido e que somente tinha um grave impedimento para falar. A exploração neurológica não revelou a existência de outros distúrbios e os testes biológicos foram negativos. Como o paciente também não escreveu, desconhecíamos completamente o que ocorria com ele. O que a narcose revelou veio desbaratar todas as nossas hipóteses.

Injetamos 6 cm^3, chegando à narcose completa, relaxamento muscular, abolição do reflexo corneano. Duração de 20 minutos, despertar lento, com euforia, dando a impressão de um indivíduo que se libertou de alguma coisa. Conexão imediata e iniciamos o interrogatório, porque não houve relato espontâneo. Disse o seguinte: "É um mágico que me domina e não me deixa falar nem escrever. Desde os 15 anos começou a manejar a minha mão direita e depois o corpo todo. Não estou louco, porque muitos me disseram isso, estou no hospício, foi a polícia que me trouxe, mas é o mágico quem me maneja. Estou contando isso para vocês saberem que o mágico me expulsou da província de Buenos Aires. Estava trabalhando numa fazenda e despejou-me o carrinho de mão com a mágica. Eu estava doente e fui para casa, passei a noite sem dormir, e então o mágico apareceu na minha frente, falando comigo, e eu não entendia nada, e de noite, dormindo, ele me fez ficar zangado e me levantei com a faca na mão irritado, e estava como que doente da cabeça. Quando saí para a rua ele me seguiu, ficava pulando o tempo todo na minha frente e falava, falava, e eu não entendia, depois desapareceu mas me falava mal o caminho todo com a mágica, e o corpo era um fogo e o sangue me fervia. O mágico me corta o pensamento com a mágica e também aos doutores." Interrogado sobre sua vida sexual, confessa ter sido onanista, mas "o mágico prendeu-me a mão direita e não me deixa usá-la", ele diz. Não teve relações sexuais. Poluções noturnas, "influência do mágico", segundo ele. Mas, à medida que o interrogatório é dirigido para seus problemas sexuais, o trismo intensifica-se de novo, reaparecendo o ranger de dentes quando se insinua a investigação de complexos homossexuais.

A contração dos músculos mastigadores, o fechamento da boca e a conseqüente impossibilidade de falar são atos impostos de fora, ou seja, há um sentimento de influência, de ação exterior, personificada num mágico. Ele é manejado, dirigido, diríamos, "acuado" em sua totalidade por esse estranho personagem. Do ponto de vista estrutural, trata-se de um delírio de influência de estrutura primitiva, mágica, relacionado a sua personalidade anterior. O sintoma mais evidente é, pois, um ato imposto, que, segundo a escola psicanalítica, tem um significado de punição, ligado ao onanismo desse paciente. O mágico "paralisou" primeiro a mão direita, como ele disse, a mão onânica, e representa um substituto do pai, morto durante a adolescência do paciente. Diante do mágico, ele realiza uma conduta de obediência passiva.

Essa interpretação foi confirmada em linhas gerais pelo que o paciente escreveu posteriormente, depois de ter recebido uma ordem assim expressa: "Esta noite, o mágico me aconselhou que escrevesse."

Atualmente, Hipólito B. fala livremente com os outros internados; mas a inibição surge diante de toda e qualquer pessoa que represente autoridade: médicos, enfermeiros, policiais, etc.

Conclusões

A observação de 15 casos, durante a narcose e depois dela, leva-nos a conclusões de ordem metodológica, psicoclínica, prognóstica e terapêutica.

1) Trata-se de um método de investigação inócuo se for manipulado com prudência e levando em conta as contra-indicações formais: hipotensão, insuficiência hepática grave, estados febris e grande desnutrição.

2) O narcodiagnóstico ou a narcoanálise ou a psicanálise farmacodinâmica tornam acessíveis à investigação planos da personalidade quase impossíveis de serem conhecidos de outra maneira. Suprime as repressões, pondo assim a descoberto os complexos afetivos motivadores seja do conteúdo ou da estrutura em sua totalidade, conforme o modo como se considere o problema etiopatogênico da psicose.

3) É possível estabelecer um prognóstico conforme o resultado da prova. Temos observado que os casos graves com déficit acentuado fornecem um relato pobre e sem reativação afetiva. Isso estaria de acordo com os experimentos de Claude com a eterização.

4) Finalmente, o narcodiagnóstico pode transformar-se em narcoterapia dinamizando as estruturas psicóticas, liquidando os conflitos e estabelecendo contato afetivo com o médico, o que facilita o trabalho psicoterápico.

TEORIA E PRÁTICA DA NARCOANÁLISE *

O efeito produzido por certas drogas sobre o psiquismo foi observado desde a Antiguidade (1), mas foi realmente Moreau de Tours (2, 3) que, em 1845, inaugurou esse método experimental em psiquiatria[1]. Começou por estudar os efeitos psicológicos produzidos pela *datura stramonium*, realizando depois experimentos pessoais com o haxixe. Esses experimentos, feitos por ele mesmo e com seus discípulos e amigos, levaram-no a considerar o haxixe um veículo poderoso de exploração em matéria de patogênese mental. Além disso, tinha convicção de que habilitaria o psiquiatra a iniciar-se nos mistérios da alienação, remontando às origens ocultas desses distúrbios, tão numerosos, variados e estranhos. Segundo ele, quem se submete à influência do haxixe sente-se capaz "de estudar em si mesmo as principais modificações intelectuais que são o ponto de partida de todas as espécies de alienação mental. Seja qual for o grau de desordem das idéias e a intensidade das ilusões e alucinações, o sujeito jamais perde o sentimento de sua individualidade, a consciência íntima de si mesmo. Situado fora

---

* Trabalho lido na Sociedad de Neurología y Psiquiatría em 30 de outubro de 1946. Sua finalidade foi proceder a uma revisão histórica da técnica e dos princípios de narcoanálise. *Revista de Psicoanálisis*, 1947, tomo V, n° 4.

1. Do ponto de vista histórico, a narcoanálise parte dos trabalhos de Moreau de Tours, em 1845, sobre os efeitos psicológicos do haxixe. Podemos destacar três conclusões fundamentais, relacionadas com a psicanálise atual:

1) Segundo Moreau de Tours, é possível explorar zonas ocultas da personalidade, zonas onde reside a causa da alienação, ou seja, é possível explorar o inconsciente tal como hoje o concebemos mediante a ação de certas drogas.

2) Segundo o mesmo autor, o psiquiatra devia submeter-se ao efeito da droga para poder estudar as mudanças produzidas em sua própria personalidade, com o propósito de obter uma visão mais precisa e clara dos fenômenos de alienação. Esse conceito coincide com o requisito fundamental para ser psicanalista, que é submeter-se a uma psicanálise didática, que não diverge em nada da análise terapêutica comum.

3) Moreau de Tours via na ação das drogas, isto é, nos efeitos psicológicos, a possibilidade de curar determinadas enfermidades mentais, sobretudo a melancolia e o estupor. Isso coincide com o propósito da narcoanálise.

desses distúrbios, o eu domina e julga as desordens que o agente perturbador provoca nas regiões inferiores da inteligência". Para Moreau de Tours, o distúrbio primordial que experimentam os sujeitos submetidos a essa experiência é a excitação. Trata-se de "uma desagregação, uma verdadeira dissolução do componente intelectual que se denomina faculdades morais". O indivíduo sofre depois uma profunda modificação, caindo insensivelmente num verdadeiro estado de sonolência. Após um meticuloso estudo desses estados de intoxicação, com suas idéias, convicções delirantes, distúrbios dos afetos, impulsos irresistíveis, ilusões e alucinações, Moreau de Tours chega a uma outra conclusão fundamental, retomada meio século depois por Freud (4): a de que a loucura representa os sonhos do indivíduo desperto. Nos dois casos há excitação, diminuição lenta ou brusca da espontaneidade intelectual, metamorfose do eu e atividade onírica. A observação de Moreau de Tours de que o haxixe produz uma sensação de bem-estar, de excitação, etc., induziu-o a empregar essa droga no tratamento de estados melancólicos e estuporosos, comprovando que os fenômenos dinâmicos sofrem variações, enquanto que nos casos com lesão orgânica os distúrbios permanecem invariáveis. Um discípulo seu, Benjamin Ball (5), publicou algumas observações de pacientes que sofriam alucinações intermitentes da visão e da audição, e que foram curados pelo haxixe.

O conteúdo das fantasias produzidas pelo haxixe está diretamente relacionado com a personalidade do consumidor; daí a multiplicidade de suas manifestações. Papus (pseudônimo do médico e ocultista Gerard Encausse, c. 1890) disse: "O haxixe é um ampliador, mas não um criador."

As experiências realizadas por Moreau de Tours atraíram o interesse dos escritores de sua época, surgindo a moda do haxixe. Théophile Gautier (6, 7), que recebeu do próprio Moreau as primeiras quantidades da droga, fundou o clube dos comedores de haxixe com Charles Baudelaire (8), escrevendo ambos as mais detalhadas observações sobre os efeitos desse estupefaciente. Recordemos o poema do haxixe incluído por Baudelaire em *Paraísos artificiais*. Na quarta parte de seu livro, que leva o título de *O Homem-Deus*, faz um interessante estudo psicológico da exaltação experimentada pela consciência durante a embriaguez do haxixe, que culmina, segundo ele, com o intoxicado chegando a se considerar uma divindade onipotente.

O éter foi também empregado como método de exploração psicológica por Sauvet (9), em 1847, que escreveu um relato detalhado de uma observação pessoal, destacando a excitação motora e a euforia. Brière de Boismont (10) estudou a ação da eterização e assinala o interessante fato de que os sonhos obtidos nesses casos estão sempre relacionados com as preocupações dos pacientes e suas idéias dominantes.

Morel (11), em 1854, estuda pela primeira vez os efeitos da eterização como meio de investigação psicológica nos dementes precoces afetados de mutismo absoluto. Estava convencido de que esses doentes têm um pensamento delirante ativo. Durante a eterização, pôde entrever as tendências do delírio, observando em um de seus pacientes, por exemplo, um orgasmo muito pronunciado e a deflagração de uma atividade masturbatória muito intensa.

Além do haxixe e do éter, foram empregados o álcool, por Obernier (1873) (12), e a cocaína, por Mantegazza, em 1866, que afirmou ser necessário, para se conhecerem bem os sintomas da alienação, submeter-se ao uso de substâncias que nos façam passar por todas as formas dessa enfermidade.

Os efeitos psicológicos da cocaína foram estudados por Freud (1889) (13), que os observou em sua própria pessoa, afirmando que a ação euforizante deve-se a um sentimento de onipotência que surge em virtude da anulação de toda causa depressiva, o que suscita uma exaltação do sentimento normal de bem-estar. Por esse motivo, Pichon (1886) (14) recomenda o tratamento da morfinomania por meio da cocaína. Outros investigadores, como Dupré e Logre (15), Lange, Marx, Maier, etc., chegaram a conclusões semelhantes. Maier (1926) (16) examina pacientes esquizofrênicos pelo método das associações condicionais de Jung, com a ajuda da cocaína, droga que facilita, segundo ele, o aparecimento de complexos reprimidos e de recordações com forte carga emocional, que desfilam em série, como num filme. N. Marx (1923) (17) sustentava que a euforia cocaínica é produzida por uma aceleração das associações de idéias, pelo fato de serem suprimidas as barreiras entre o inconsciente e o consciente, registrando-se o enfraquecimento do processo de censura sob a influência do tóxico. O haxixe foi retomado, entre outros, por Kraepelin, e o éter por Dupouy (1913) e depois por Claude (18) e seus discípulos Borel e Robin, Natan e Maurice, em 1924. O peyotl foi empregado para os mesmos fins por muitos investigadores, todos eles destacando a sensação de euforia e de energia física ou bem-estar que se produz[2]. A esse respeito devem ser destacados os trabalhos de A. Routhier (1926) (19), que considera essa droga como um possível meio de investigação psicanalítica. Segundo ele, gera um onirismo cujas imagens, emanadas do subconsciente mais ou menos mediato, podem expressar idéias não formuladas e tendências profundas do indivíduo. Com o alcalóide do peyotl, a mescalina, foram realizados interessantes estudos por Kurt Beringer (20), Mayer-

---

2. O peyotl, o yajé e outras drogas tiveram grande aplicação entre os indígenas americanos; seu uso mágico e os estados produzidos com sua ingestão constituem material de grande interesse psicológico. Ver, a esse respeito, Ramón Pardal, *Medicina aborigen americana*, Biblioteca Humanior, 1937. Recordem-se também seu emprego nos ordálios.

Gross, etc. Também foi empregado o protóxido nitroso, ou gás hilariante, pelo mesmo Priestley, seu descobridor. Esse mesmo gás foi utilizado em experimentos pessoais por William James (21), que comprovou "uma intensidade extraordinária de visões metafísicas; o espírito percebe as relações lógicas do ser com uma sutileza e uma rapidez aparentes, sem exemplo na consciência normal".

O ópio, a morfina, a cafeína, a escopolamina, a escopocloralosa, etc., também foram empregados para os mesmos fins. As drogas citadas até agora foram utilizadas, como vimos, sobretudo com o propósito de explorar zonas inacessíveis ou pouco acessíveis da personalidade, e o efeito fundamental comprovado por todos os investigadores gira em torno da euforia e da supressão de inibições. Com base nessas observações, elas foram empregadas para fins terapêuticos. Chegamos assim ao primeiro tratamento em que o emprego sistemático de narcóticos se fez com esse fim. Klaesi (22), entre 1920 e 1921, começou a utilizar o método que chamou de narcose prolongada com somnifene. Por meio dele, modificou as relações do indivíduo com o ambiente, aumentando o contato afetivo do paciente com o médico e diminuindo consideravelmente a hostilidade habitual. Klaesi deu a esse fenômeno uma explicação puramente psicológica. "É preciso fazer surgir no paciente o sentimento de uma grande necessidade de ajuda e uma sensação de debilidade", diz ele, "de tal maneira que ele não permaneça diante do médico e do pessoal de enfermagem num estado negativista." Klaesi explica do mesmo modo as melhoras obtidas em decorrência de afecções febris e sob a influência de agentes piretógenos.

Não é meu propósito descrever os detalhes da técnica e seus resultados, por certo muito discutidos, mas o que desejo destacar, partindo das observações de Klaesi, são os efeitos psicológicos desse tratamento, que nos servirão em seguida para interpretar fatos ocorridos durante a narcoanálise.

A. Fabre (23) também insiste na necessidade de uma psicoterapia ativa associada à ação farmacodinâmica na narcose prolongada. Segundo ele, ao despertar, o paciente costuma estar transformado. Experimenta uma sensação de dependência, de impotência em relação ao seu meio imediato. Está em condições de exteriorizar ao máximo sua afetividade disponível e mostra tendência para a euforia. Guillarovsky (24) explica os estados de hipermnésia surgidos durante esse tratamento como devidos à vivência de uma morte imediata. Esse fenômeno tem, segundo ele, certa analogia com o que se observa diante de uma morte inevitável; todo o passado desfila diante dos olhos com uma rapidez extraordinária. Também destaca as mudanças de humor e a emotividade, a sensação de bem-estar, observando, além disso, que no transcorrer dos sonhos e nos estados oniróides os pacientes vêem-se geralmente representados por sua própria imagem na época da infância.

Edith Vowinckel Weigert (25) realizou o estudo psicanalítico dos efeitos do tratamento de narcose prolongada, sendo a primeira abordagem em profundidade dos mecanismos de atuação. O tratamento consegue restabelecer uma situação do eu purificado e prazeroso, e a paciente por ela analisada dava a impressão de um lactente satisfeito. O conteúdo dos sonhos e estados oniróides é do tipo infantil e não só representa uma realização de desejos, no sentido de satisfação de desejos instintivos, como também satisfaz a necessidade de punição. Surgem então imagens de mutilação semelhantes às descritas por Bromberg e Schilder na alucinose alcoólica. O mecanismo fundamental provocado pela narcose pode ser denominado solução maníaca do conflito, produzindo-se uma reconciliação entre o eu e o supereu. Diminui a tensão entre essas duas instâncias, surgindo daí a euforia e o sentimento de bem-estar, com o desaparecimento concomitante de inibições.

Outras experiências que citarei de passagem são as realizadas com a benzedrina, empregada não só como euforizante mas também como coadjuvante no tratamento psicanalítico. Paul Schilder (26) realizou um minucioso estudo dos efeitos psicológicos dessa droga e das modificações que ela provoca durante o tratamento analítico. Segundo ele, a psicanálise farmacológica tentaria estabelecer as modificações que ocorrem na distribuição da libido e na estrutura do eu sob a influência desses agentes. Sandor Rado (27), num trabalho fundamental intitulado "psicanálise da farmacotimia", já havia dado o primeiro passo nesse sentido. Nos dois casos psicanalisados por Schilder com a ajuda da benzedrina surgiu o fato curioso de que o material surgido nos momentos da administração da droga relacionava-se com situações orais que eram básica e profundamente reprimidas. Em 1924, Constanza Pascal (28), que denominou "psicanálise farmacodinâmica" o método de exploração psicológica por meio de drogas, realizou grande quantidade de observações empregando diversos agentes. Toda a sua experiência e a de sua escola encontra-se reunida na tese da dra. Andrea Deschamps (29), sua discípula. O propósito era quase exclusivamente de exploração, diagnóstico e prognóstico.

Há cerca de 10 anos, começamos a empregar, com o dr. F. Brumana, métodos de exploração, como a eterização e outros, incentivados por Constanza Pascal. Posteriormente, um método mais seguro e de mais fácil manejo foi empregado por mim. Consistia em provocar uma narcose com o Evipan Sódico. Há seis anos, em maio de 1940, resumi aqui, nesta mesma Sociedade, a minha experiência (30), baseada na análise de 15 casos. Cheguei à conclusão de que se tratava de um método de investigação inócuo; de que o narcodiagnóstico, ou narcoanálise, ou psicanálise farmacodinâmica, tornava acessíveis à investigação níveis da personalidade quase impossíveis de se conhecerem de outra maneira; de que a narcose suprimia as repressões, trazendo à tona material inconsciente relacionado com a estrutura total da psicose. Além disso, a narcose com Evipan Sódico podia ser empregada não só do ponto de vista diagnóstico e de exploração, mas tinha também valor terapêutico, ao dinamizar as estruturas psicóticas, tornando-as mais acessíveis à atuação psicoterapêutica. Também utilizei a narcose como meio de facilitar outras terapias, como o eletrochoque e o tratamento de pentetrazol (cardiazol).

Mas, na realidade, foi Stephen Horsley (31), entre 1936 e 1943 — ano em que publicou *Narcoanálise* — o primeiro a sistematizar um método a que deu o nome de narcoanálise, com uma técnica muito precisa e que, com algumas variantes, pode ser usado tanto em hospitais psiquiátricos quanto com pacientes em regime de tratamento ambulatorial. Horsley emprega barbitúricos de ação rápida, como nembutal, evipan e pentotal. A técnica de Horsley consiste numa combinação de narcose com sugestão hipnótica, e é a seguinte: realiza-se primeiro uma investigação de rotina — história do paciente, estado mental e físico, etc. Coloca-se o paciente numa cama, num quarto individual. Horsley descreve sete etapas no tratamento do paciente hospitalizado:

1) *Indução de uma narcose ligeira*. Dissolve-se o nembutal em água destilada, em solução a 2,5%, injetando-se por via endovenosa à velocidade de 1 cm^3 por minuto. Quando se produz um estado de narcose ligeira, detém-se a injeção, mantendo-se a agulha na veia. Nesse período, o paciente sente sonolência; aconselha-se a que ele não lute contra o desejo de dormir; assim, ele é colocado num estado de receptividade passiva capaz de compreender o que lhe é dito, de falar com clareza e de responder. Em alguns indivíduos, isso é o mais difícil, devendo-se então aumentar a dose.

2) *Indução da hipnose*. Enquanto se injeta a droga, o médico deve reter ou controlar a atenção do seu paciente e estabelecer uma relação hipnótica com ele. Em alguns casos, ele se submete facilmente; em outros, registra-se uma mudança dramática do estado de isolamento psíquico para o de subordinação ou dependência íntima. Depois o corpo relaxa, a timidez e as inibições se dissipam e o paciente, segundo Horsley, dispõe-se a informar aquilo que para ele é confidencial.

3) *A análise*. É comum começar com associações livres, que têm durante a narcoanálise o verdadeiro caráter de uma hipermnésia. Horsley afirma que essa hipermnésia pode ser de dois tipos. Num primeiro grupo existe uma inibição ou bloqueio prévio que resulta em amnésia de uma parte da vida do paciente. Ao produzir-se a supressão dessa inibição, ocorre uma recuperação vívida e súbita do material esquecido. Outro grupo seria aquele em que as recordações, principalmente as da infância, são relembradas sob estado hipnótico, sendo o mecanismo fundamental dessas hipermnésias o enfraquecimento brusco das inibições. O conflito latente ou reprimido surge, em geral, rapidamen-

te na superfície, esclarecendo-se a história do padecimento, e em uma hora o médico pode obter informações importantes sobre a história individual do paciente.

4) *Síntese*. Esta fase é, segundo Horsley, a mais importante do tratamento e deve ser realizada com grande cuidado. Os requisitos essenciais são uma clara determinação dos fatores responsáveis do padecimento, o último passo na reconstrução de uma atitude normal diante da realidade. Nos casos mais simples, é possível efetuar-se uma síntese completa numa única sessão; e nos casos mais resistentes recorre-se a uma ab-reação mais profunda e a fortes sugestões pós-hipnóticas.

A síntese, ainda segundo Horsley, deve ter por finalidade algo mais do que a reintegração da personalidade dissociada. Consistirá num esclarecimento em que o paciente deve ser ajudado pelo médico a ver-se tal como é na realidade, aceitando a atuação dos fatos descobertos e incorporando esse novo conhecimento à sua atitude diante da vida.

5) *Narcose profunda*. Os pacientes hospitalizados submergem, depois do estado hipnótico, numa narcose profunda, provocada por outra injeção da solução à mesma velocidade, até se obter um estado de inconsciência. A duração média do primeiro sono é de 12 horas. Depois os pacientes geralmente acordam pedindo alimento e adormecem de novo. Para Horsley, esse período adicional é de grande valor nos casos de exaustão causada por insônia prolongada.

6) *Repetição do tratamento*. A mesma técnica pode ser repetida no dia seguinte, ou em dias sucessivos, ou a intervalos maiores. Geralmente uma injeção é suficiente nos indivíduos acessíveis, permitindo produzir em sessões seguintes uma hipnose pelos procedimentos habituais.

7) *Redução*. Horsley assinala que o estado pós-hipnótico é, com freqüência, um período de tensão psíquica. As sugestões hipnóticas podem ser cuidadosamente reforçadas no paciente já desperto por meio de explicação, persuasão e reeducação. Salienta o fato de que, durante a narcoanálise, os fenômenos de transferência são a regra e é freqüente apresentarem-se em forma extremamente aguda. A transferência, quando ocorre, é um auxiliar em todas as etapas da narcoanálise e um fator importante para desenvolver o contato com a realidade. Depois de explicar a técnica, faz um meticuloso estudo dos fenômenos de abreação e transferência, como bases de toda psicoterapia. Durante o tratamento, também são de importância fundamental o estudo e a análise detalhada dos sonhos. Muitas vezes, durante a narcoanálise, os sonhos repetem-se com grande freqüência, substituindo a neurose e apresentando-se como um sintoma principal, uma vez que constituem a expressão das mesmas causas inconscientes da neurose.

Nos pacientes que fazem tratamento de ambulatório, é suprimida a narcose profunda. Em linhas gerais, a técnica é a mesma e os barbitúricos empregados são o pentotal, o narconumal, o amital, etc. A narcoanálise pode ser utilizada, segundo Horsley, para dois fins principais: 1) como tratamento único, facilitando a descoberta rápida do distúrbio emocional; 2) para vencer as resistências que se apresentam com freqüência no decorrer de uma psicanálise comum.

As indicações mais precisas são a histeria em todas as suas manifestações, especialmente a amnésia resultante de experiências no campo de batalha, e os estados agudos de ansiedade. Também é muito útil no diagnóstico das seqüelas dos traumatismos cranianos, no diagnóstico dos estados psicóticos duvidosos, nas crises de origem duvidosa e nos casos de simulação.

O método Horsley foi elaborado em tempo de paz e utilizado em pacientes internados e ambulatoriais. Durante a guerra, esse método foi empregado pelos psiquiatras do exército inglês com excelentes resultados. Um método surgido das necessidades da guerra foi criado pelo coronel Roy Grinker e o capitão John Spiegel (32), psiquiatras da Força Aérea norte-americana durante a campanha do norte de África. Em dois livros, *Neuroses de guerra* e *Homens em tensão*, ambos de 1945, e num informe apresentado ao Instituto Psicanalítico de Chicago, esses autores fornecem os detalhes e os resultados desse método, baseado fundamentalmente na concepção psicodinâmica, ou seja, psicanalítica, das neuroses. Depois de realizarem um estudo detalhado das neuroses de guerra, suas formas clínicas, seu diagnóstico e prognóstico, passaram a uma análise minuciosa das terapias empregadas. Dividem-nas em duas grandes categorias: as chamadas terapias de encobrimento, entre as quais incluem a persuasão, a sugestão, a reeducação, o sono profundo, etc.; são terapias que têm por finalidade reforçar a repressão e assim ocultar os conflitos fundamentais. Por outro lado, as chamadas técnicas de revelação incluem a psicoterapia breve e têm por objetivo terapêutico pôr a descoberto os conflitos; utilizam como ajuda a narcose produzida pela injeção de pentotal sódico. Na avaliação prognóstica dos casos, Grinker e Spiegel assinalam alguns fatores importantes: a história individual do paciente, sua neurose prévia, seu nível, o grau em que a exaustão contribuiu para o surgimento da neurose, os recentes traumas psíquicos, a severidade ou gravidade do traumatismo deflagrador, a quantidade de ansiedade, a força do eu, a capacidade de compreensão psicológica, o grau de hostilidade reprimida, a síndrome clínica e o tempo disponível para tratamento.

Essas técnicas de "pôr a descoberto o conflito" só podem ser empregadas, segundo os autores, na zona de combate dentro de um hospital geral ou de um hospital psiquiátrico especial. O método recebeu de Grinker e Spiegel o nome de "narcossíntese". Utiliza o pentotal sódico por via endovenosa, que produz um estado de seminarcose durante o qual o paciente pode reviver suas experiências traumáticas da frente de batalha, emoções que foram reprimidas pelo próprio indivíduo. Outra ação da droga é permitir ao paciente, em virtude da diminuição da ansiedade, enfrentar as emoções que tiveram um caráter tão traumático para ele. Sob a ação desse tratamento, o paciente parece sintetizar — daí o nome do método —, juntar os fragmentos de suas emoções e vivências ligadas por sua experiência traumática, reconstruindo dessa maneira uma lembrança que coincide quase totalmente com a experiência original deflagradora. Ao libertar-se dessas intensas emoções reprimidas e ao estabelecer um contato consciente com seus impulsos ou tendências inconscientes, pode criar uma relação normal com a realidade.

Grinker e Spiegel assim descrevem a técnica: o paciente é isolado num quarto na penumbra; diz-se a ele que vai receber uma injeção que o fará dormir e injeta-se por via endovenosa à velocidade de 1 cm^3 por minuto, ao mesmo tempo que se pede que ele conte de trás para frente, a partir de 100. Logo a contagem torna-se confusa e, antes que se produza o sono verdadeiro, a injeção é interrompida. No caso de o paciente não saber contar, calcula-se o grau de narcose pelo tônus das pálpebras e dos reflexos pupilares. Ao se iniciar a injeção, geralmente há um aumento dos sintomas de ansiedade, que em seguida desaparecem e o paciente se acalma. No momento em que a narcose alcançou o seu nível útil, alguns doentes começam a falar espontaneamente; se estão falando sobre o tema de suas experiências no front, o psiquiatra não deve interrompê-los. Mas parece que na maioria dos casos o paciente precisa ser estimulado nesse sentido. Diz-se a ele, então, que está no campo de batalha, nas linhas da frente. Quando o médico conhece detalhes sobre a vida e as circunstâncias do aparecimento da doença, pode acrescentar alguns detalhes correspondentes à situação real, e no caso de não os conhecer descreverá uma cena típica do front. Por exemplo, poderá dizer ao paciente que estão caindo bombas à sua volta, que aviões inimigos estão sobrevoando o lugar, que uma coluna de tanques está se aproximando. O paciente dirá então o que imagina que esteja acontecendo, sendo que a quantidade de estímulo varia de acordo com cada caso. Segundo Grinker e Spiegel, alguns reagem logo às primeiras palavras e começam a fazer um relato animado e vigoroso da ação bélica. Quando essa estimulação é insuficiente, o psiquiatra deve desempenhar um papel ainda mais ativo a fim de desencadear a recordação da experiência traumática; por exemplo, deve desempenhar o papel de um camarada no front, gritar para o paciente que abaixe a cabeça porque estão sendo bombardeados, pedir-lhe que o ajude a socorrer um companheiro ferido, assim por diante. Dessa maneira, a resistência do paciente geralmente é vencida. Alguns pacientes levantam-se da cama e começam a representar partes da cena traumática — andam pelo quarto em busca de uma trincheira ou de um amigo perdido

—, e deve-se permitir que o façam. Outros só revivem a cena verbalmente e emocionalmente, sem fazer uso de qualquer atividade motora. Falam com seus companheiros imaginários, escondem a cabeça debaixo do travesseiro para se protegerem das bombas, deitam-se debaixo da cama como se estivessem agachados numa trincheira. Alguns pacientes repetem várias vezes uma curta cena traumática; como um disco quebrado, não conseguem passar de um certo ponto e, nesses casos, será necessária mais de uma sessão de narcossíntese com pentotal, sendo que em cada uma delas o paciente traz outros fragmentos do material reprimido. Essas situações são comuns nos estados de ansiedade amnésica ou no estupor, quando o eu do paciente parece incapaz de digerir as experiências traumáticas a não ser em pequenas parcelas, ou seja, fracionando a situação traumática. De modo geral, o psiquiatra desempenha um papel passivo ou ativo, conforme a necessidade em cada situação, mas em nenhum momento existe a intenção de produzir uma situação hipnótica — daí a diferença em relação ao método de Horsley. A atitude do psiquiatra deve ser compreensiva, afetuosa. Ele deve representar para o paciente, que busca proteção e consolo, o papel de um pai bondoso. Quando o que precisa ser dominado é um sintoma somático, como o mutismo, a surdez ou uma paralisia, o psiquiatra pode exigir do paciente o abandono de seu sintoma, embora isso seja raro, pois ao diminuir a ansiedade os sintomas de conversão em geral desaparecem.

Terminada a sessão, deve ser instituída uma psicoterapia baseada nesse conhecimento prévio do paciente, com o propósito de reforçar os processos de cura. Uma vez desaparecido o efeito da droga, o trabalho prossegue. Devido à escassez e tempo, empregavam de 15 a 30 minutos todos os dias no começo e nos casos graves; mais adiante, dia sim dia não ou duas vezes por semana. Os autores enfatizam o alcance dessa psicoterapia breve e sustentam que, com ela, não pretendem mudar fundamentalmente a personalidade do paciente, sendo a finalidade precípua dessa terapia libertar tensões psicológicas inconscientes, aumentar as forças do eu e, por outro lado, diminuir a severidade de um supereu que exerce uma pressão intensa.

Grinker e Spiegel separam as diferentes atuações dessa psicoterapia breve para elucidar seu modo de atuação e ressaltam, obviamente, que esses mecanismos atuam em conjunto, ora dominando uns, ora outros. Os psicodinamismos estudados são:

1) *A transferência positiva*. A relação de transferência geralmente se estabelece de imediato, incutindo um caráter infantil ao comportamento do paciente, diante do médico.

O médico representa para ele a figura de um pai bondoso, capaz de defendê-lo contra o mundo hostil em que vive. Nos casos agudos de ansiedade, essa situação de transferência é muito intensa, devendo o psiquiatra, inclusive, fomentá-la. Quando a transferência é negativa e persistente, deve-se suspeitar de que o prognóstico é grave, já que os casos que apresentam essa característica costumam consolidar sua neurose, tendo uma evolução crônica.

2) *Libertação de tensões inconscientes*. Relacionam-se principalmente com as emoções ligadas à ansiedade, cuja quantidade excessiva ou persistente é o problema nuclear da neurose de guerra. Quanto maiores tiverem sido as defesas já empregadas pelo eu do sujeito em face dessas situações de ansiedade, mais difícil se tornará fazer aflorar à consciência as causas que as motivaram. Sabe-se que a amnésia, por exemplo, tem fundamentalmente um papel protetor. O pentotal pode vencer essas resistências relacionadas com a repressão, sendo que o paciente, ajudado pelo médico, poderá relatar pouco a pouco suas experiências traumáticas. O paciente deve ser instigado e, por vezes, compelido a preencher os vazios da lembrança. Dessa maneira, a repressão é geralmente vencida.

3) *Satisfação das necessidades de dependência*. Esta situação constitui a base da transferência nos primeiros períodos de tratamento. O médico converte-se em protetor e propiciador de satisfações. Nas sessões, o paciente costuma chorar, jogar-se nos braços do psiquiatra, relatando nessas circunstâncias as suas experiências traumáticas, vividas como abandono e solidão, onde o grito infantil ainda ressoa, segundo dizem os autores. Para estes, a origem da ansiedade está, em grande parte, ligada a esse sentimento de abandono, situação comparável à de uma criança que tivesse sido deixada sozinha num quarto escuro, com a porta trancada e sem ouvir nenhuma voz.

4) *O reconhecimento do presente espacial e temporal*. Em virtude dessa situação de perigo e abandono, o eu do neurótico adotou diversas técnicas, reagindo como uma criança pequena, abandonando a cena por meio do estupor, recusando-se a escutar os ruídos por meio da surdez, negando-se a falar por meio do mutismo, recusando-se a ter conhecimento do sucedido por meio da amnésia ou desenvolvendo mecanismos fóbicos. O paciente, através dessa psicoterapia, deve mudar o enfoque de uma realidade hostil, processso esse que se faz em virtude de uma identificação dele mesmo com o seu médico; a força do seu eu recrudesce graças a esse mecanismo. Essa situação só deverá ser interrompida depois que se tenha consolidado, para que se torne consciente ao paciente nas últimas etapas do tratamento.

5) *Liberação da hostilidade reprimida*. Segundo Grinker e Spiegel, essa é a tarefa mais difícl. Quando a hostilidade é muito intensa e foi fortemente reprimida, os pacientes tornam-se rígidos e obstinados, ficando muito difícil para o eu elaborar uma quantidade tão grande de agressão. A intensidade das tendências agressivas reprimidas, também fonte de ansiedade, pode às vezes ser tão grande a ponto de tor-

nar necessário o emprego de choques convulsivos para descarregar a agressão que impede uma boa readaptação dos pacientes. Esses doentes costumam sofrer muito e, além de sonhos estereotipados em que repetem as cenas traumáticas sob a forma de pesadelos, são extremamente irritáveis e fogem a todo contato social.

6) *Identificação com o terapeuta*. Já vimos que por meio da identificação com o médico o paciente muda seu enfoque da realidade; esta parece-lhe agora menos hostil, sente-se mais protegido, situação que, no interior do aparelho psíquico, deve estar relacionada com a que se estabelece entre o eu e o supereu. Esta última instância, o supereu, que se tornou ainda mais severo, acarreta o aumento do sentimento de fracasso, de culpa, o que o impele às vezes para uma conduta suicida. Esse supereu severo tem sua história individual, e constata-se com freqüência, entre os pacientes de neurose de guerra, que foi condicionado pela identificação com o médico, imagem do pai compreensivo e bondoso.

Já vimos a importância desse mecanismo de identificação na relação de dependência com o psicoterapeuta e a necessidade de ser interpretado no final do tratamento, com o objetivo de liquidar essa dependência.

7) *Desenvolvimento da independência na relação com o médico*. Esta é a fase terminal do tratamento, de importância fundamental para o desenvolvimento futuro do paciente. Conforme a maneira pela qual consiga quebrar sua dependência, posteriormente se verá livre de outras dependências relacionadas com o meio social e familiar. O paciente deve convencer-se de que é igualmente útil fora do campo de batalha, deve realizar um trabalho eficiente no âmbito do exército e adquirir a convicção de que seu destino não é voltar para o front, de que poderá cumprir seus deveres patrióticos em outros lugares.

Essa psicoterapia breve, cuja técnica foi criada e fundamentada por Grinker e Spiegel, foi de grande utilidade. O critério modificou-se fundamentalmente no tratamento da neurose de guerra, em relação ao da Primeira Guerra Mundial. Nesta, os métodos eram quase todos repressivos, ao passo que as técnicas desenvolvidas e aperfeiçoadas durante a Segunda Guerra Mundial baseiam-se na compreensão dos conflitos do paciente. Grinker e Spiegel afirmam que, sem nenhuma dúvida, pode-se dizer que o conhecimento aplicado pela primeira vez na prevenção e tratamento das neuroses de guerra é uma compreensão saudável, racional, do conflito dinâmico entre as fontes inconscientes da ansiedade e as forças do eu. Além disso, essa psicoterapia breve, baseada nesses conhecimentos, é a única técnica nova empregada para o tratamento da neurose de guerra e apóia-se nos princípios da psicanálise.

L. Kubie e S. Margolin (33), num trabalho subseqüente, passam em revista as técnicas e, sobretudo, os efeitos desses tipos de tratamento, destacando que a tolerância do paciente para com as interpretações e emoções deflagradoras é maior nesses casos, seu eu podendo incorporá-las em seus processos intelectuais e emocionais, com o objetivo de efetuar uma nova síntese de suas funções psíquicas. A ação de drogas possibilita ao paciente experimentar num nível consciente e sem disfarce aquelas atitudes afetivas de amor e ódio em relação a pessoas que foram importantes nos primeiros anos de sua vida, tal como ocorre em relação à transferência. Segundo Kubie e Margolin, as situações produzidas por esses diversos agentes consistem essencialmente num estado deliróide controlado. Esse estado pode liberar estruturas latentes de violência considerável, e por isso os autores consideram que essas técnicas devem ser utilizadas por psiquiatras acostumados a lidar com os psicodinamismos inconscientes.

Em resumo, podemos dizer que esse método atua sobre o conflito atual e que a narcose debilita as resistências da repressão, facilitando um processo de ab-reação no que se refere tanto à descarga das emoções quanto ao ato de adquirir conhecimento da situação. Esse ato de adquirir conhecimento e de "expandir-se" a energia psíquica ocorre por influência da função de síntese do eu, estabelecendo-se a continuidade e unidade da personalidade psíquica anteriormente dissociada. O eu do paciente fortalece-se ao diminuir sua ansiedade; o supereu debilita-se pela identificação com o psiquiatra. Mas esse processo realiza-se durante a narcose devido a uma solução maníaca do conflito entre o eu e o supereu, tendo como conseqüência a euforia e a supressão das inibições. Quando o sujeito abandona suas identificações anteriores para substituí-las por outras tomadas da realidade presente — o médico — ele estabelece com este uma relação de dependência, cuja liquidação constitui o passo final de qualquer psicoterapia de inspiração psicanalítica.

Bibliografia

(1) Avesta, século VI a. C.
(2) Moreau de Tours, J., *Du Hachisch et de l'aliénation mentale*, Paris, Fortin Masson et Cie., 1845.
(3) ____, "De l'identité de l'état de rêve et de la folie", *Annales Médico-Psychologiques*, julho de 1855.
(4) Freud, S., *La interpretación de los sueños*, Rueda, Buenos Aires, 2 tomos.
(5) Ball, Benjamín, citado por A. Deschamps.
(6) Gautier, Th., "Le Club des Hachischins", *Revue de Deux Mondes*, París, fevereiro de 1846.
(7) ____, *L'Orient*, tomo II, p. 47.
(8) Baudelaire, C., *Les paradis artificiels*, Paris, 1860.
(9) Sauvet, "Inhalation d'éther et ses effets psychologiques", *Annales Médico-Psychologiques*, 1847.

(10) Brière de Boismont, *Revue Médicale*, junho de 1847.
(11) Morel, "De l'éthérisation dans les folies", *Archives Générales de Médecine* fevereiro de 1854.
(12) Obernier, "Der empleo del alcohol en los alienados", *Archiv für Psychiatrie*, 1973 (citado por A. Deschamps).
(13) Freud, S., *Übber Coca*, Viena, 1885. (Dados extraídos de H. W. Maier.)
(14) Pichon, "Considération sur la morphinomanie et sur son traitement", *Encéphale*, 1886.
(15) Dupré e Logre, *Traité de Médecine* de Roger et Vidal, fasc. 6.
(16) Maier, H. W., *La cocaïne*, Payot, Paris, 1926.
(17) Marx, Norbert, "Contribution à la psychologie de la cocaïnomanie", *Encéphale*, 1923.
(18) Claude, Borel e Robin, *Un nouveau procédé d'investigation psychologique: l'éthérisation*, Reunión de estudios neurológicos y neuropsiquiátricos, junho de 1924.
____, *Éthérisation chez les déments précoces*, Société de Psychiatrie novembro de 1924.
(19) Routhier, A., *La plante qui fait les yeux émerveillés: le peyotl*. Doin. Paris, 1927.
____, *Les plantes devinatoires*, Doin, Paris, 1927.
(20) Beringer, K., "Intoxicación por mescalina", *Archivos Argentinos de Neurología*, Buenos Aires, março de 1928.
(21) James, W., *La volonté de croire*, Flammarion, Paris, 1930.
(22) Klaesi, "Aplicación terapéutica en la esquizofrenia de la narcosis prolongada por medio del 'somnifene' ", *Archives Suisses de Neurologie et de Psychiatrie*, 1921, vol. I.
(23) Fabre, A., "La narcosis prolongada", *Encéphale*, 1939, pp. 3-5.
(24) Guillarovsky, "Dynamique de la schizophrénie sous l'influence des narcoses prolongées", *Encéphale*, 1938, vol. I, p. 4.
(25) Weigert Vowinckel, Edith, "Notas psicoanalíticas sobre el tratamiento de las psicosis funcionales por narcosis prolongadas y convulsionantes", *Revista de Psicoanálisis*, 1946, vol. III, p. 3.
(26) Schilder, Paul, "Efectos psicológicos de la bencedrina", *Journal of Nervous and Mental Disease*, 1939, vol. III.
(27) Rado, Sandor, "The psychoanalysis of pharmacothymia", *Psychoanalytic Quarterly*, 1933, vol. 2, pp. 1-23.
(28) Pascal, Constance e Deschamps, A., *Psychanalyse pharmacodynamique des dément précoces*, Commission de l'Hébephrénie, outubro de 1930.
(29) Deschamps, Andrea, *Éther, cocaïne, hachisch, peyotl et démence précoce*, Ed. Vega, Paris, 1932.
(30) Pichon-Rivière, E., *Narcodiagnóstico con Evipán Sódico*, Sociedad de Neurología y Psiquiatría, Buenos Aires, maio de 1940.
(31) Horsley, Stephen, *Narco-Analysis*, Oxford U.P., Londres, 1943.
(32) Grinker, Roy e Spiegel, John, *War neurosis*, The Blakiston Company, Filadélfia, 1945.
____, *Men under Stress*, The Blakiston Company, Filadélfia, 1945.
____, "Brief psychotherapy in war neurosis", *Psychosomatic medicine*, 1944.
(33) Kubie, L. e Margolin, Sidney, "The therapeutic role of drugs in the process of repression dissociation and synthesis", *Psychosomatic Medicine*, 1945, vol. VII, p. 3.

INTRODUÇÃO À PSIQUIATRIA INFANTIL *

O nosso propósito neste trabalho é oferecer uma introdução ao campo da psiquiatria infantil, recorrendo a três vias de abordagem: a genética, a estrutural fenomenológica e a dinâmica.

A psiquiatria da infância constitui, na realidade, um novo ramo da ciência psiquiátrica, sendo a sua evolução muito recente. Poderíamos dizer que no século XIX ainda não se configurara como disciplina dotada de um enfoque determinado, com exceção de alguns estudos sobre a oligofrenia, realizados por Binet e Simon.

Entretanto, desenrolou-se progressivamente uma psiquiatria da criança que oferece elementos de grande utilidade para a compreensão genética da psicopatologia do adulto. Kanner, em sua *Introdução à psiquiatria infantil*, procura analisar estratigraficamente o desenvolvimento histórico dessa especialidade. Nestes últimos anos, a evolução desse ramo da psiquiatria concentrou-se em diferentes problemáticas. Kanner considera que apenas na primeira década do século atual começou-se "a pensar psiquiatricamente nas crianças", o que poderia ser interpretado como um emergente cultural. Assinala em seguida a existência de um segundo período, no qual "se fez algo a favor das crianças", especialmente com relação ao estudo das comunidades infantis; surge mais tarde um terceiro período, no qual esse "fazer algo a favor das crianças" utiliza como instrumentos a família e a escola. Só no quarto período se trabalha "com" as crianças, ou seja, considerando-as diretamente sujeitos na operação corretiva.

Poderíamos dizer que estamos assistindo ao começo de um quinto período, definível como "a etapa em que se trabalha com *o grupo*", no qual está incluída a criança, com um enfoque que implica uma análise psicossocial, sociodinâmica e institucional da situação.

---
* Sobre anotações de curso ditadas no Hospico de las Mercedes, Buenos Aires, entre os anos de 1939 e 1948.

Vemos que há muito pouco tempo o problema se baseia na criança, ocorrendo uma lenta evolução no sentido da localização do problema no *grupo*, no qual a criança se inclui como fator dinâmico. O importante é, portanto, considerar a família como o *grupo social primário*, como uma totalidade de que emergem situações em que a criança se apresenta cumprindo o seu papel de *porta-voz*.

A criança sofre, pois, o impacto de uma situação global. Estudar o vínculo da criança com a mãe constitui uma parcialização do enfoque. A literatura psiquiátrica está repleta de trabalhos muito bem realizados, dos quais podemos dizer, entretanto, que apresentam uma carência comum, que consiste em considerar a criança num vínculo específico, real e concreto (o que mantém com a mãe), sem incluir o vínculo com o pai ou com os irmãos como uma totalidade (situação triangular). Impõe-se, portanto, realizar uma análise multidimensional do grupo familiar, destacando-se nesse caso o personagem que nos interessa: a criança.

Segundo o que foi esboçado, foi-se desenvolvendo uma psiquiatria da infância com traços mais ou menos característicos. Podemos dizer que os trabalhos mais importantes sobre o tema são provenientes da escola psicanalítica, em especial da escola inglesa, com Melanie Klein, assim como as contribuições de René Spitz e Margaret Mead nos Estados Unidos. (Na Argentina, esse enfoque foi introduzido e alcançou grande difusão através da professora A. Aberastury e seus discípulos.)

Do ponto de vista clínico, podemos assinalar como um fato significativo a descrição feita por Kanner do que chama de *autismo precoce infantil*. Posteriormente ao trabalho de Kanner, foram descritos outros tipos de psicose, como a *oligotímica* (Pichon-Rivière), as autísticas e as simbióticas, estas últimas descritas por Margaret Mahler. São significativos estudos como o de Goldwin, em que se analisam as relações entre os cuidados parentais e a saúde mental. Como contribuição concreta podemos citar especialmente o estudo de Spitz, em que ele constrói uma nosografia baseada em determinados critérios estruturais, configurando assim uma psiquiatria dos primeiros anos de vida. Spitz estuda sobretudo dois tipos de distúrbios: a) *distúrbios qualitativos*, ou seja, distúrbios em que o vínculo com a mãe é qualitativamente distorcido. A perturbação da comunicação entre mãe e filho originará uma estrutura *qualitativamente anormal*; b) *distúrbios quantitativos*, ou seja, quando se pode falar de uma diminuição, assimilável ou não, em termos de privação do afeto da mãe. Essa privação provocará um estancamento do desenvolvimento, a criança apresentando-se como um *débil afetivo*. Demos a essa estrutura o nome de *oligotímica*, para distingui-la da *oligofrênica* (debilidade mental).

A relação entre o *quantitativo* e o *qualitativo* manifesta-se nas estruturas mistas, que incluem distúrbios *quantitativos* e *qualitativos* coexistentes.

Spitz incluiu na sua classificação os distúrbios que denomina "psicotóxicos", devidos às alterações *qualitativas* do vínculo característico com a mãe. Situou assim os seguintes quadros: 1) *coma do recém-nascido*; 2) *vômitos do recém-nascido com distúrbios respiratórios*; 3) *cólicas do primeiro trimestre de vida*; 4) *retraimento diante do mundo* 5) *hipermotilidade*; 6) *brincar com excrementos*; 7) *hipercinesia* 8) *depressão anaclítica*; 9) *marasmo*.

Spitz estuda as atitudes maternas distorcidas e afirma que a rejeição primária passiva e maciça pode originar o *coma do recém-nascido*, o que constitui um quadro característico. Quando a rejeição primária é ativa, aparecem os *vômitos do recém-nascido*, acompanhados de distúrbios respiratórios. Se a característica materna é de solicitude primária e ansiosamente exagerada, produzem-se *cólicas durante o primeiro trimestre*. Se a hostilidade se manifesta, mas de maneira encoberta por uma situação ou uma cortina de ansiedade, condiciona-se um *retraimento da criança diante do mundo imediato*. Quando a característica da mãe é uma oscilação rápida entre os carinhos e a hostilidade, aparece a *hipermotilidade* na criança, sendo um de seus sintomas o balançar. Quando ocorre uma oscilação cíclica do humor da mãe, manifesta-se na criança uma tendência para *brincar com matérias fecais*. Quando a hostilidade é conscientemente compensada, surge o quadro de *hipercinesia* agressiva descrita por Bolwie. Quando a carência emocional, incluída no vínculo como a reação da mãe, é considerada em termos de maior ou menor privação parcial, a privação emocional parcial desencadeia a *depressão anaclítica*, e a privação emocional total, o *marasmo*. Esses quadros foram descritos por Spitz a partir de uma ampla experiência pediátrica, configurando, como dissemos, uma nosografia do recém-nascido com relação aos distúrbios *quantitativos* e *qualitativos* do vínculo emocional com a mãe.

Consideraremos agora outro quadro já mencionado e facilmente reconhecível: o *autismo precoce infantil*, descrito por Kanner em 1943, e que constituiu uma das mais importantes contribuições para o desenvolvimento de uma psiquiatria da infância. Kanner, sem ter uma formação dinâmica, dominou um conjunto de conhecimentos da psiquiatria dinâmica que lhe permitiram descrever esse quadro clínico. O *autismo precoce infantil* manifesta-se basicamente por um retraimento em relação ao mundo; pode aparecer nos primeiros meses de vida ou durante os primeiros anos. Seu traço essencial é o *isolamento* — ou seja, o *autismo* é descrito em função de *graus de retraimento diante do mundo exterior*. As crianças que o sofrem são levadas a consulta como *oligofrênicas*, ou seja, retardadas ou mudas ou surdas-mudas. O retraimento em relação ao mundo é de tal ordem que o estímulo, seja qual for, não deflagra nessas crianças uma resposta adequada. É muito importante assinalar em que momento aparece o distúrbio e a intensidade com que ele se manifesta. Há, portanto, dois fatores a serem considerados: a) intensidade do distúrbio; b) momento em que aparece.

Esse distúrbio característico da infância produz um distanciamento em relação ao mundo e posteriormente uma perda de certas funções já elaboradas, já adquiridas. (Se esse distúrbio aparece em plena aprendizagem da língua, as aquisições lingüísticas retrocedem e podem chegar até a desaparecer. Por isso, as crianças são encaminhadas à consulta como *oligofrênicas*, mudas ou surdas-mudas.) Há um detalhe significativo que permite distinguir, numa primeira abordagem, uma criança *autista precoce* de uma criança *oligofrênica*: a *autista* geralmente é bonita, tem uma compleição física harmoniosa, ao passo que a criança *oligofrênica* apresenta uma série de deformações ou estigmas. Daí poder-se estabelecer uma distinção (tarefa que realizei há muitos anos no Asilo de Torres) entre as crianças bem configuradas, bonitas, nas quais exteriormente nada é anormal, e a crianças mal conformadas, com estigmas degenerativos. Essas crianças ''bem feitas'', ''bem construídas'', com uma sensibilidade particular para a música, o ritmo e a dança, mas sem linguagem ou com uma linguagem regressiva, apresentam em termos gerais o quadro de *autismo precoce infantil* descrito por Kanner. São crianças com tendência a refugiar-se na fantasia; em suas brincadeiras são solitárias, não intervêm outros personagens reais e concretos, trata-se de personagens da fantasia, com os quais, por um sistema de atribuição de papéis, dialogam e constroem um mundo particular, um mundo autístico. Mesmo nessa situação, são crianças que podem adquirir conhecimentos; muitas crianças qualificadas como ''precoces'' mostram, como características, um certo grau de *autismo*. São crianças que não têm uma relação normal com o mundo. Apresentam um déficit em suas atividades lúdicas e sua aprendizagem é unidirecional. É possível avaliar os níveis mentais alcançados no desenvolvimento pelo tipo de jogos que a criança realiza, e podemos observar que elas se entregam sempre a jogos regressivos e solitários. Como disse Kanner, são crianças auto-suficientes e atuam ''como se as pessoas não existissem'', prescindindo do mundo. Kanner fala também de uma solidão autística: a criança fecha-se em seu autismo com um sentimento de *auto-suficiência*. Nos graus menos elevados, encontramos crianças que têm outros traços característicos; por exemplo, uma memória extraordinária, mas parcial, orientada para a recitação de poemas, nomes, palavras, lugares geográficos. Nesses graus leves, a característica fundamental é a defasagem entre o nível intelectual e o nível emocional. São crianças com um grande rendimento escolar e escasso rendimento na vida cotidiana.

Vimos que as crianças que sofrem de um *autismo precoce* anterior ao desenvolvimento lingüístico apresentam-se geralmente como mudas ou surdas-mudas, ostentando o rótulo de *oligofrenia*. Na medida em que a linguagem se desenvolve e esse desenvolvimento é interrompido pelo *processo autístico*, não só poderá deter-se mas regredir ainda mais, ou seja, ocorre um estancamento e uma posterior regressão. Entre os casos de *autismo* citados por Kanner, ele insiste em apontar aqueles em que as crianças pronunciaram de súbito alguma palavra corretamente utilizada, surpreendendo as pessoas à sua volta. Em sua observação de palavras insólitas proferidas por crianças autistas, Kanner citou o caso de uma criança considerada surda-muda que chegou a dizer "boa noite". Outras podem pronunciar habitualmente algumas palavras, em especial a palavra "mamãe", com menos freqüência "papai".

As *crianças autistas* apresentam uma característica fundamental: não adquirem a noção de *si mesmas*, *"do ser"*. Referem-se a si mesmas na segunda ou terceira pessoa, como quando dizem: "o nenê quer..." Um dos distúrbios básicos consiste, pois, na carência fundamental de desenvolvimento da *consciência do próprio eu*. A *criança autista* tem sua vida muito organizada. Ou seja, seu mundo é estereotipado, e os jogos, as atitudes, a maneira de ser, constituem um modelo fixo de reação, um estereótipo bem característico. Diante desse estereótipo, as mudanças freqüentemente atuam como causa deflagradora da doença. Isso ocorre porque a criança não suporta a ansiedade diante da mudança e, num sentido geral, do transporte de seus pertences para algum outro lugar, pertences esses com os quais ela se identifica projetivamente. Sua angústia é intensa e enquanto não puder reconstruir em sua nova casa algo do seu habitat anterior será presa de grande ansiedade, agitação e confusão. Outro significativo da *criança autista* é que ela vive num mundo em que os objetos não são "totais" mas "parciais". Um exemplo típico é a reação da criança autista quando alguém lhe toca de leve no corpo ou lhe interrompe uma brincadeira: ela dirige sua hostilidade não para a totalidade da pessoa, mas tenta executar sua vingança na parte do corpo que considera sua agressora, mordendo-a ou golpeando-a furiosamente. Para a criança, o agressor é somente uma parte do corpo do outro, e sobre ela concretiza sua vingança.

A noção de rotina ou monotonia inclui-se muito rapidamente na vida dessas *crianças autistas*, e os pais costumam consultar o terapeuta dizendo "meu filho não brinca ou brinca sozinho, não aceita companheiros" e, no caso de aceitá-los, são companheiros "muito menores ou muito mais velhos". As duas situações ocorrem: crianças que brincam e se entretêm com adultos ou com crianças muito pequenas, mas não apresentam um desenvolvimento harmonioso de suas capacidades mentais e emocionais.

Kanner cita como exemplo um dos primeiros casos estudados com relação à situação de mudança: os encarregados de uma transportadora de móveis estavam enrolando um tapete e a criança, ao vê-los, entrou num estado de grande ansiedade. Nessas crianças funciona intensamente um mecanismo muito importante, que é preciso observar com atenção: a já mencionada *identificação projetiva*. Isso quer dizer que elas colocam nos objetos inanimados uma série de situações internas, e qualquer ato executado sobre esses objetos — jogos, brinquedos, tapetes, móveis, etc. — é vivido como se essa ação fosse exercida sobre elas próprias, uma vez que existe um certo grau de confusão entre o eu e o não-eu, representado nesse caso pelos objetos materiais. Numa mudança, por exemplo, a criança, com muita ansiedade, começa a reconhecer e apalpar todos os objetos, e é somente através do apalpamento, da preensão, que ela recupera a noção de identidade dos objetos; na medida em que pode reconstruir a situação anterior, a ansiedade acalma-se e o retraimento pode retroceder.

Pois bem, essa situação do *autismo precoce infantil* pode definir-se como prototípica do processo de desenvolvimento — ou seja, em qualquer indivíduo há um certo grau de retraimento em relação ao mundo. Conforme o montante de retraimento, o momento em que surge e a cronicidade da atitude, isso se transformará ou não num quadro clínico. No desenvolvimento, todo indivíduo opera um retraimento funcional para evitar situações de tensões ou de perigo, mas corre o risco de não reatar a relação com o mundo uma vez passada a situação ansiógena. Se não adquirir essa flexibilidade, essa plasticidade para passar de uma situação autística adaptativa ou funcional para uma situação normal, ficará aprisionado numa posição marcada pelo isolamento do mundo, com um certo revestimento desse próprio mundo por fantasias projetadas no mesmo, e com características regressivas quanto à sua relação emocional com a realidade. E isso pode ocorrer até mesmo quando o indivíduo é dotado de uma capacidade intelectual extraordinária. Tudo isso significa que as crianças "superdotadas", de fato, incluem-se quase todas nessa classificação de *autismo* acompanhado de um grande desenvolvimento de uma técnica ou de um conhecimento parcial. A importância desse quadro está em que, numa certa medida, ele é normal durante o desenvolvimento. Mas, além disso, é precisamente a essa *situação autística* que o esquizofrênico — em qualquer outra idade — retorna durante o processo de adoecimento (isto é, a uma *situação autística*, a um padrão de conduta já elaborado muito precocemente e que atua como disposição). Um certo *núcleo autista* é reativado pela regressão. Assim, podemos situar os diferentes tipos de psicose esquizofrênica na infância, começando pelo *autismo precoce infantil* descrito por Kanner (quadro que corresponde ao descrito por nós como *oligotimia* e por E. Pichon como *esquizonóia*). Sante de Santis referiu-se a um quadro a que deu o nome de *demência precocíssima*; consideramos, além disso, a chamada *demência de Heller* dentro dessa continuidade genética, para em seguida dar lugar à *esquizofrenia do púbero-adolescente* e à *esquizofrenia do adulto*. Há, pois, uma seqüência entre todos esses distúrbios, e todos correspondem a esse tipo básico de perturbação, o isolamento do mundo, retraimento e construção de um mundo autístico — ou seja, a alienação nas três áreas do comportamento.

As diferentes estruturas patológicas podem ser ordenadas geneticamente tomando-se como ponto de partida o *autismo* de Kanner e chegando-se até a esquizofrenia do adulto. É fácil observar a continuidade genética que vai de um pólo ao outro através dessas estruturas, bem como a configuração de uma gama de quadros patológicos (padrões) em que a idade é um fator patoplástico importante. Ou seja, vista em termos dinâmicos, a psiquiatria deve considerar o desenvolvimento das psicoses de acordo com um enquadramento genético.

O que expusemos acima pode ser representado pelo seguinte esquema:

1) *Autismo precoce infantil* (descrito por Kanner).
2) *Oligotimia* (Pichon-Rivière).
3) *Demência precocíssima* (Sante de Santis).
4) *Demência de Heller* (uma forma grave de esquizofrenia ou de demência precocíssima de Sante de Santis)
5) *Esquizofrenia do púbero-adolescente.*
6) *Esquizofrenia do adulto.*

A descrição mais recente é a de Kanner, que em 1943 fez a primeira publicação sobre alguns casos de *autismo precoce infantil*. Os outros quadros, na realidade, são formas ou desenvolvimentos mais graves da mesma situação. O quadro que apresenta características mais intensas é o da *demência de Heller*: o paciente pode chegar a uma deterioração total de sua vida mental e emocional, atingindo um estado deficitário, uma demência propriamente dita. As outras estruturas representam graus na situação *autista* de detração.

Por outro lado, podemos dizer que em qualquer psicopatia existe um *núcleo autista*. Ora, por que afirmamos isso? Porque o psicopata sofre um certo grau de isolamento do mundo, tem um núcleo alienado que lhe impede uma retificação da realidade num sistema ou organização dos componentes, devido à preexistência de um *autismo precoce infantil*:

```
            Autismo precoce infantil
           ╱           ↓           ╲
      Estrutura    Estrutura    Estrutura
      ├─────────────────────────────┤
      Esquizóide   Paranóide   Psicopática
```

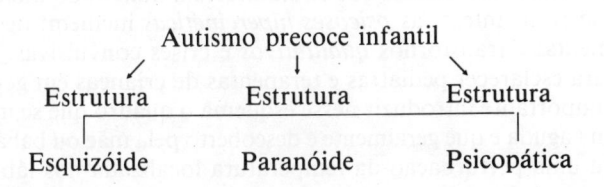

A importância que tem a indagação do quadro autístico em todas as suas formas está no fato de que torna compreensíveis certos aspectos das psicoses, neuroses e psicopatias do adulto, podendo-se notar o caráter defensivo e funcional da posição *esquizo-paranóide* (Klein) com seus mecanismos, cuja finalidade é encobrir o surgimento da *depressão básica subjacente*.

Já dissemos que essas crianças são encaminhadas à consulta como surdas-mudas, mudas e como *oligofrênicas*. Aí nos deparamos com os aspectos mais fundamentais da psiquiatria da criança:

Pseudodebilidade   Debilidade
↓   ↓
Oligotimia   Oligofrenia

Reiteramos que todas essas psicoses infantis criam situações particulares que podem ser colocadas dentro da *oligotimia* ou pseudodebilidade: são distúrbios do desenvolvimento com um processo de *autismo precoce infantil*, ao passo que a *oligofrenia* propriamente dita pertence a causas estruturais e congênitas.

A *demência de Heller* apresenta uma patologia específica, mas podemos interpretá-la como estando ligada aos processos residuais. Quer dizer, o quadro da *demência de Heller* começa da mesma maneira que o *autismo infantil*, mas caminha rapidamente para uma deterioração mental expressa por esse tipo de anatomia patológica. Também podemos considerar que se deve à deterioração maciça das funções, com uma passagem do funcional ao estrutural, e encontramo-nos então diante de um quadro bem caracterizável. A regressão na *demência de Heller* é tão intensa que condiciona o aparecimento de elementos deficitários, *quantitativamente* avaliáveis, atuando como subestruturas. O "coto" forma a "quantidade de eu" que reagirá em face da perda. Quando o processo se encontra numa etapa funcional, os distúrbios são reversíveis.

Às psicoses já mencionadas poderíamos acrescentar o quadro da *psicose hipercinética* de Tramer e Polnowsky. Esse quadro, também relacionado com o *autismo infantil*, é o das crianças inquietas, "que não param", que estão permanentemente em movimento, com uma hipermotilidade extraordinária, tendente a uma deterioração bastante rápida e crises convulsivas que se manifestam num dado momento do processo. Em síntese, as *psicoses hipercinéticas* incluem: declínio do nível mental e transtornos *qualitativos* e crises convulsivas.

Para esclarecer pediatras e terapeutas de crianças em geral, também é importante introduzir nesse esquema o quadro que se manifesta de forma aguda e que geralmente é descoberto pela mãe ou babá quando observa uma perturbação da temperatura localizada nos lábios ("lábios de gelo"). Essa manifestação é acompanhada de distúrbios gastrintestinais e de uma palidez que se origina numa anomalia na irrigação vascular peribucal. Junta-se a isso uma síndrome catatonóide, que aumenta progressivamente até chegar ao coma.

A abordagem da psiquiatria infantil, conforme dissemos anteriormente, pode fazer-se também através do estudo das funções em sua estruturação e desestruturação. Por exemplo, podemos tomar como mais característicos os distúrbios da alimentação da criança, seguindo uma certa ordem. As funções comprometidas na alimentação podem estar relacionadas com a) o apetite em si; b) a mastigação; c) a deglutição; d) as funções gastrintestinais.

Ocorrem perturbações que podemos qualificar como prototípicas; por exemplo, o distúrbio do apetite numa criança pode ter características seletivas — ou seja, a perda de apetite pode referir-se a um determinado alimento. Quando a recusa é mais ou menos global, estamos diante da chamada *anorexia*; existem outros distúrbios que poderíamos chamar *disoréxicos*, ligados a situações específicas suscitadas por um certo tipo de alimento. A *anorexia* é um quadro grave quando tende à cronicidade. Como uma outra perturbação do apetite podemos apontar a *bulimia*, que se caracteriza pela necessidade quase tumultuosa de ingerir alimentos, e também se relaciona com a *polifagia*, embora esta seja uma forma mais atenuada da bulimia. Em resumo: a voracidade e a gula são características de certos desenvolvimentos infantis. Já vimos que quando o apetite declina produz-se, por exemplo, a inapetência seletiva e a *bradifagia*, caracterizada pela lentidão no comer. As crianças que sofrem de bradifagia têm, na realidade, uma *anorexia* seletiva, e o processo de discriminação do alimento retarda consideravelmente a ingestão.

A recusa total de alimentos, por exemplo, encontra-se nos distúrbios psicóticos. A *sitiofobia* consiste na recusa do paciente em ingerir alimentos (geralmente porque, para ele, o alimento tem características de veneno e por isso se esforça para evitar sua ingestão). Nesses casos temos, pois, uma perda psicótica do apetite e a negação de apetite, características do negativismo, do oposicionismo.

Podem produzir-se também distúrbios de paladar. Há pacientes que apresentam a característica de sentir um gosto particular em toda comida, seja ela qual for, ou, senão, uma total ausência de gosto. Em outros casos, encontramos indivíduos que ingerem coisas que geralmente não são consideradas alimentos. Entre as perversões do paladar registramos desde a chamada *pica*, que se caracteriza pela ingestão compulsiva de reboco das paredes, distúrbio freqüente em algumas crianças, até uma situação psicótica mais intensa como a *coprofagia*, isto é, a ingestão de matérias fecais.

Focalizando agora a função masticatória, esta pode apresentar-se perturbada, isto é, aumentada ou diminuída. Em alguns casos é exagerada e assiste-se então ao surgimento, na criança, de fantasias agressivas sádicas, com uma necessidade de trituração muito intensa dos alimentos. A isso está ligado um sintoma noturno, o ranger de dentes (que também pode ser diurno), constituindo a expressão dessas fantasias sádicas de trituração ou, relacionado com uma estrutura patológica, a epilepsia. Também podem produzir-se inibições da mastigação quando estão operando fantasias canibalísticas ou sádicas tão intensas que a mastigação se inibe num processo defensivo contra a ansiedade que a culpa provoca.

A função de deglutição pode apresentar perturbações, entre elas, o *espasmo faríngeo*, o *esofagismo*, a *aerofagia*, o *soluço*, os *arrotos* e um distúrbio muito típico denominado *mericismo* ou *ruminação*, que consiste na possibilidade, observada em algumas crianças psicóticas e também oligofrênicas, de regurgitar a comida do estômago sem náusea ou ânsia de vômito, mantê-la outra vez na boca e submetê-la a uma nova mastigação, como se fosse uma forma de aprendizagem.

Do mesmo modo que analisamos as perturbações da função alimentar, examinaremos agora as perturbações do dormir.

Uma criança pode apresentar distúrbios do sono que se caracterizam pela presença de uma anomalia em qualquer momento dele, quer se manifeste no estado preliminar de sonolência, durante o sono propriamente dito ou no despertar. Uma criança que não consegue dormir, que tem *insônia*, sofre uma situação de tensão. Na realidade, o mecanismo da insônia, ou a finalidade da insônia, não consiste em um "não conseguir dormir", mas em um "não querer dormir", para evitar enfrentar, durante o estado de desamparo característico do sono, determinadas situações psicológicas básicas. De modo geral, os conteúdos que se quer rejeitar através dessa técnica originam-se em *ansiedades depressivas e paranóides*. A criança defende-se, por meio de rituais para não dormir, do perigo que dormir implica. Por isso incluímos a *insônia* entre as perturbações do dormir. Ora, no período preliminar de sonolência pode aparecer outro tipo de distúrbio: por exemplo, o *sobressalto*, considerado um traço epiléptico normal no sentido de que é um mecanismo universal. Obedece, entretanto, a um padrão muito semelhante ao da convulsão e tem uma finalidade específica, que é a de descarregar a tensão para se poder dormir. A criança que tem *sobressaltos* durante o período de sonolência que precede o sono utiliza-os para descarregar determinadas tensões e depois dormir. A vivência que tem é a de queda numa abismo no pré-sono, e um movimento, um *sobressalto*, tendente a assumir uma posição determinada. Todas as situações que, depois, provocariam na criança o *pesadelo* ou o *pavor noturno* estão atuando nesse momento. Durante o sono, pode-se manifestar uma série de sintomas que é muito importante detectar, sintomas que pertencem, em grande parte, à série da doença epiléptica ou doença paroxística. Embora isoladamente não sejam suficientes para permitir a formulação de um diagnóstico de epilepsia, a soma de vários deles pode nos indicar que estamos diante de um distúrbio dessa natureza. Já assinalamos como distúrbio o *ranger de dentes*, que pode também apresentar-se junto com *crises masticatórias*, em que a criança faz como se estivesse comendo e engolindo alguma coisa durante o sono, fazendo movimentos com os lábios. Também poderá *babar na almofada*. Outro distúrbio a ser considerado é a *enurese noturna*, ou seja, uma incontinência que se manifesta principalmente durante a noite. Quando a incontinência é acompanhada de matérias fecais, ou seja, de uma incontinência anal, falamos de *encopresia*. A enurese e a encopresia também podem ser diurnas; nos casos mais graves, manifestam-se as duas modalidades, diurnas e noturnas. A forma noturna de *enurese* e *encopresia* é mais leve do que a forma diurna.

Outra perturbação característica que deve ser levada em conta ao se analisarem as funções do sono é a emissão de determinados sons, podendo o indivíduo chegar a falar enquanto dorme. Dá-se a isso o nome de *soniloquismo*. Juntamente com o soniloquismo, ou substituindo-o, pode aparecer a atividade motora: o *sonambulismo*. As perturbações mais típicas referem-se sobretudo ao conteúdo dos sonhos, à reação diante da atividade onírica, e aí encontramos dois distúrbios que devem ser destacados: o *pavor noturno* e o *pesadelo*. O pavor noturno é a perturbação mais grave e caracteriza-se pelo fato de a criança, às vezes submersa num verdadeiro mar de suor, lutando contra inimigos e perseguidores e gritando, não conseguir despertar. O mecanismo do despertar falha e o sujeito fica submetido a uma tensão interna. No pesadelo, por sua vez, também há sonhos penosos, mas o sujeito tem a possibilidade de despertar num dado momento, projetando no ambiente algumas vivências oníricas que estavam condicionando a ansiedade. A criança, então, desperta completamente. Sombras, objetos, ou seja, seus inimigos, seus perseguidores, povoam o quarto. No *pavor noturno* isso não acontece. O sonhante tem que ser acordado à força e, de modo geral, volta a adormecer imediatamente, recomeçando a situação anterior. O pavor noturno, que, como dissemos, é um distúrbio mais profundo, geralmente é acompanhado de *enurese* e *encopresia*, ao passo que esses distúrbios são menos freqüentes no *pesadelo*. Pois bem, proceder ao diagnóstico diferencial entre essas duas estruturas é muito importante para o destino do paciente, uma vez que *o pavor noturno representa uma estrutura epileptóide* mais regressiva que a do *pesadelo*, ligado às fobias. Quando os pavores noturnos são muito profundos e são acompanhados de grande agitação motora e enurese, estamos diante de uma forma noturna da epilepsia, enquanto que, como dissemos, o pesadelo caracteriza-se pela possibilidade de despertar, de sair dessa situação, de projetar os conteúdos, de elaborar de algum modo a situação de ansiedade. Ora, pelo princípio de mobilidade das estruturas, que enunciamos com base em investigações nesse campo, o *pesadelo* pode transformar-se ou evoluir para um *pavor noturno*, do mesmo modo que, iniciado um processo de retificação, o pavor pode evoluir para o pesadelo, como mecanismo histérico (conversão histérica), depois, através dos mecanismos de projeção, para a fobia; se a *ansiedade paranóide* for intensa e os mecanismos de controle próprios da estrutura fóbica tiverem falhado, estaremos diante de um quadro paranóide.

Outros distúrbios que podemos observar no despertar ou durante o sono são crises agudas suscitadas pelo quadro de *abdômem agudo* (*epilepsia visceral*). A criança desperta com uma dor intensa que faz pensar em apendicite. Se ela tem uma dor violenta e fica desperta, aproxima-se da situação de *pesadelo*; poderíamos dizer que se distancia, em certo sentido, da epilepsia. Se a criança que tem uma dor forte apenas desperta ou é despertada e volta a adormecer, podemos dizer que está muito perto do círculo epiléptico, ou mesmo incluída nele. Realizaram-se estudos com controles encefalográficos com o objetivo de classificar esses distúrbios, e chegou-se a fazer predições quanto ao tipo de traçado eletrencefalográfico que cada indivíduo iria apresentar; vêem-se graves alterações do tipo da disritmia nas crianças com fortes dores abdominais que apenas as expressam, apontam o local da dor e voltam a cair num sono de chumbo.

Durante o sono podem-se manifestar outros tipos de distúrbios da motilidade, como por exemplo o *balanço*. É o caso de crianças que, adormecidas, na situação correspondente ao pesadelo, apresentam um balanço ou *rocking*, caracterizado por movimentos rítmicos durante o sono, num estado quase crepuscular. Algumas acompanham o *rocking* com enurese, quedas, roncos. Outros golpeiam fortemente a cabeça contra a parede ou mordem a língua.

Por último, vamos nos referir aos distúrbios do despertar como mais um dos distúrbios do sono. A criança pode ter uma vivência onírica ou pós-onírica, considerada como uma alucinação hipnopômpica. É discutível o caráter alucinatório dessa vivência. Mas o importante é destacar que esse tipo de alucinação ou pseudo-alucinação tem por finalidade fragmentar a ansiedade do pré-sono, no caso das alucinações hipnagógicas, e do despertar, nas alucinações hipnopômpicas, mantendo a situação de clivagem ou *splitting*.

Veremos agora as relações, em termos de continuidade genética, entre a patologia da criança e a do adulto. Em linhas gerais, podemos dizer que todos os processos descritos como neurose, psicose, caracteropatia, podem ser encontrados na infância com desenvolvimentos determinados. Entretanto, alguns distúrbios são mais típicos da infância, como as fobias, que na verdade caracterizam uma percentagem muito elevada de reações ou condutas patológicas na criança. Já vimos o *autismo precoce infantil*; o que antes de Kanner fora descrito, em outro momento do desenvolvimento da criança, como *demência precoce* ou *demência precocíssima* de Sante de Santis; a *demência de Heller*; e a *esquizofrenia do púbero-adolescente*. Poderíamos assinalar agora que outros quadros psicóticos são observados na infância: a psicose maníaco-depressiva; a psicose funcional, em sua forma cíclica, periódica, mais ou menos típica, não se manifesta com muita clareza na criança; podemos dizer que as formas periódicas e cíclicas da psicose maníaco-depressiva tendem a estruturar-se num estágio superior. Mas um distúrbio básico, como situação patogênica ou como situação de desenvolvimento, é a *situação depressiva*. Em alguns tratados que não apresentam uma orientação analítica assinala-se que a depressão é rara na criança; entretanto, a observação indica-nos que ela é freqüente. A mania, que constitui o outro pólo da psicose maníaco-depressiva, expressa-se na criança por reações motoras, de hipermotilidade, correspondentes à mania agitada do adulto. Assim, podemos falar de quadros de psicose maníaco-depressiva e esquizofrenia *na infância*. No âmbito da neurose, podemos ver que ocorrem histerias de angústia ou fobias, que configuram sobretudo quadros do tipo da *zoofobia*, o temor de determinados animais, característicos do desenvolvimento. Quanto à histeria de conversão, apresentam-se na criança muitos distúrbios psicossomáticos típicos dessa estrutura, mas sobretudo nas formas de organoneurose, o que significa que a via de expressão não é o sistema nervoso central e periférico, mas o sistema neurovegetativo, condicionando alterações orgânicas dessa natureza.

A neurose obsessiva aparece sobretudo num período determinado. Passada a primeira infância, depois dos 4 ou 5 anos, coincidindo com a idade escolar, é freqüente a neurose obsessiva. Ainda que possamos observar alguns rituais obsessivos na criança menor, a situação domina o quadro do desenvolvimento infantil. Os mecanismos que condicionam a evitação fóbica e que se transformam depois em rituais obsessivos não são tão freqüentes na criança. Observam-se alguns rituais "imperfeitos", mas o maciço e intenso na criança são as fobias, e sobretudo, como já dissemos, as *zoofobias*, ou seja, a projeção por deslocamento sobre um animal das características do objeto temido ou do objeto fobígeno. A hipocondria da criança também não parece ser freqüente, aos olhos de observadores não-analíticos. Entretanto, essa estrutura, tal como a depressão, é identificada com freqüência sob a forma de uma reação hipocondríaca ou de uma reação depressiva, que não se prolonga por muito tempo mas se expressa em toda a sua extensão.

Vimos, pois, a histeria de conversão, formas de histeria de conversão propriamente dita, e organoneurose, a neurose obsessiva. Quanto à psicose e à esquizofrenia, assinalamos a psicose maníaco-depressiva, sobretudo a depressão. Nesse mesmo círculo, incluímos a hipocondria. Interessa-nos analisar agora um grupo de distúrbios que ocupa toda a patologia, mas que se caracteriza por ter um ritmo particular de aparecimento e desaparecimento, e pertence ao grande círculo da epilepsia ou *doença paroxística*, capaz de desencadear de forma aguda qualquer das estruturas antes descritas. Caracteriza-se por uma perturbação no ritmo e vai do pólo da inibição ao pólo da explosividade, sem nuances intermediárias. Ora, a epilepsia, que ocupa um campo muito grande no domínio da psiquiatria infantil, tem formas noturnas, conforme já assinalamos, daí resultando as perturbações do sono, como *pavor*, *sobressaltos*, *ranger de dentes*, *crises viscerais agudas*, *babar no travesseiro*, crises de despersonalização no despertar e no pré-sono, fenômenos hipnagógicos ou hipnopômpicos. Todos esses distúrbios configuram a grande *síndrome noturna da epilepsia infantil*. A *picnolepsia* é uma forma de epilepsia que se caracteriza pelo acúmulo de uma série de crises, de pequenos males, durante o dia, e que podem chegar a ser 50, 60, 70 microcrises, manifestando-se às vezes um leve pestanejar e uma ligeira obnubilação da consciência. Essa forma de epilepsia tende a evoluir bem e, às vezes, a desaparecer com a puberdade ou a adolescência.

O outro grande grupo de doenças tem como situação básica a *oligofrenia*, em que se observam distúrbios estruturais cujos graus de retardamento, que podem ser classificados como morosidade, debilidade mental e imbecilidade, não analisaremos nesta introdução.

Em termos gerais, tudo o que encontramos no adulto pode estar representado na criança por uma estrutura menor ou um desenvolvimento menor. O importante é considerar que o distúrbio semelhante ou homólogo constituirá um ponto específico ao qual o adulto ou o adolescente podem regressar, e é um padrão de comportamento já exercitado contra determinadas situações de tensão e ao qual se recorre numa regressão, diante de dificuldades que operam como fator atual deflagrador. A esquizofrenia torna-se mais compreensível, ao incluirmos em seu núcleo básico o *autismo precoce infantil*. Muitos distúrbios podem ser estudados "de perto", em estado nascente, na criança com *autismo precoce*.

Vimos alterações por função e por aparelho, como os distúrbios da alimentação e do sono. Veremos os distúrbios da marcha, deambulação, e tentaremos estruturar uma nosografia que leve em conta os distúrbios de funções e os distúrbios expressos como estruturas psicóticas, neuróticas, perversas e caracteropáticas.

A criança psicopata apresenta características semelhantes às do psicopata adulto, ou seja, atua muito no seu ambiente, cumpre ou exercita um certo tipo de liderança dentro do grupo, "movimenta" o grupo sob a sua influência pessoal, observando-se psicopatias muito graves com bastante precocidade. Podemos dizer que a psicopatia mais característica é a psicopatia histérica, identificada pela mentira patológica; ela pode apresentar-se numa criança sob forma extremamente aguda, assim como as caracteropatias de tipo maníaco, representadas pela hipermotilidade permanente, e as caracteropatias hipocondríacas. As mais freqüentes seriam a depressiva, a hipocondríaca e a maníaca, representadas por uma agitação permanente, descrita por Tramer e Polnowsky — ou seja, podem culminar numa psicose por hipermotilidade, resultando em crises convulsivas.

Quanto à psicopatia do adulto, pensamos que tem um certo núcleo de *autismo* iniciado precocemente e correspondente ao autismo precoce. É, na realidade, um quadro de *autismo precoce*; conforme já assinalamos, existe em todos um certo grau de autismo precoce. Quando se apresenta como processo, quando há uma regressão, dá os quadros psicóticos do *autismo precoce infantil* e podemos denominá-lo *esquizofrenia precocíssima ou da primeira infância*. Se o autismo não é tão intenso, mas desenvolve-se lentamente, junto com o desenvolvimento das funções da criança, tende a configurar um vício da realidade característico da psicopatia, e é o ponto de regressão num adulto mais ou menos são que faz um processo esquizofrênico, retrocede para uma etapa anterior do desenvolvimento, para um ponto em que havia estruturado uma pauta de conduta operativa no momento.

Quanto às psicoses *simbióticas*, devemos assinalar que houve ultimamente uma tendência para classificar as psicoses infantis conforme o predomínio de um ou outro processo — ou seja, do processo autístico ou do processo *simbiótico*. A *situação simbiótica* caracteriza-se pelo grau de dependência particular em face de um objeto. Podemos falar, precisamente, da *simbiose* como uma forma de *parasitismo*, de dependência. Mas essa dependência pode estar relacionada com um objeto externo, e falamos nesse caso de uma *situação simbiótica propriamente dita*. Mas a *criança autista* mantém também uma simbiose com o objeto interno, e nesse caso, se há predomínio da situação autista, falamos de *simbiose interna*. Se há predomínio da *simbiose externa*, trata-se de uma *psicose simbiótica propriamente dita* — ou seja, são graus de simbiose e de autismo que condicionam uma dependência interna ou uma dependência externa.

Com todas as formas intermediárias, na realidade, todo esse grande círculo de doenças *autísticas* e *simbióticas* pode ser incluído no grupo da esquizofrenia, dependendo dos diferentes graus de esquizofrenia. Entretanto, existe sempre um certo grau de reação simbiótica ou autista nas diversas formas de psicose infantil.

PRÓLOGO AO LIVRO DE F. SCHNEERSOHN "LA NEUROSIS INFANTIL, SU TRATAMIENTO PSICOPEDAGÓGICO"*

Pela primeira vez é publicada em língua espanhola uma obra do prof. Schneersohn, criador de um novo sistema psicológico intitulado *homociência*, cujas bases foram expostas em seu livro *El camino hacia el hombre* [O caminho em direção ao homem], publicado em 1927, no qual considera a psique individual da criança e do adulto como material de estudo, mas somente em seu aspecto individual.

Nascido na Ucrânia em 1887, faz seus estudos de Medicina em Berlim, diplomando-se em 1913. Depois revalida esse título na Rússia, onde é discípulo de Bechterev, adquirindo um profundo conhecimento da psicologia reflexológica. Recebe posteriormente uma influência evidente da psicanálise e da psicologia individual adleriana.

Anos mais tarde, depois da I Guerra Mundial, radica-se na Alemanha, onde se entrega a um intenso trabalho científico e à cátedra, e onde publica numerosas obras com o apoio de instituições e prestigiosos pedagogos alemães. Muda depois para os Estados Unidos, onde pronuncia uma série de conferências, conclui algumas de suas novas obras e edita uma densa revista intitulada *Homociência*. No Canadá, realiza em diversas universidades conferências sobre suas investigações nas áreas da psicologia e pedagogia. Finalmente, em 1932 regressa à Polônia, onde permanece pouco tempo; depois vai para a Palestina, onde é convidado a dirigir o Departamento Municipal de Educação de Tel Aviv.

A tese fundamental de Schneersohn é que a neurose infantil surge em conseqüência de um déficit nas atividades lúdicas e pode ser curada com a eliminação desse déficit. A determinação da idade de brincar adquire para ele tanta importância quanto a determinação da idade

---

* F. Schneersohn, *La neurosis infantil, su tratamiento psico-pedagógico*, Imán, Buenos Aires, 1940.

mental por meio de testes (Binet-Simon, etc.), e sua avaliação determina a conduta a seguir em cada caso. Daí deduz as seguintes conclusões:

1) Não se prestar a necessária atenção ou adotar um critério errôneo a respeito da idade de brincar pode provocar um déficit nessa atividade, acarretando graves inconvenientes para a criança e para a comunidade infantil escolar.

2) A idade de brincar deve ser avaliada tomando-se por base a idade do núcleo em relação ao qual a criança mostra especial atenção (teste do núcleo).

3) Também se devem levar em conta aqueles casos em que as crianças, induzidas por razões de outra ordem, selecionam um núcleo determinado (criança fisicamente fraca que brinca com as crianças menores, por temer as mais fortes).

4) Deve-se distinguir, portanto, uma idade cronológica, uma idade mental, uma idade de brincar e, finalmente, uma idade educativa.

Observa-se o fato básico de que a criança, conforme sua idade, tem diferentes graus de educabilidade, ou seja, uma capacidade ou disposição especial para receber a educação ou as influências do adulto. À medida que crescem suas forças, desenvolve-se na criança um verdadeiro impulso ou desejo de independência, que modifica e diminui sua capacidade de ser educado; pouco a pouco ela perde sua plasticidade no que se refere às influências dos adultos. Se a educação não se modifica ou não se renova paralelamente a essas mudanças da educabilidade, surgem sérios distúrbios, sendo o de tipo *indisciplinado* o mais característico. A idade educativa evolui paralelamente à idade cronológica, mas há casos em que esse fenômeno não se produz tão exatamente. Há crianças de idade educativa avançada ou retardada, e os métodos educacionais devem variar de acordo com a avaliação dessa idade. A criança pode ser completamente normal na rua, entre pessoas estranhas na clínica, etc., mas indisciplinada na escola e no lar, pois, tendo idade educativa avançada e não recebendo um trato adequado, produz-se indiretamente um déficit em sua atividade lúdica.

Ao desenvolver sua tese, Schneersohn procura estabelecer uma diferença, tanto de objeto como de método, entre seu sistema e a psicanálise e a psicologia individual. Ele afirma que a concepção de Freud só admite a sexualidade reprimida como causa da neurose ou das manifestações do complexo de inferioridade de Adler, servindo-se ambos do método explicativo. A homociência daria como causa principal da neurose o tédio, a falta de atividade lúdica necessária, e empregaria um método de exploração psíquica para penetrar de forma sistemática na realidade e descobri-la objetivamente em sua unidade multiforme. Situaria o problema não nos planos profundos da personalidade, mas na clara consciência do jogo e na consciência do grupo com relação a ela. Como a neurose se produz em decorrência dos inconvenientes surgidos durante a atividade lúdica, deduz-se como conclusão prática que é preciso reformular o atual regime de recreação para efetuar assim a profilaxia das neuroses infantis, verdadeiros germes das neuroses do adulto.

A observação deve realizar-se em dois sentidos: 1) tentando descobrir em cada caso a contrariedade ou obstáculo sofrido durante a recreação, que explicaria o comportamento anormal, e 2) tentando curar radicalmente a neurose, dirigindo de forma metódica a atividade no brincar e na vida do núcleo infantil.

O autor diz que a vida da criança é inteiramente dominada pelo jogo, que constitui assim o fundamento do núcleo infantil e caracterizando-se este por seu aspecto mágico; a criança desempenha seu papel no jogo como se se tratasse de uma realidade. Daí a singularidade do núcleo infantil, que permite à criança viver a realidade como um jogo e o jogo como uma realidade.

A tragédia da criança solitária, portanto, consiste em que, estando separada do seu núcleo, encontra-se só e indefesa, exposta à "sensata espontaneidade dos adultos", que reprimem seus impulsos infantis. A neurose é o resultado da ruptura do vínculo que une intimamente a criança ao seu núcleo; ela adoece por causa do déficit de atividade lúdica. Para conseguir a cura é necessário encontrar primeiramente a ruptura e repará-la.

A divisão que ele faz das neuroses é original e extremamente prática; ela se refere aos diferentes núcleos sociais, diante dos quais a criança manifesta predominantemente seus sintomas neuróticos. O autor propõe as seguintes variedades: neurose do lar, escolar, da rua, da sociedade, dos estranhos e solitária. Ocorrem múltiplas combinações entre elas e os tipos puros são os mais raros.

Para Schneersohn, cada caso estaria vinculado, assim, a um determinado núcleo social, causador da neurose; daí se deduz a conduta prática a ser seguida, denominada translação dos núcleos, em que o médico e o psicopedagogo servem de pontes de união entre os núcleos sociais mais importantes.

Um dos aspectos mais interessantes desse notável livro de Schneersohn é constituído pela psicologia social dos núcleos infantis, admitindo que o princípio básico da psicologia deve partir da aceitação de que a criança não é apenas uma miniatura do adulto mas um ser peculiar, com leis próprias. O mesmo ocorre com o núcleo infantil, que não deve ser considerado uma miniatura do núcleo dos adultos, mas uma entidade singular, de tipo especificamente infantil, e imposta pelas características biopsicológicas dessa idade. As crianças não são capazes de imitar os atos dos adultos, assim como os adultos não são capazes de imitar os jogos das crianças. Uns e outros transformam os fenômenos de acordo com um sentimento universal bem distinto. O autor aprofunda em seguida algumas manifestações características da vida coletiva infantil, como: o mistério, a liderança neurótica, o despotismo, o antagonismo entre os núcleos, pseudo-alucinações de jogo. Ele demonstra desse modo a profunda regularidade com que se produzem essas manifestações e a importância que têm para o estudo, o tratamento e a profilaxia das neuroses e da pedagogia em geral.

Schneersohn passa depois a expor uma nova doutrina da recreação, enfatizando que os professores, em geral, prestam muito pouca atenção a esse momento da vida escolar, e que há poucos métodos para levar a efeito observações sistemáticas. Uma investigação a fundo dos processos do jogo e seu desenvolvimento durante o recreio elucidaria a grande influência que eles exercem sobre a vida psíquica da criança, influência indubitavelmente mais profunda do que a do ensino, porque os impedimentos no jogo podem provocar na criança reações neuróticas e anti-sociais.

O termo "recreio" é entendido pelo autor como intervalo e descanso no trabalho escolar, distinguindo-se da recreação em casa ou na rua. O recreio escolar tem importância especial, porque nele a criança fará a escolha do núcleo a que pertencerá.

A escola moderna reprime e entorpece o jogo natural da criança, impondo-se uma reforma do recreio no sentido de criar as condições naturais do jogo infantil em harmonia com o ensino, para dessa maneira transformar a escola num estabelecimento educacional para o livre e harmonioso desenvolvimento dos impulsos infantis.

Na sala de aula impera a influência do professor, ou seja, do adulto, e no recreio ocorre o contrário, imperando a vontade do grupo infantil. Surge assim um conflito permanente entre a aula e o recreio. A criança revela sua natureza íntima durante o jogo, enquanto que o professor manifesta-se produtivamente no decorrer da aula. Nesse conflito, vence o mais forte; o adulto, então, impera na escola, concedendo-se ao ensino a maior parte do tempo. Isso é o que Schneersohn denomina, acertadamente, o "conflito fundamental". O conflito entre a criança e o adulto é inevitavelmente dramático e dialético, produzindo-se entre dois indivíduos que vivem em si mesmos a própria contradição. Na escola, a criança e o professor tentam, separadamente, impor sua vontade, enquanto cada um vive oculto no outro; essa luta tem por objetivo criar um equilíbrio entre duas forças fundamentalmente antagônicas, o jogo e o trabalho. Na reforma do recreio deve-se propor, portanto, a criação da maior harmonia possível entre essas forças, evitando-se na medida do possível esse conflito, quer se trate de crianças ou de adultos.

Utilizando as próprias palavras do autor, tentamos fazer uma síntese de sua concepção das neuroses infantis e de seu tratamento pelo jogo livre e adequado. Esse valioso livro do Prof. Schneersohn é de grande interesse para os pais, pedagogos e médicos, que terão sem dúvida um excelente guia para dirigir suas próprias investigações e canalizar o dinâmico e poderoso impulso do jogo, próprio da infância.

UMA NOVA PROBLEMÁTICA PARA A PSIQUIATRIA*

A história da psiquiatria aparece demarcada em diferentes épocas, pelas especulações de alguns investigadores que estudam a possibilidade do parentesco entre todas as doenças mentais, a partir de um núcleo básico e universal. Entretanto, essas tentativas, viciadas por uma concepção organicista da equação etiológica, origem da doença, excluem da patologia mental a dimensão dialética, na qual, através de sucessivos saltos, a quantidade converte-se em qualidade. A concepção mecanicista e organicista levou, por exemplo, no caso da psicose maníaco-depressiva, ao estabelecimento de uma divisão entre formas endógenas e exógenas, sem indicar a correlação entre ambas. Freud afirma, por sua vez, que a relação entre o endógeno e o exógeno deve ser vista como relação entre o *disposicional* e os elementos vinculados ao *destino* do próprio sujeito — ou seja, existe uma *complementaridade entre disposição e destino*. Acrescente-se a isso que, quando se insiste no fator endógeno ou não compreeensível psicologicamente, os psiquiatras chamados clássicos deixam transparecer sua incapacidade para detectar o montante de privação que, ao produzir impacto sobre um limiar variável em cada sujeito, completa o aspecto pluridimensional da estruturação da neurose ou psicose. Ao considerar-se endógena uma neurose ou psicose, nega-se implicitamente a possibilidade de modificá-la. O psiquiatra assume o papel de condicionante da evolução do paciente, e entra no jogo do grupo familiar que tenta segregar o doente, por ele ser o porta-voz da ansiedade grupal. Em suma: o psiquiatra transforma-se no líder da resistência à mudança a nível comunitário, e trata o paciente como um indivíduo "equivocado" do ponto de vista racional.

---

* *Acta Psiquiátrica y Psycológica de América Latina*, 1967, 13. (Número de homenagem ao autor.)

Nos últimos anos, ao uso instrumental da lógica formal somou-se o da lógica dialética e a noção de conflito, em que os termos não se excluem mas, pelo contrário, estabelecem uma continuidade genética com base em sucessivas sínteses. A operação corretiva ou terapêutica é realizada acompanhando o trajeto de um vínculo não linear, que se desenvolve sob forma de uma espiral contínua, através da qual se resolvem as contradições entre as diferentes partes do mesmo indivíduo. Inclui-se assim uma problemática dialética no processo corretivo ou no vínculo com o terapeuta, que serve de enquadramento geral, tendente a averiguar as contradições surgidas no interior da operação e no contexto dela.

À fragmentação do objeto de conhecimento em domínios particulares, produto da fragmentação do vínculo, segue-se um segundo momento integrador (epistemiologia convergente), cumprindo-se assim dois processos de sinal contrário, que adquirem complementariedade através da experiência emocional corretora. Também se pode afirmar que se trata de dois momentos de um mesmo processo, tanto na doença quanto na correção. Se esse acontecer é desencadeado pelo terapeuta, serão impedidas, conforme a eficácia de sua técnica, a configuração de situações dilemáticas, gênese de todos os bloqueios, e a formação de estereótipos de uma conduta, que assume características de desvio por falta de ajuste dos momentos de divergência e convergência.

A dificuldade de integração desses dois momentos resulta da presença inevitável, no campo da aprendizagem, do obstáculo epistemológico. Esse obstáculo, que na teoria da comunicação é representado pelo ruído e na situação triangular pelo terceiro, transforma a espiral dialética da aprendizagem da realidade num círculo fechado (estereótipo), que atua como estrutura patogênica. O perturbador de todo contexto de conhecimento é o terceiro, cuja presença a nível do vínculo e do diálogo condiciona os mais graves distúrbios da comunicação e da aprendizagem da realidade. Disso deriva a minha definição de vínculo, substituindo a denominação freudiana de relação de objeto. Todo vínculo, como mecanismo de interação, deve ser definido como uma *Gestalt*, que é ao mesmo tempo bicorporal e tripessoal. (*Gestalt* como *Gestaltung*, introduzindo nela a dimensão temporal.)

Dessa *Gestalt* surgirá o instrumento adequado para apreender a realidade dos objetos. O vínculo configura uma estrutura complexa, que inclui um sistema transmissor-receptor, uma mensagem, um canal, sinais, símbolos e ruídos. Segundo uma análise intra-sistêmica e extra-sistêmica, para se conseguir uma eficácia instrumental é necessário que no esquema conceitual referencial e operativo haja semelhança entre o transmissor e o receptor — senão surge o mal-entendido. Toda a minha teoria da saúde e da doença mental é centrada no estudo do *vínculo* como estrutura. A adaptação ativa à realidade, critério básico de saúde, será avaliada segundo a operacionalidade das técnicas do eu (mecanismos de defesa). O seu uso pluridimensional, horizontal e vertical, adaptativo, operacional e gnoseológico, em cada aqui e agora, ou seja, de forma situacional através de uma planificação instrumental, deve ser aceito como sinal de saúde mental, que se expressa mediante um desvio escasso do modelo natural. Isso é possível através de uma primeira fase, a que podemos chamar teórica, realizada por meio de técnicas de percepção, penetração, depósito e ressonância (empatia), em que o objeto é reconhecido e mantido a uma distância ótima do sujeito (alteridade). É por isso que tanto a qualidade quanto a dinâmica do conhecimento condicionam uma atividade em que se reconhece um estilo próprio de abordagem e de criação do objeto — abordagem que tende a apreendê-lo e modificá-lo, constituindo-se assim o juízo de realidade, critério da saúde e doença mental, através de permanente referência, verificação e avaliação no mundo externo. A adaptação ativa à realidade e a aprendizagem estão indissoluvelmente ligadas. O indivíduo são, na medida em que apreende o objeto e o transforma, também modifica a si mesmo, entrando numa interação dialética em que a síntese que resolve uma situação dilemática transforma-se no ponto inicial ou tese de outra antinomia, que deverá ser resolvida nesse contínuo processo em espiral. A saúde mental consiste nesse processo, em que se realiza uma *aprendizagem da realidade* através de confronto, condução e solução integradora dos conflitos. Enquanto se cumpre esse itinerário, a rede de comunicações é constantemente reajustada, e só assim é possível elaborar um pensamento capaz de um diálogo com o outro e de enfrentar a mudança.

Essa descrição refere-se à superestrutura do processo. O campo da infra-estrutura, depósito de motivos, necessidades e aspirações, constitui o inconsciente com suas fantasias (motivação), que são o produto das relações entre os membros do grupo interno (grupo interno como grupo mediato e imediato internalizado). Esse fenômeno pode ser estudado no conteúdo da atividade alucinatória, no qual o paciente ouve a voz do líder da colaboração inconsciente em diálogo com o *self*, a quem ele controla e observa, já que é uma parte projetada do mesmo. Outro fato curioso do desenvolvimento da psiquiatria é que até hoje insistira-se exclusivamente na relação com o objeto perseguidor projetado, abrindo-se um campo tão vasto quanto o anterior ao descobrir-se uma *patologia do vínculo bom* e a dimensão grupal do conteúdo inconsciente, perceptível através da noção de grupo interno, em inter-relação permanente com o externo. Na fantasia motivacional encontramos, como havíamos encontrado na alucinação, uma escala de motivos, necessidades e aspirações subjacentes, no processo de aprendizagem, à comunicação e às operações que tendem a conseguir satisfação na relação com determinados objetos. A ação e a decisão baseiam-se nessa constelação de motivos e o êxito está mais relacionado com a apreeensão do objeto do que com a descarga de tensões, como descreveu Freud. A aprendizagem e a comunicação, aspectos instrumentais da consecução do objeto, possuem uma subestrutura motivacional.

A conduta motivacional, mais ligada ao destino do sujeito, também consta dessa dupla estrutura, na qual se pode observar que o aspecto direcional primário está ligado às etapas iniciais do desenvolvimento. O processo universal que promove a motivação é o da recriação do objeto, que adquire em cada sujeito uma determinação individual, surgida da conjugação das necessidades biológicas e do aparelho instrumental do eu. O aspecto direcional secundário — escolha de tarefa, de parceiro, etc. — passa pelo filtro grupal, que é o que decide definitivamente a escolha. A descoberta da motivação constitui a maior contribuição de Freud, que relacionou os fenômenos do "aqui-e-agora" com a história pessoal do sujeito. Chama-se a isso o "sentido do sintoma".

A dupla dimensão do comportamento, verticalidade e horizontalidade, torna-se então compreensível por uma psicologia dinâmica, histórica e estrutural, distanciada da psiquiatria tradicional, que se move exclusivamente no campo do fenomenológico e descritivo. A dupla dimensão condiciona aspectos essenciais do processo corretor. A correção se consegue através da *explicação do implícito*. Essa concepção coincide com o esquema que alguns filósofos, economistas e sociólogos imputaram ao econômico-social, falando de uma superestrutura e de uma infra-estrutura e situando a *necessidade* como núcleo dinâmico de ação. No âmbito do processo terapêutico, a resolução da fissura entre as duas dimensões se consegue através de um instrumento de produção, expresso em termos de conhecimento, que permite a passagem da alienação, ou da *adaptação passiva*, num bias progressivo, para a *adaptação ativa* à realidade. Em nossa cultura, o homem sofre a fragmentação e a dispersão do objeto de sua tarefa, criando-se então para ele uma situação de privação e anomia que o impossibilita de manter um vínculo com o citado objeto, com o qual conserva uma relação fragmentada, transitória e alienada.

Ao fator insegurança diante de sua tarefa soma-se a incerteza diante das mudanças políticas, sentimento que repercute no contexto familiar, onde a privação tende a globalizar-se. O indivíduo vê-se impotente para controlar o seu papel, e isso cria um limiar baixo de tolerância às frustrações, relativamente ao seu nível de aspirações. A vivência de fracasso inicia o processo de doença, configurando uma estrutura depressiva. A alienação do vínculo para com sua tarefa desloca-se para vínculos com objetos internos. O conflito internaliza-se em sua totalidade, passando do mundo externo para o mundo interno com seu modelo primário da situação triangular. Essa depressão, que se apresenta com as características estruturais de uma depressão neurótica ou neurose de fracasso, afunda o indivíduo num processo regressivo a posições infantis. O grupo familiar, em estado de anomia diante da doença de um de seus membros, aumenta a depressão do indivíduo. Estamos no ponto de partida que, num processo de regressão, se articulará com uma estrutura depressiva anterior, reforçando-a. É o momento de se considerar, nesta exposição, a vigência de outras depressões e analisá-las na direção do desenvolvimento, em sentido inverso ao do processo terapêutico, que parte do aqui-e-agora.

Adotarei como esquema de referência aspectos da teoria de Melanie Klein, Freud e Fairbairn, a fim de tornar compreensível a minha teoria da doença única. Levarei em conta as duas primeiras posições do desenvolvimento: a instrumental esquizoparanóide e a depressiva (patogênica existencial), a que acrescento uma outra — a pato-rítmica (temporal) —, que inclui os diferentes tempos com que se manifestam os sintomas gerados na posição patogênica ou depressiva, estruturada com base na posição instrumental esquizoparanóide. Através de todo esse trajeto permanecerei conseqüente com a minha teoria do vínculo. Mas, antes de prosseguir a descrição das posições, vamos estudar os ingredientes da causação de uma neurose ou psicose, ou — adotando a formulação de Freud — a equação etiológica. Entendo que os princípios que regem a configuração de uma estrutura patológica são: 1) policausalidade; 2) pluralidade fenomênica; 3) continuidade genética e funcional; 4) mobilidade das estruturas; 5) papel, vínculo e porta-voz; 6) situação triangular.

Como primeiro princípio devemos destacar o de *policausalidade* ou equação etiológica, processo dinâmico e configuracional, expresso em termos do montante da causação. Em detalhe, os parâmetros são: *fator constitucional*, dividido em dois anteriores — o *genético* propriamente dito e o *precocemente* adquirido na vida *intra-uterina*. A influência que o feto sofre através de sua relação biológica com a mãe já inclui um *fator social*, pois a insegurança ou segurança da mãe está relacionada com o tipo de vínculo que tem com seu parceiro e a situação de seu grupo familiar. Levando-se em conta a situação triangular, vemos que ele opera desde o início. Ao *fator constitucional* soma-se, no desenvolvimento, o impacto no grupo familiar. A interação desse fato com o fator anterior dá como resultado o que se chama disposição ou *fator disposicional* (segundo Freud, fixação da libido numa etapa de seu curso), lugar a que se volta no processo regressivo a fim de instrumentar-se, como sucedeu no momento disposicional. O regresso é promovido pelo *fator atual*, em que o montante disposicional entra em complementariedade com o conflito atual, por mim descrito como depressão deflagradora, iniciando-se aí uma regressão que marca o início da doença.

Pluralidade fenomênica. Este princípio baseia-se na consideração de três dimensões fenomênicas da mente, com suas respectivas projeções denominadas em termos de área: área um ou mente, área dois ou corpo, área três ou mundo exterior. Essas três áreas, fenomenicamente, têm importância na medida em que o diagnóstico se faz em função do predomínio de uma delas, embora uma análise estratigráfica mostre a existência ou coexistência das três áreas comprometidas nesse processo em termos de comportamento, mas em níveis distintos. Isso é o que constitui o comportamento em forma de *Gestalt* ou *Gestaltung* em permanente interação das três áreas. Entretanto, sabemos que o processo ordenador, ou seja, a planificação, em termos de estratégia, tática, técnica e logística, funciona a partir do *self*, situado na área um, ou seja, nenhum comportamento lhe é estranho. Qualquer outra disquisição que negasse essa totalidade totalizante cairia numa flagrante dicotomia.

As áreas são utilizadas na posição instrumental esquizoparanóide que acompanha a depressão regressiva para situar os diferentes objetos e vínculos de sinais opostos num clima de divalência, com a finalidade, como já dissemos, de preservar o bom e controlar o mau, impedindo assim a fusão das duas valências, o que significaria a configuração da posição depressiva e o aparecimento de caos, luto, catástrofe, destrutividade, perda, solidão, ambivalência e culpa. Se a posição instrumental não está paralisada, funciona com base no *splitting*, configurando os vínculos bom e mau com seus respectivos objetos. Apresenta-se aqui a fundamentação de uma nosografia genética estrutural e funcional em termos de localização dos dois vínculos nas três áreas, com todas as variáveis que podem existir. Por exemplo, e a título ilustrativo: nas fobias — agorafobia e claustrofobia —, o objeto mau, paranóide ou fobígeno está projetado na área três e aí atua; isso configura a situação fóbica, onde tanto o objeto mau (fobígeno-paranóide) quanto o objeto bom, em forma de acompanhante fóbico, estão situados na mesma área. O paciente teme, por um lado, ser atacado pelo objeto fobígeno, preservando, por outro, o objeto acompanhante depositário e suas partes boas, por meio do mecanismo de evitação. Assim, não se juntam, furtando-se à catástrofe que poderia produzir-se ante o fracasso da evitação. Toda uma nosografia poderia manifestar-se em termos de área comprometida e valência do objeto parcial. Essa nosografia, muito mais operacional do que as conhecidas, caracteriza-se pela compreeensão, na operação corretora, em termos já assinalados, e por sua mobilidade ou passagem de uma estrutura a outra — constituindo isso o quarto princípio que pode ser observado durante o adoecimento e durante o processo corretor.

Continuidade genética e funcional. A existência de uma posição esquizoparanóide com objetos parciais, isto é, com o objeto total dividido, pressupõe a existência de uma etapa prévia relacionada ao objeto total, com o qual se estabelecem vínculos em quatro vias. A clivagem ou *splitting* produz-se no ato de nascimento, e todo vínculo gratificante fará o objeto ser considerado bom. É isso que Freud chama (erradamente, em meu entender) de instinto e vida (Eros), enquanto que a outra parte do vínculo primário e de seu objeto, com base em experiências frustradoras, transforma-se em objeto mau, num vínculo persecutório, o que mais uma vez Freud considera um instinto, neste caso instinto de morte, agressão ou destruição (Tanatos).

Como se vê, na minha opinião, os instintos de vida ou de morte já constituem uma experiência sob forma de *comportamento*, em que o social está incluído através de momentos gratificantes ou frustradores, produzindo-se a inserção da criança no mundo social. Através dessas frustrações e satisfações, ela adquiriu a capacidade de discriminar entre vários tipos de experiências como primeira manifestação de pensamento, construindo assim uma primeira escala de valores. A divisão do objeto total tem como motivação impedir a destruição total do objeto, que ao dividir-se em bom e mau configura as duas condutas primárias relacionadas a amar e ser amado e odiar e ser odiado, ou seja, duas condutas sociais que determinam o começo do processo de socialização na criança, que tem um papel e um status dentro do grupo primário ou familiar. Retomando o ponto de partida da protodepressão, com o aparecimento do *splitting* como primeira técnica do eu, introduzimo-nos na posição esquizoparanóide descrita por Fairbairn e Melanie Klein paralelamente aos meus primeiros trabalhos sobre esquizofrenia.

Com o surgimento dessa técnica defensiva, configuram-se dois vínculos, uma situação de objeto parcial em relação de *divalência* (e não de ambivalência, como o definiu Bleuler), processos de introjeção e projeção, de controle onipotente, de idealização, de negação, etc. Levando-se em conta esse conceito esquizoparanóide é possível uma revisão do conceito de repressão, tão importante na teoria psicanalítica e ponto de partida de divergência entre Freud e P. Janet. Freud afirmava que o processo de repressão era uma estrutura única e característica da gênese das neuroses; Janet, em contrapartida, entendia que o processo primário podia ser definido em termos de dissociação. Penso que a discrepância se resolve se considerarmos que a repressão é um processo complexo que inclui a dissolução ou *splitting*, os processos de introjeção e projeção e o processo de controle onipotente, etc.

Por exemplo, o fracasso deste último constitui o que Freud designa como a volta do reprimido, que é o negado, o fragmentado, o introjetado e projetado, podendo voltar em qualquer das três áreas ou dimensões fenomênicas em que a mente situa os vínculos e objetos para seu melhor manejo. Nessa volta, o reprimido é vivido pelo *self* como o estranho e o alienado. A ansiedade dominante na posição esquizoparanóide é a ansiedade persecutória ou paranóide de ataque ao eu, como produto de uma retaliação pela projeção da hostilidade[1] que volta agigantada ou realimentada, como um bumerangue, sobre o próprio indivíduo. Essa ansiedade paranóide volta como se proviesse de objetos humanos ou deslocamentos, depositários da hostilidade de que o eu se libertou pela projeção. A essa ansiedade, a única descrita com anterioridade, acrescento a outra proveniente das vicissitudes do *vínculo bom* ou dependência de objetos depositários dessa qualidade de sentimentos. As alternâncias sofridas por esse vínculo dão como produto outro tipo de ansiedade, diferente da persecutória, com a qual, no entanto, muitos a confundem: é o sentimento de "estar à mercê do depositário".

A ansiedade paranóide e o "sentimento de estar à mercê" (ansiedade depressiva da posição esquizóide) são coexistentes e cooperantes em toda estrutura neurótica normal. A antiga distinção entre ansiedade, angústia e medo desaparece na medida em que incluímos a dimensão do inconsciente ou o implícito. As definições de ansiedade e angústia estavam viciadas pelo conceito de relação anobjetal.

A posição esquizoparanóide vincula-se com a crescente idealização do objeto bom, sendo que o eu, através da sua técnica, consegue a preservação do objeto idealizado. À medida que aumenta a idealização do bom, aumenta o controle e o afastamento do mau e persecutório, convertendo-se o primeiro num objeto invulnerável. Essa situação de tensão entre os dois objetos em áreas distintas torna necessário o surgimento de uma nova técnica, diante do caráter insuportável da perseguição: a negação mágica onipotente.

Entre os demais processos que atuam devemos assinalar a identificação projetiva. Nesse mecanismo, o eu pode projetar parte de si mesmo com diferentes propósitos: por exemplo, as partes más para livrar-se delas, assim como para atacar e destruir o objeto (irrupção). Também se podem projetar partes boas, por exemplo, a fim de colocá-las a salvo da maldade interna ou melhorar o objeto externo através de uma primitiva reparação projetiva. Neste momento, podemos compreender o que chamo de situação depressiva esquizóide ou neurótica. Ela resulta da perda de controle do depositário e do depositado. Essa depressão não deve ser confundida com a da posição depressiva básica. Nesta observamos a presença de um objeto total, vínculos em quatro vias, *ambivalência*, culpa, tristeza, solidão em relação com a imagem do próprio indivíduo. Na *depressão esquizóide* observa-se o vínculo com um objeto parcial, com depósito dos aspectos bons. É uma depressão vivida no exterior, sem culpa, numa situação de *divalência* e com sentimento de "estar à mercê de".

---

1. A hostilidade emerge como produto da frustração.

O sentimento básico da depressão esquizóide é a *nostalgia*. Melanie Klein descreveu-a, sem perceber sua estrutura diferenciada, quando se referiu à situação de despedida normal. A parte boa colocada com o objeto viajante ou depositário distancia-se do pertencimento do eu. Este fica debilitado e, a partir desse momento, não deixará de pensar em seu destino; embora a preocupação manifesta seja pelo depositário, sua preocupação está vinculada ao estado das partes que se desprenderam dele, criando-se uma situação de intranqüilidade permanente.

A nostalgia é algo distinto da melancolia. O termo é uma condensação criada por Hofer das palavras gregas *nostos* — νότος (retorno) — e *algos* — ἄλγος (dor).

O *splitting* permite ao eu emergir do caos e ordenar suas experiências. Está na base de todo pensamento, se considerarmos que a discriminação é uma das primeiras manifestações desse comportamento da área um.

Posição depressiva. A posição esquizoparanóide, ao conseguir administrar com êxito as ansiedades dos primeiros meses, leva a criança pequena a organizar seu universo interno e externo. Os processos de *splitting*, introjeção e projeção, permitem-lhe ordenar suas emoções e percepções, e separar o bom (objeto ideal) do mau (objeto mau). Os processos de integração tornam-se mais estáveis e contínuos, surgindo um novo momento do desenvolvimento: a posição depressiva caracterizada pela presença de um objeto total e um vínculo em quatro vias. A criança sofre um processo de mudança súbita e a existência de quatro vias no vínculo acarreta para ela um *conflito de ambivalência*, do qual emerge a culpa. O amadurecimento fisiológico do eu traz como conseqüência a organização das percepções de múltiplas origens, assim como o desenvolvimento e a organização da memória. A ansiedade dominante ou o medo refere-se à perda do objeto, em virtude da coexistência no tempo e no espaço de aspectos maus (destrutivos) e bons na estrutura vincular[2].

Os sentimentos de luto, culpa e perda formam o núcleo existencial, juntamente com a solidão. A tarefa do eu, nesse momento, consiste em imobilizar o caos possível ou incipiente, recorrendo ao único mecanismo ou técnica do eu que pertence a essa posição: a inibição. Essa inibição precoce, mais ou menos intensa conforme o caso, irá construir um padrão estereotipado e um complexo sistema de resistência à mudança, com perturbações da aprendizagem, comunicação e identidade. A regressão de posições mais altas do desenvolvimento a esses pontos disposicionais, que assumem o contexto do que M. Klein chamou *neurose infantil*, traz como conseqüência a reativação desse estereótipo, que chamamos de *depressão básica*, com paralisação das téc-

---

2. Que abrange o eu, o vínculo e o objeto.

nicas instrumentais da posição esquizóide. Se o progresso regressivo do adoecer consegue reativar o *splitting* e todos os outros mecanismos esquizóides, com a reestruturação de dois vínculos com objetos parciais, um totalmente bom e outro totalmente mau, configuram-se as estruturas nosográficas, conforme a localização desses objetos nas diferentes áreas.

Às duas posições descritas por M. Klein e Fairbairn — estruturas predominantemente espaciais —, adicionamos o fator temporal para construir a estrutura tetradimensional da mente. A situação pato-rítmica expressa-se em termos, velocidades ou ritmos que constituem *momentos* de estruturação patológica, que vão desde a inibição e retardamento dos processos mentais até o pólo explosivo em que tudo acontece com as características — e daí tomaram sua configuração — das crises coléricas infantis. Se essa bipolaridade chega a predominar na maneira de ser e de se expressar das ansiedades e das técnicas do eu controlálas e a elaborá-las, encontramo-nos no vasto campo da doença paroxística (epilepsia).

Na equação etiopatogênica da neurose e psicose devemos considerar o que acontece no processo de adoecer e de se recuperar durante a operação corretora com o psicoterapeuta, assim como a reparação dos aspectos instrumentais do par aprendizagem-comunicação. Essa perturbação, com antecedentes constitucionais, é uma estrutura com vigência na posição depressiva do desenvolvimento, a que se volta (partindo-se da depressão deflagradora) no *processo regressivo*. A funcionalidade desse processo deve ser descrita em termos de "voltar ao lugar onde as técnicas do eu foram eficazes"; mas ao imobilizar e dificultar a estrutura depressiva tornou-a rígida, repetitiva (estereótipo), subsistindo de forma latente como posição básica. Essa estrutura atuou como ponto disposicional no momento do desenvolvimento e, embora tenha controlado os medos básicos, ficou estancada como estrutura prototípica que constitui o núcleo patogênico do processo de adoecer. É isso que chamo de depressão básica (depressão do desenvolvimento mais depressão regressiva com aspectos da protodepressão).

Denomino *depressão deflagradora* a situação habitual de início, cujo denominador comum foi expresso por Freud em termos de privação e êxitos vinculados ao nível de aspiração. Esse fator pode ser retraduzido quando se estuda a sua estrutura em termos de depressão por perda ou privação — não só em termos de privação de objeto, ou situação em que o objeto aparece como inalcançável por *impotência instrumental* de origem múltipla. A impossibilidade de estabelecer um vínculo com o objeto acarreta, primeiro, fantasias de recuperação, em que o fantasiado se relaciona com os instrumentos do vínculo (exemplo: o caso do membro-fantasma na amputação de um braço; negação da perda do membro). Isso constitui a defesa imediata diante da perda, que entretanto não resiste ao confronto com a realidade, mergulhando então o indivíduo na depressão. Ao impor-se a cruel verdade da perda, tem início a regressão e a elaboração do luto que configuram a complexidade fenomênica e genética da depressão regressiva.

Em suma, a estrutura do padrão depressivo de conduta baseia-se na situação de ambivalência em face de um objeto total. Dessa situação de ambivalência surge a culpa (amor e ódio em relação a um mesmo objeto, num mesmo tempo e espaço). A ansiedade depressiva deriva do medo da perda real ou fantasiada do objeto, e o conflito de ambivalência, produto de um quádruplo vínculo (o sujeito ama e sente-se amado, odeia e sente-se odiado pelo objeto), paralisa o sujeito por sua intricada rede de relações. A inibição centra-se em determinadas funções do eu. A tristeza, a dor moral, a solidão e o desamparo derivam da perda do objeto, do abandono e da culpa. Diante dessa situação de sofrimento surge a possibilidade de uma regressão a uma posição anterior, operativa e instrumental para o controle da ansiedade da posição depressiva. O mecanismo básico é a divisão do eu e seus vínculos e o surgimento do medo de um ataque ao eu, proveniente da área dois (hipocondria) ou da área três (paranóia). Aparece também um medo depressivo diante do objeto bom depositado com sentimento de estar à mercê e nostalgia.

As neuroses são técnicas defensivas contra as ansiedades básicas. São as mais parecidas e mais próximas do normal, e estão distanciadas da situação depressiva básica prototípica. As psicoses também são formas de lidar com as ansiedades básicas, assim como a psicopatia. As perversões são formas complexas de elaboração da ansiedade psicótica e seu mecanismo gira em torno do apaziguamento do perseguidor. O crime é uma tentativa de aniquilar a fonte de ansiedade projetada da área um para o mundo exterior, enquanto que esse processo, internalizado, configura a situação de suicídio. A "loucura" é a expressão da nossa incapacidade para suportar e elaborar um determinado montante de sofrimento. Esse montante e o nível de capacidade são específicos para cada ser humano e constituem seus pontos disposicionais, seu estilo próprio de elaboração.

Depressão iatrogênica. Denominamos depressão iatrogênica ao aspecto positivo da operação psicoterapêutica que consiste em integrar o sujeito através de uma dosagem operativa de partes desagregadas e fazer com que a constante universal de *preservação do bom e controle do mau* funcione em níveis sucessivos, caracterizados por um sofrimento tolerável, pela diminuição do medo de perda do bom e uma diminuição paralela do ataque, durante o confronto da experiência corretora. Na adjudicação sucessiva de papéis que nela se realiza, o psicoterapeuta deve ter a flexibilidade suficiente para assumir o papel adjudicado (transferência), não o atuando (*acting in* do terapeuta) mas reproduzindo-o (interpretação) em termos de uma conceituação, hipótese ou fantasia acerca do acontecer subjacente do outro, estando atento à sua resposta (emergente), que, por sua vez, deve ser retomada num contínuo fio de Ariadne, em forma de espiral. Só recentemente nos foi possível formular o que deve ser considerado como unidade de trabalho, método que, por suas possibilidades de predição, mais se aproxima de um método científico, de acordo com critérios tradicionais. Esses critérios, por sua vez, devem ser analisados para não se cair vítima de estereótipos que, atuando a partir do interior do ECRO, de maneira quase inconsciente, funcionam por parte do terapeuta como resistência à mudança. A *unidade de trabalho* compõe-se de três elementos que representam o ajuste da operação: existente-interpretação-emergente. O emergente expressa-se no contexto da operação e é tomado pelo terapeuta como material. Quanto ao conteúdo, é escotomizado e, em seguida, atuado pelo paciente, configurando o *acting out*, diante do qual não se deve emitir qualquer julgamento segundo uma ética formal, mas segundo uma ética funcional, relacionando-o com o aqui-e-agora que inclui aspectos positivos vinculados à aprendizagem da realidade ou à reparação das comunicações. Se o terapeuta julga o paciente em termos de bom, mau, imoral, etc., está colocando em risco a possibilidade de compreendê-lo.

No processo corretor, através de fenômenos de aprendizagem e comunicação, e de sucessivos esclarecimentos, diminuem-se os medos básicos e possibilita-se a integração do eu, produzindo-se a entrada em depressão e o surgimento de um projeto ou perspectiva que inclui a finitude como situação própria e concreta. Aparecem mecanismos de criação e transferência. A posição depressiva fornece então ao sujeito a oportunidade de adquirir identidade, base do *insight*, e facilita uma aprendizagem de leitura da realidade por meio de um sistema de comunicações, base da informação. Em suma, os êxitos da penosa passagem pela posição depressiva, situação inevitável no processo corretor, incluem a integração que coincide com a diminuição dos medos básicos, reativados pelo processo deflagrador, a diminuição da culpa e da inibição, o *insight*, o acionamento de mecanismo de reparação, criação, simbolização, sublimação, etc., que resultam na construção do pensamento abstrato, o qual, por não arrastar o objeto existente de forma subjacente, acaba sendo mais útil, flexível, capaz de avaliações em termos de estratégia, tática, técnica e logística de si mesmo e dos demais.

A planificação e o projeto, em conjunto com as últimas técnicas mencionadas, constituem o que Freud chama processo de elaboração que se segue ao *insight*. Esse processo, uma vez iniciado, persiste mesmo depois de interrompido o vínculo com o terapeuta, prosseguindo a elaboração após a análise. Isso ocorre quando o processo corretor obedeceu a uma estratégia adequada. Paradoxalmente, é o momento dos maiores êxitos de autocondução. Com a depressão iatrogênica fechamos o nosso esquema das cinco depressões: protodepressão, depressão do desenvolvimento, depressão deflagradora, regressiva e iatrogênica. Elas constituem o núcleo básico do acontecer da doença e da cura.

Retomando os componentes da causação configuracional, depois do princípio de continuidade genética estrutural e funcional através de cinco depressões, irei referir-me ao quarto princípio: *mobilidade e interação das estruturas*. Já assinalamos o caráter funcional e significativo das estruturas mentais que adquirem a fisionomia do que chamamos doença mental. Uma análise seqüencial e estratigráfica prova-nos o caráter complexo e misto de cada uma delas, diferenciando-se umas das outras pelo caráter dominante da localização dos medos básicos em cada área, através de vínculos significativos. São observadas geneticamente no desenvolvimento, tal como no processo de adoecer e no processo corretor. As estruturas são instrumentais e situacionais em cada aqui-e-agora do processo de interação. As discussões bizantinas dos psiquiatras devem-se, em grande parte, a um mal-entendido, pois a estrutura que se viu num momento de observação pode variar no tempo e no espaço, uma vez que a relação vincular com o investigador determina a configuração de estruturas com esse caráter funcional, instrumental, situacional e vincular, figurando este último em relação com o tipo específico de codificação e decodificação, aprendizagem, etc.

Por isso sustentamos esse princípio em seus aspectos fenomenológico e genético, estrutural e clínico. Quinto princípio: *vínculo, papel, porta-voz*. Já definimos o conceito de vínculo como uma estrutura complexa de interação, não em forma linear mas em espiral, fundamento do diálogo operativo, onde a cada volta há uma realimentação do eu e um esclarecimento do mundo. Quando essa estrutura é represada pela quantidade de medos básicos, a comunicação e a aprendizagem paralisam-se e estamos diante de uma estrutura estática — e não dinâmica — que impede uma adaptação ativa à realidade.

O conceito de papel, incorporado à psicologia social e desenvolvido por G. H. Mead, o grande precursor dessa disciplina, que baseou todo o seu desenvolvimento no conceito de papel, sua interação, o conceito de mim, de outro generalizado, que representaria o grupo interno como produto de uma internalização dos outros, sofre, entretanto, de uma limitação, que resolvemos incorporando à idéia de grupo interno ou mundo interno do sujeito a internalização chamada ecológica. Consideramos que a internalização do outro não se faz com um outro abstrato e isolado, mas inclui os objetos inanimados, o habitat em sua totalidade, que alimenta fortemente a construção do esquema corporal. Defino o esquema corporal como a representação tetradimensional que cada um tem de si mesmo, em forma de uma *Gestalt-Ges-*

taltung, estrutura cuja patologia compreende os aspectos da estrutura espaço-temporal da personalidade.

A noção de "querência" ou "pago" vai muito além das pessoas que a integram, e isso é observado nas reações em situações de migração: o medo de perda paralisa o migrante rural no momento em que ele tem de assumir um papel urbano, provocando sua marginalização. Retomando o conceito de papel, consideraremos algumas situações, aquelas que se apresentam com maior freqüência nos grupos operativos. O campo do grupo operativo é povoado pelos papéis prescritos ou fixados que definimos em termos de pertencimento, filiação, cooperação, comunicação, aprendizagem e tele, que, representados em forma de um cone invertido, convergem como papéis ou funções para provocar na situação de tarefa a ruptura do estereótipo.

Pode-se dizer que no acontecer do grupo determinadas pessoas assumirão esses papéis correspondentes de acordo com suas características pessoais; mas nem tudo se realiza em termos de uma tarefa positiva.

Outros papéis, de certa maneira prescritos por sua freqüência, são assumidos por membros do grupo, como os papéis de porta-voz, sabotador, bode expiatório e liderança, quando algum dos papéis tem predomínio sobre os demais: o líder autocrático, democrático, a que acrescento o demagógico, cuja estranha ausência entre os investigadores chama a atenção. Os membros do grupo podem assumir os papéis consignados e, quando a adjudicação ou assunção do papel no âmbito do cargo ou posto se realiza de forma adequada, sua funcionalidade aumenta. Certos papéis, como o de conspirador ou sabotador, são geralmente escolhidos pelo extragrupo e introduzidos no intragrupo com a missão secreta de sabotar fundamentalmente a tarefa e o esclarecimento. Essas infiltrações, sob forma de conspiração, devem ser tomadas como um fato natural e são as forças que atuam a partir do exterior, introduzidas no interior para sabotar a mudança, isto é, são representantes da resistência à mudança. São papéis por delegação, às vezes com uma infinidade de elos, mas que vão dar em outro grupo, que, como grupo de pressão, assume na comunidade o papel da resistência à mudança e do obscurantismo.

O nível de cooperação nos grupos pequenos pode ser operativo mas também o é, sobretudo, em grupos maiores. Quando as lideranças tomam um campo maior, à identificação cooperativa soma-se a identificação chamada cesárea, que pode desempenhar um papel na história quando as situações grupais estão em perigo ou são incapazes de compreender o processo histórico, e quando o medo reativado por situações de insegurança e perigo torna-se persecutório. O movimento regressivo dirigido por um líder cesáreo tenta então controlar o grupo ou tomar o poder. As identificações desse tipo entre os membros de um grupo ou comunidade, massa e líder, levam à idéia de que a desgraça que caiu sobre a comunidade foi trazida exclusivamente por uma conspiração de certas pessoas ou grupos, a quem se atribui o papel de responsáveis e bodes expiatórios. Mas é freqüente encontrar um fio condutor que vai da liderança ao "delator", em que ambos se entregam a uma espécie de jogo de papéis (*role-playing*) em que um é o bom e o outro é o mau.

Situação triangular

O complexo de Édipo, tal como foi descrito por Freud, com suas variantes negativas e positivas, pode ser compreendido de modo muito mais significativo se recorrermos à sua representação espacial em forma de um triângulo, colocando no ângulo superior o filho, no ângulo inferior esquerdo a mãe e no ângulo inferior direito o pai.

Seguindo a direção de cada lado do triângulo, temos uma representação de quatro vínculos. Por exemplo, a criança num primeiro nível ama e sente-se amada pela mãe; num nível subjacente, odeia e sente-se odiada pela mãe; no lado contrário está a relação da criança com o pai, onde num primeiro nível odeia e sente-se odiada, e num segundo nível ama e sente-se amada. O que raramente se esclarece é o parâmetro que opera desde a vida pré-natal. É a estrutura vincular entre mãe e pai, em que um ama e sente-se amado pelo outro, ou odeia e sente-se odiado pelo outro. Independentemente dos participantes, esse vínculo também teria quatro vias; mas, na realidade, tomado pelos dois extremos, complica-se ainda mais, porque tanto um quanto o outro adjudicam papéis e assumem papéis partindo de cada um dos membros do par. O montante de adjudicações e assunções dependerá do papel de ser amado e ser odiado. Essa totalidade, verdadeira selva de vínculos, forma uma *Gestalt*, ou seja, uma totalidade totalizante, em que a modificação de um dos parâmetros acarreta a modificação do todo.

Dos trabalhos que tratam da criança e de seus vínculos, 80% referem-se à relação com a mãe; o pai apresenta-se como personagem escamoteado, mas por isso mesmo operativo e perigoso. É a noção do terceiro que nos leva a definir a relação bipolar ou vínculo como de caráter bicorporal mas tripessoal.

O terceiro na teoria da comunicação é representado pelo ruído, que interfere numa mensagem entre emissor e receptor, e que, em qualquer situação de conflito social, voltamos a encontrar como estrutura básica e universal. De cada ângulo partem, por deslocamentos sucessivos, pessoas que desempenham papéis semelhantes relacionados a idade e sexo; desse modo, afastamo-nos progressivamente do endogrupo endogâmico na direção do extragrupo exogâmico, que representa a sociedade. No endogâmico, o tabu do incesto orienta as linhas de parentesco com suas proibições e tabus, e dessa maneira passamos da psicologia individual, com sua situação endopsíquica, para a psicologia social, que trata das inter-relações no endogrupo ou intragrupais, e finalmente para a sociologia, quando tratamos das inter-relações intergrupais. O campo do exogrupo é o âmbito específico da sociologia.

Se considerarmos a função partindo desses parâmetros, poderemos falar de comportamento econômico, político, religioso, etc., num nível grupal ou comunitário, cuja análise e avaliação são realizadas a partir das seis funções descritas: pertencimento e filiação, cooperação e pertinência, aprendizagem, comunicação e tele, cooperando nos níveis correspondentes aos campos das ciências sociais mencionadas e dirigidas para uma situação de mudança que pode ser descrita nos níveis individual, psicossocial, comunitário e na direção dos comportamentos.

NEUROSE E PSICOSE:
UMA TEORIA DA DOENÇA*

A observação e indagação dos aspectos fenomênicos da doença mental ou conduta desviada, inerentes à tarefa psiquiátrica, permitem alcançar, a partir da descoberta de elementos genéticos, evolutivos e estruturais, uma compreensão da conduta humana como uma totalidade em evolução dialética. Ou seja, no sinais de uma conduta "anormal", "desviada", "doente", está subentendida uma situação de conflito, da qual a doença emerge como tentativa fracassada de resolução.

Baseados num enfoque totalizador, definimos a conduta como estrutura, como sistema dialético e significativo em permanente interação, procurando resolver a partir dessa perspectiva as antinomias mente-corpo, indivíduo-sociedade, organismo-meio (Lagache). A inclusão da dialética leva-nos a ampliar a definição de conduta, entendendo-a não só como estrutura, mas também como estruturante, como unidade múltipla ou sistema de interação, introduzindo-se como conceito de interação dialética a noção de modificação mútua, de inter-relação intrasistêmica (o mundo interno do sujeito) e intersistêmica (relação do mundo interno do sujeito com o mundo externo). Entendemos por relação intra-sistêmica aquela que se processa no âmbito do eu do sujeito, em que os objetos e os vínculos internalizados configuram um mundo interno, uma dimensão intra-subjetiva na qual interatuam configurando um mundo interno. Esse sistema não é fechado; pelo contrário, relaciona-se com o mundo exterior graças a mecanismos de projeção e introjeção. A essa forma de relação damos o nome de intersistêmica. Nesse sentido falamos da resolução de antinomias que atrapalharam, como situações dilemáticas, o desenvolvimento da reflexão psicológica no contexto das ciências do homem.

A partir da vertente da psiquiatria falamos de conduta normal e patológica, incluindo assim outro par conceitual — saúde e doença —,

---

* Aula n.º 25, 1.º ano, Primeira Escuela Privada de Psicología Social, 1970.

que definimos como adaptação ativa ou passiva à realidade. Com o termo adaptação referimo-nos à adequação ou inadequação, coerência ou incoerência da resposta às exigências do meio, à conexão operativa e inoperante do indivíduo com a realidade. Ou seja, os critérios de saúde e doença, de normalidade e anormalidade, não são absolutos, mas situacionais e relativos. Definida a conduta, a partir do estruturalismo genético[1], como uma "tentativa de resposta coerente e significativa", podemos enunciar o postulado básico de nossa teoria da doença mental: toda resposta "inadequada", toda conduta "desviada" é resultante de uma leitura distorcida ou empobrecida da realidade. Ou seja, a doença implica uma perturbação do processo de aprendizagem da realidade, um déficit no circuito da comunicação, processos esses (aprendizagem e comunicação) que se realimentam mutuamente.

Entendemos, desse ponto de vista, que o indivíduo é são na medida em que apreende a realidade numa perspectiva integradora, em sucessivas tentativas de totalização, e tem capacidade para transformá-la modificando-se, por sua vez, ele próprio. O indivíduo é são na medida em que mantém uma interação dialética no meio e não uma relação passiva, rígida e estereotipada. A saúde mental consiste, como dissemos, numa aprendizagem da realidade através do confronto, condução e solução integradora dos conflitos. Também podemos dizer que consiste numa relação, ou melhor, numa aptidão sintetizadora e totalizante na resolução das antinomias que surgem em sua relação com a realidade.

Definimos a estrutura como unidade múltipla, como sistema; isso nos remete à enunciação dos princípios que regem a configuração dessa estrutura, seja ela patológica ou normal. Esses princípios são:

1) Princípio de policausalidade
2) Princípio de pluralidade fenomênica
3) Princípio de continuidade genética e funcional
4) Princípio de mobilidade das estruturas

Acrescentamos a esses princípios três noções que nos permitirão compreender a configuração de uma estrutura: papel, vínculo e porta-voz.

---

1. Compartilhamos muitos dos conceitos fundamentais sustentados por essa corrente de pensamento, sobretudo a afirmação de que "todo comportamento tem um caráter de estrutura significativa" e de que "o estudo positivo de todo comportamento humano reside no esforço para tornar acessível essa significação". Atrai-nos especialmente o enfoque dialético dessa perspectiva, para o qual "as estruturas constitutivas do comportamento não são dados universais mas fatos específicos nascidos de uma gênese passada em situação de sofrer transformações que perfilam uma evolução futura" (L. Goldmann, *Genèse et Structure*, Mouton, Haia, 1965).

1) *Princípio de policausalidade*

Já no campo específico da conduta desviada, podemos dizer que na gênese das neuroses e psicoses nos deparamos com uma pluralidade causal, uma equação etiológica composta por vários elementos que se vão articulando sucessiva e evolutivamente, a que Freud chamou séries complementares. Nesse processo dinâmico e configuracional intervém em primeiro lugar o fator constitucional. Nesse fator, enunciado por Freud, cabe distinguir: a) elementos genéticos, hereditários, o genotípico ou genético *stricto sensu*; e b) o fenotípico, ou seja, aqueles elementos resultantes do contexto social que se manifestam num código biológico. Queremos dizer que o feto sofre a influência do meio social mesmo na aparente proteção de sua vida intra-uterina por intermédio das modificações do meio materno. Através dessas modificações, o desenvolvimento do feto recebe o impacto das variações do relacionamento parental, a presença ou ausência do pai, os conflitos do grupo familiar, suas vicissitudes de ordem econômica, situações de perigo individual ou social, etc. Tudo isso causa uma certa dose de ansiedade na mãe, que se traduz no feto em alterações metabólicas, sanguíneas e outras. Assim, o fenotípico e o genotípico articulam-se na vida intra-uterina para a estruturação do fator constitucional.

Uma vez nascida a criança, o fator constitucional interatua com o impacto da presença da criança no grupo familiar, as características que a constelação familiar adquire com essa presença, os vínculos positivos ou negativos que se estabelecem nessa situação triangular (pai-mãe-filho). Essas primeiras vivências e experiências articulam-se com o constitucional, que Freud denominou fator disposicional.

A partir do nascimento e durante o processo de desenvolvimento, a criança está sujeita, em sua relação com o meio, a permanentes exigências de adaptação. Ocorrem situações de conflito entre suas necessidades e tendências e as exigências do meio. Surge assim a angústia como sinal de alarme em face do perigo engendrado pela situação conflitiva. Se essa situação for elaborada, ou seja, se o conflito se resolver numa situação integradora, o processo de aprendizagem da realidade continuará seu desenvolvimento normal. Mas, se o indivíduo não pode elaborar sua angústia em face do conflito, e a controla e reprime por meio de técnicas defensivas, que por sua rigidez terão o caráter de mecanismos de defesa estereotipados, o conflito não se liquida mas, pelo contrário, é apenas contornado e subsiste em forma latente como ponto disposicional, com um represamento dos processos de aprendizagem e comunicação (o que Freud denominou fixação da libido).

Um fator atual ou deflagrador, e com isso referimo-nos a uma determinada dose de privação, uma perda, uma frustração ou um sofrimento, estabelecerá uma inibição da aprendizagem e as conseqüentes regressão ao ponto disposicional e recorrência às técnicas de controle da angústia (posição patoplástica ou instrumental), por meio das quais o indivíduo tentará desprender-se da situação de sofrimento.

Queremos dizer que o indivíduo, por uma perda real ou fantasiada de um vínculo, por uma ameaça de frustração ou sofrimento, inibe-se e detém parcialmente seu processo de apropriação ou aprendizagem da realidade. Ele detém parcialmente seu progresso e recorre a mecanismos nesse momento operativos, ainda que não o sejam totalmente, uma vez que o conflito não está resolvido e foi apenas contornado. Isso configurará um padrão de reação que, se for estereotipado, dará lugar a um ponto de fixação. O grau de inadequação do mecanismo arcaico (que no momento do desenvolvimento a que se regressa foi operativo) e a intensidade da estereotipia de seu emprego nos darão um índice do grau de desvio das normas que o indivíduo sofre e das características de sua adaptação (ativa ou passiva) à realidade. Por tudo isso podemos dizer com Freud: "Cada indivíduo faz a neurose que pode e não a que quer."

A neurose ou psicose desencadeia-se quando o fator disposicional se conjuga com o conflito atual. Quando o montante do disposicional é muito elevado, um conflito atual, por menor que seja a sua intensidade, é suficiente para desencadear a doença. Por isso falamos da complementaridade dos fatores intervenientes.

Interessa-nos assinalar que os conceitos de constituição e disposição são de natureza psicobiológica. Com isso queremos insistir em que a teoria psicanalítica das neuroses e psicoses não postula, como equivocadamente se afirma em certa literatura psiquiátrica, a psicogênese das neuroses e psicoses, pois isso implicaria uma parcialidade da unidade psicofísica. Esses três tipos de fatores mencionados interligam-se na configuração das neuroses e psicoses. O enunciado dessa equação etiológica permite superar uma concepção mecanicista que estabelece a estéril antítese entre o exógeno e o endógeno. Freud sustenta que a correlação entre o endógeno e o exógeno deve ser compreendida como a complementaridade entre disposição e destino. Quanto a nós, queremos assinalar que os chamados psiquiatras "clássicos", quando insistem nos fatores endógenos da causação, escotomizam entre outras coisas o montante de privação ou conflito atual, que ao causar impacto num limiar variável em cada indivíduo completa o aspecto pluridimensional das neuroses e psicoses.

2) *Princípio de pluralidade fenomênica*

Este princípio baseia-se na consideração de três dimensões fenomênicas ou áreas de expressão da conduta. Cada área é o âmbito projetivo onde o indivíduo situa seus vínculos num interjogo de mundo interno e contexto exterior, através de processos de internalização e externalização. Nesse interjogo, o corpo converte-se numa área intermédia e intermediária. Cada uma dessas áreas — mente, corpo e mundo externo — tem um código expressivo que lhe é próprio.

Como o ser humano é uma totalidade-totalizante (Sartre), sua conduta comprometerá sempre, embora em diferentes graus, as três áreas de expressão. Falamos de graus de comprometimento de áreas no sentido de que o depósito dos objetos com os quais o indivíduo estabelece vínculos é situacionalmente mais significativo na área que se apresenta como predominante. Pela fantasia inconsciente, o *self* (representação do eu) organiza projeções de objetos e vínculos em três áreas, as quais chamaremos de dimensões projetivas. Como conseqüência dessas projeções, o indivíduo expressará fenomenicamente, através de diferentes sinais, na mente, no corpo e no mundo, suas relações vinculadas. Isso quer dizer que, nesse sistema de sinais que é a conduta, o surgimento de sinais num âmbito determinado é um emergente significativo que nos remete às relações vinculadas do indivíduo, à sua maneira de perceber a realidade e à mobilidade particular de adaptar-se a ela —ou seja, à modalidade específica de resolução de seus conflitos. Essas modalidades configuram o que chamaremos de estrutura do caráter do sujeito. A conduta é significativa, é um sistema de sinais em que se articulam significantes e significados, e por isso é compreensível e terapeuticamente modificável. Os aspectos fenomênicos da conduta, expressados em diversos âmbitos espaço-temporais, são a resultante da relação do sujeito, depositante, "o depositado", com sua valência positiva ou negativa, e a localização dos vínculos e objetos num âmbito perceptivo simbólico: a área. *O sujeito projeta vínculos e objetos, e atua o projetado*. Por esse motivo, somente a interação dialética do sujeito com o contexto permitirá uma retificação, uma experiência discriminatória e, por conseguinte, corretora de sua leitura da realidade. O diagnóstico da doença estabelece-se em função do predomínio de uma das áreas por uma multiplicidade sintomática, embora a análise estratigráfica nos mostre em cada situação o comprometimento e a existência das três áreas.

Queremos assinalar, no entanto, que a mente opera pelo *self* através de mecanismos de projeção, como estratégia dessa localização, nos diversos âmbitos projetivos, dos vínculos bons ou maus num clima de divalência e com a finalidade de preservar o bom e controlar o mau. Por esse depósito é que as áreas adquirem para o sujeito uma significatividade particular relacionada à valência positiva ou negativa do depositado.

Na divalência, o eu, o objeto e o vínculo — incluindo esta última estrutura o eu, o objeto e a relação dialética entre ambos — estão divididos e a tarefa defensiva consiste em mantê-los nessa divisão, visto que, se o bom e o mau se reunissem no mesmo objeto, o sujeito cairia em depressão, com sua seqüela de dor e culpa, numa atitude de ambivalência. O eu elaborará também uma estratégia para reunir os aspectos bons e maus num objeto (integração).

Com base nesses conceitos, postulamos uma nosografia genética, estrutural e funcional em termos de localização dos vínculos (bom e mau) nas três áreas — mente-corpo-mundo exterior —, com todas as variáveis que podem surgir dessa equação.

Exemplificando, podemos dizer que o indivíduo fóbico projetará e atuará o objeto bom e o objeto mau na área do mundo exterior. Por esse depósito comportar-se-á de forma evasiva, isto é, apresentará condutas de evitação e fuga em face de um ataque exterior, e sentirá, por exemplo, angústia nos espaços fechados (claustrofobia) ou nos espaços abertos (agorafobia), nos quais se sente à mercê do perseguidor.

Na esquizofrenia, o objeto perseguidor (vínculo mau) pode estar projetado na área três (mundo exterior) e o bom na área da mente, caracterizando-se assim a esquizofrenia paranóide por uma retração da realidade exterior e um fechamento autista e narcísico do indivíduo. No distanciamento do mundo externo, a fim de evitar o objeto mau, reforça-se a privação que mencionamos como fator deflagrador.

3) Princípio de continuidade genética e funcional

Com este princípio postulamos a existência de um núcleo patogênico central de natureza depressiva, e todas as formas clínicas seriam tentativas de desprendimento dele. Essas tentativas se instrumentariam através das técnicas defensivas características da posição esquizoparanóide descrita por Melanie Klein, que denomino patoplástica ou instrumental. Quer dizer que poderíamos falar de uma *única doença* com um *núcleo patogênico depressivo* e uma instrumentação que tem como mecanismo central a clivagem ou *splitting* do eu, do objeto e dos vínculos do eu com o objeto. A partir dessa clivagem, o sujeito recorre às outras técnicas da posição esquizoparanóide: a projeção (localização dos objetos internos fora do sujeito), a introjeção (passagem fantasiada para o interior do sujeito dos objetos externos e suas qualidades), o controle onipotente dos objetos tanto internos quanto externos, a idealização, etc. A alternância e intricação das posições depressiva e esquizoparanóide configuram uma continuidade subjacente aos diferentes aspectos fenomênicos característicos dos diversos quadros clínicos.

Consideramos na doença mental uma *gênese* e uma *seqüência* vinculada a situações depressivas — de perda, de privação, de dor —, vividas como catástrofe interna num clima de ambivalência e culpa em que o sujeito sofre por sentir que odeia e ama simultaneamente o mesmo objeto, enquanto é também amado e odiado por esse objeto. Quer dizer que na relação com esse objeto podem existir experiências gratificantes (vínculo bom) ou frustradoras (vínculo mau). Esses padrões têm seu antecedente em duas situações incluídas no desenvolvimento infantil normal. Com o nascimento, a criança sofre a primeira perda da relação simbiótica com a mãe (perda do ventre materno) e fica entregue às exigências do meio externo, num estado de total dependência. Nessa situação, em que viverá experiências gratificantes, surgidas da satisfação de desejos e necessidades, e experiências frustradoras, estruturará seus vínculos positivos e negativos conforme a qualidade da experiência em cuja configuração já intervêm fantasias inconscientes.

Nessa etapa do seu desenvolvimento, que abrange os seis primeiros meses de vida, o sujeito recorre pela primeira vez, e com a finalidade de ordenar seu universo para conseguir uma discriminação de suas emoções e percepções, ao já mencionado mecanismo de clivagem; desse modo se relaciona, a partir do *splitting*, com o que vivencia como dois objetos, um totalmente bom, gratificante, a quem ama e por quem é amado, e outro totalmente mau, frustrador, perigoso e perseguidor, a quem odeia e por quem sente-se odiado. Essa clivagem e relação do eu com dois objetos de valências opostas denomina-se *divalência* e é característica da posição esquizoparanóide.

A ansiedade dominante nessa situação é a ansiedade paranóide ou medo do ataque pelo perseguidor, que é tanto maior quanto maior tiver sido o montante de hostilidade de que o sujeito se libertou projetando-a no objeto interno e frustrador.

Com o processo fisiológico de amadurecimento e o manejo operativo das ansiedades, o eu da criança consegue maior integração, entrando assim numa nova fase, a que M. Klein deu o nome de posição depressiva do desenvolvimento (entre os seis meses e um ano de idade). Há um processo de mudança como organização integradora das percepções. O sujeito reconhece o objeto total. Não o divide, não o cinde, relaciona-se com ele como uma totalidade. Isso ocorre quando a criança começa a reconhecer a mãe não de forma parcial (seio, voz, calor, cheiro), mas como totalidade. Para o desenvolvimento da memória e da capacidade de integração estabelece com o objeto vínculos a quatro vias, quer dizer, ama e sente-se amada, odeia e sente-se odiada pelo mesmo objeto, no qual descobre reunidas possibilidades de satisfação e de frustração. Do mesmo modo, reconhece dentro de si mesma sentimentos de amor e gratidão coexistindo com hostilidade e agressividade. Isso provoca o sentimento de ambivalência com o temor de perda do objeto amado e sentimento de culpa por medo de que os impulsos hostis possam danificar esse objeto.

.A ambivalência paralisa o sujeito, que tem nesse momento como único recurso defensivo a inibição que o conduzirá à regressão e dissociação. Tudo isso configurará um padrão estereotipado de reação que emerge (a que se regressa) no processo de adoecimento a partir do conflito atual ou deflagrador.

Assim, diante da situação de sofrimento, característica da depressão, surge a possibilidade de uma nova regressão a outra posição anterior, operativa ou instrumental, que permite o controle da ansiedade. O sujeito sai da inibição e do conflito de ambivalência por uma nova dissociação, e a ansiedade paranóide (medo do ataque) substitui a culpa (medo da perda).

As neuroses são técnicas defensivas contra as ansiedades básicas. Tais técnicas são as mais eficazes e mais próximas do normal e, embora redundem em tentativas fracassadas de adaptação, encontram-se mais distanciadas da situação depressiva patogênica. As psicoses também são tentativas de lidar com as ansiedades básicas, mas têm menos êxito do que as neuroses, ou seja, têm um maior grau de desvio em relação à norma de saúde. O mesmo ocorre com as psicopatias, cujo mecanismo predominante é o da delegação. Dentro das psicopatias, as perversões manifestam-se como formas complexas de elaboração das ansiedades básicas, e seu mecanismo geral gira em torno do apaziguamento do perseguidor (objeto mau). O crime (também incluído nesse quadro) constitui a tentativa de aniquilar a fonte de ansiedade projetada no mundo externo. Quando essa fonte está situada no próprio sujeito, configura-se a conduta suicida.

O fracasso da elaboração do sofrimento da posição depressiva acarreta inevitavelmente o predomínio de defesas que implicam o bloqueio das emoções e da atividade da fantasia. Essas defesas estereotipadas impedem, sobretudo, certo grau de autoconhecimento intuitivo ou *insight* necessário para uma adaptação positiva à realidade. Ou seja, o bloqueio do afeto, da fantasia e do pensamento que se observa nos diferentes quadros clínicos determina uma conexão empobrecida com a realidade e uma dificuldade real para modificá-la e modificar a si mesmo nessa interação dialética que é, para nós, um critério de saúde.

Quanto à situação depressiva, tomada como fio condutor através do processo de adoecimento e do processo terapêutico, consideramos a existência de cinco formas características, que assim denominamos: a) protodepressão, resultante da perda que a criança vivencia ao abandonar o claustro materno; b) posição depressiva do desenvolvimento, assinalada pela atuação de luto ou perda (desmame), conflito de ambivalência por uma integração do eu e do objeto, culpa e tentativa de elaboração; c) depressão de começo ou deflagradora. É o período prodrômico de toda doença mental e emerge diante de uma situação de frustração ou perda; d) depressão regressiva, aquela que implica a regressão aos pontos disposicionais anteriores, característicos da posição depressiva infantil e de sua elaboração fracassada; e) depressão iatrogênica, aquela que se produz quando, no processo corretor, tenta-se a integração das partes do eu do paciente, ou seja, quando a tarefa consiste na passagem da estereotipia dos mecanismos da posição esquizoparanóide para um momento depressivo em que o sujeito pode obter uma integração tanto do eu quanto do objeto e da estrutura vincular que os engloba. Adquire assim *insight* ou capacidade de autognose, o que lhe permite elaborar um projeto com a inclusão da morte como situação própria e concreta. Isso significa enfrentar os problemas existenciais e o êxito de uma adaptação ativa à realidade com um estilo próprio e uma ideologia própria de vida. Mas o momento depressivo de integração e a autognose implicam sofrimento; é por isso que Rickman diz "não haver cura sem lágrimas", mas acrescentamos que esse sofrimento é operativo.

A operação psicoterapêutica ou processo corretor consiste, em última instância, num processo de aprendizagem da realidade e de reparação da rede de comunicação disponível para o sujeito. O confronto que a experiência corretora implica quando o indivíduo pode integrar-se numa situação de sofrimento tolerável pela discriminação dos medos básicos determina uma manipulação mais adequada das técnicas do eu na esfera de preservação do bom e controle do mau. Em que consiste esse confronto? Num processo em que o sujeito adjudicará ao terapeuta diferentes papéis, segundo os seus modelos internos (transferência). Nesse processo de adjudicação ficará manifesta a sua distorção na leitura da realidade. Esses papéis não serão atuados, mas retraduzidos (interpretados) numa conceituação ou hipótese acerca do acontecer inconsciente do paciente. A resposta do sujeito será retomada nesse diálogo como emergente, como sinal que nos remete a esse acontecer, que é o fio que nos permite compreender e cooperar com ele na modificação de sua percepção do mundo e nas formas de sua adaptação à realidade.

Enunciamos quatro princípios que regem, em nosso entender, a configuração de toda estrutura patológica ou normal. Agora irei me referir ao princípio mencionado em último lugar.

4) *Princípio de mobilidade das estruturas*

Usar esse conceito implica situar-se diante do paciente com um esquema referencial flexível que permita compreender que as estruturas são instrumentais e situacionais em cada aqui-e-agora do processo de interação; que as modalidades ou técnicas de manipulação das ansiedades básicas, com sua localização de objetos e vínculos nas diversas áreas, são modificáveis segundo os processos de interação nos quais o sujeito se comprometa. Essa afirmação tem importantes implicações no que se refere ao trabalho diagnóstico.

Retomando o enunciado ao nos referirmos ao princípio da pluralidade fenomênica, podemos afirmar que uma análise seqüencial da sintomatologia de um paciente mostra-nos que o indivíduo em diversas situações apresenta diferentes defesas, diferentes técnicas para lidar com suas ansiedades, com uma localização variável de seus vínculos nas diferentes áreas, na permanente tarefa de preservar o bom e controlar o mau. Conforme já dissemos, existiria um único núcleo patogênico, de natureza depressiva, e uma instrumentação que tem como mecanismo central a clivagem do eu, dos objetos e dos vínculos, e que se complementa com o repertório de técnicas defensivas da posição esquizo-paranóide. O fato de que todos os quadros clínicos se apresentam, dessa perspectiva, como tentativas de desligamento desse núcleo patogênico permite-nos postular, teoricamente, o que é um dado de observação clínica: a mobilidade das estruturas e sua natureza situacional. Assim como pela análise seqüencial podemos constatar essa mobilidade, a análise estratigráfica revela-nos o grau de comprometimento das áreas, ou seja, o montante e a qualidade da disposição que o sujeito faz em cada área. Temos assim uma área envolvida, em primeiro lugar, pela multiplicidade sintomática, o que orienta o diagnóstico situacional e estrutural, ao mesmo tempo que podemos observar o grau de comprometimento (sempre em termos de depósito) das outras duas áreas, estabelecendo o prognóstico.

ALGUMAS OBSERVAÇÕES SOBRE A TRANSFERÊNCIA EM PACIENTES PSICÓTICOS*

Meu objetivo, aqui, é destacar alguns aspectos da transferência e, em especial, os dos pacientes esquizofrênicos. Tudo o que foi tão brilhantemente exposto pelos meus colegas dr. Lagache, dr. Slumberger e professora A. Aberastury pode ser aplicado, de modo geral, ao tratamento dos psicóticos.

Desejo ressaltar as contribuições de Melanie Klein e de Frida Fromm-Reichmann e seus aspectos significativos; os pontos de vista que exponho são resultado do meu trabalho como analista de psicóticos. Considero que as idéias expressadas por M. Klein sobre os mecanismos esquizóides e por Susan Isaacs sobre a natureza e a função da fantasia indicam a direção das investigações futuras.

Frida Fromm-Reichmann, em seu primeiro trabalho sobre "O problema da transferência nos esquizofrênicos", demonstrou a existência da transferência assim como suas características essenciais. O esquizofrênico deve ser visto como uma pessoa que sofreu graves experiências traumáticas na primeira infância, numa época em que seu eu e sua capacidade para examinar a realidade ainda não estavam suficientemente desenvolvidos. Essas experiências traumáticas precoces parecem dar a base psicológica da influência patogênica das frustrações para o futuro. Nessa etapa, a criança vive num mundo narcísico, o trauma é uma ferida no egocentrismo infantil, e o indivíduo transforma-se numa criança extremamente sensível às frustrações da vida; sua capacidade para resistir aos traumas esgota-se facilmente, ele escapa da realidade, que se torna insuportável, tentando restabelecer o mundo au-

---

* Relato oficial apresentado à XIV Conferência de Psicanalistas de Língua Francesa (novembro de 1951) e publicado na *Revue Française de Psychanalyse*, 1952, tomo XVI, nos. 1-2.
   Revista de Psicoanálisis, 1961, tomo XXVIII, n° 2, traduzido para o espanhol por Maria C. Grondona e Hector J. Cassinelli.

tístico infantil. Esse tipo de desenvolvimento influi decididamente sobre a atitude do paciente em relação ao analista, e a conduta deste último deverá estar condicionada pela compreensão dessa situação. O esquizofrênico é extraordinariamente suspicaz e desconfiado, tenta constantemente pôr o analista à prova, antes de aceitá-lo. Sua necessidade de dependência é externa (insegurança esquizofrênica), sua atitude narcísica é uma defesa dessa situação anterior, pois sente que a reação de desilusão pode ter efeitos catastróficos.

Se as reações dos esquizofrênicos são mais tumultuosas e aparentemente mais imprevistas do que as dos neuróticos, isso deve-se aos inevitáveis erros do analista. Esses pacientes são capazes de desenvolver fortes correntes de afeto, de *amor* (transferência positiva) e de *ódio* (transferência negativa) para com o analista, e configurar as situações de transferência no sentido mais estrito.

A separação do esquizofrênico da realidade não é completa. Afastando-se do mundo, defende-se dele, uma vez que, para ele, o mundo lhe é hostil. As relações de objeto se conservam e a transferência deve ser compreendida nesses termos; *da mesma maneira* deve-se compreender a concepção do narcisismo secundário, condicionada por uma relação especial (identificação) com um objeto introjetado.

Na relação transferencial repetirá uma relação de objeto particularmente intensa estabelecida durante a infância com um objeto bom (o pai ou a mãe, ou uma das pessoas que o cercam); essa relação lhe servirá de apoio na medida em que for menos ambivalente.

A tendência a estabelecer contato com outras pessoas é tão intensa quanto a tendência ao isolamento como defesa. A relação estabelecida deve ser significativa, compreensível e terapeuticamente útil.

O analista deve abordar o esquizofrênico com extrema sensibilidade, com todos os cuidados e precauções para não se reforçar a desconfiança do paciente. Para isso deve superar sua própria angústia diante da solidão do paciente e por penetrar no isolamento do esquizofrênico.

O analista deve manter uma atitude de aceitação e de complacência para com o aspecto infantil (a criança repelida e frustrada), e ao mesmo tempo uma atitude de respeito e compreensão de acordo com a idade cronológica do paciente.

Expor com clareza ao paciente, que aparentemente não está em condições de compreender, a necessidade e as razões do tratamento é o ponto de apoio de uma série de interpretações com o fim de obter um *insight* progressivo. Qualquer outro tipo de abordagem vicia desde o começo a relação transferencial.

Os métodos para fomentar a transferência positiva, como por exemplo não a analisar, não devem ser empregados; a transferência deve ser analisada, sobretudo em seu aspecto negativo. Somente os elementos que são uma expressão da inter-relação real e positiva com o analista devem ser respeitados; durante sua recuperação, o próprio paciente apresentará esses temas.

É preciso evitar a interpretação exclusiva dos conteúdos; o paciente precisa da ajuda do analista para compreender a gênese e a dinâmica de suas angústias e defesas contra elas (conteúdos). A investigação das "operações de segurança" (Sullivan) ou das defesas empregadas na situação transferencial contra as angústias que surgirem nessa situação é a direção básica que orienta a técnica tanto na análise dos neuróticos quanto na dos psicóticos (F. Fromm-Reichmann).

A situação transferencial desperta angústias muito precoces e o paciente repete suas angústias e defesas características durante o tratamento. A intensidade condiciona neuroses, psicoses e caracteropatias de transferência que ocupam a parte central do trabalho analítico. O material dos sonhos é muito representativo dessa situação, sobretudo se considerado em termos da relação de objetos — objetos introjetados, realidade interior, estrutura do eu (dissociação), etc.

A situação transferencial torna-se compreensível se a considerarmos expressão de uma fantasia inconsciente, com uma gênese, uma estrutura, um conteúdo e uma função particulares, tal como é concebida por Melanie Klein, Susan Isaacs, Joan Rivière e Paula Heimann. Citarei algumas condições de trabalho de S. Isaacs referentes à situação transferencial que se manifesta como uma *totalidade* (*Gestalt*) em função, ou seja, uma conduta (dr. Lagache):

a) As fantasias são o conteúdo primário dos processos mentais inconscientes.

b) As fantasias inconscientes referem-se primordialmente ao corpo e representam fins instintivos dirigidos para os objetos.

c) Essas fantasias são, em primeiro lugar, representantes psíquicos dos instintos libidinais e destrutivos; desde o começo de seu desenvolvimento, elaboram-se como defesa, como realização de desejo e como conteúdos de angústia.

d) Os postulados de Freud sobre a "satisfação alucinatória dos desejos, sua introjeção primária e sua projeção" constituem a base da vida da fantasia.

e) Através das experiências externas, as fantasias elaboram-se e podem expressar-se, mas sua existência não depende somente da experiência externa.

f) As fantasias não dependem das palavras, *embora em certas condições* possam expressar-se por meio de palavras.

g) As primeiras fantasias são vivenciadas como sensações; mais tarde, tomam a forma de imagens plásticas e representações dramáticas.

h) As fantasias têm efeitos psíquicos e corporais; por exemplo, os sintomas de conversão, as qualidades corporais, o caráter e a personalidade, os sintomas neuróticos inconscientes e a sublimação.

i) As fantasias inconscientes constituem o nexo ativo entre os instintos e os mecanismos. Quando se estuda detalhadamente, observa-se que toda a variedade do mecanismo do eu surge de tipos específicos de fantasias, que em última instância têm sua origem em pulsões instintivas. "O eu é uma parte diferenciada do id." Um mecanismo é um termo abstrato geral que descreve certos processos mentais experimentados pelo indivíduo como fantasias inconscientes.

j) A adaptação à realidade e o pensamento da realidade necessitam do apoio e da presença de fantasias inconscientes. A observação das formas em que se desenvolve o conhecimento do mundo exterior mostra como a fantasia da criança contribui para a sua *aprendizagem*.

k) As fantasias inconscientes exercem uma influência contínua durante toda a vida, tanto nas pessoas normais quanto nas neuróticas; a diferença está no caráter específico associado a elas e em sua relação com a realidade exterior.

l) Na situação transferencial, o paciente repete fantasias que teve durante os primeiros anos de vida e que constituem o conteúdo profundo da situação transferencial no que se refere ao impulso para o objeto, bem como aos mecanismos de defesa inseridos na situação como um todo.

Para Susan Isaacs, "a personalidade, as atitudes, as intenções e até mesmo as características externas e o sexo do analista, tal como o paciente os vê e os sente", mudam a cada dia e a cada momento, conforme as modificações da vida interior do paciente (causadas pelas interpretações do analista ou pelos acontecimentos externos), ou seja, *"a relação do paciente com o seu analista é quase sempre inteiramente uma fantasia inconsciente".*

O fenômeno da transferência em sua totalidade não é apenas uma prova da existência e da atividade da fantasia em todos os pacientes, sejam eles crianças ou adultos, doentes ou sãos; *suas modificações detalhadas capacitam-nos para decifrar o caráter particular das fantasias em atividade em certas situações e sua influência sobre outros processos mentais.*

A transferência é agora o principal instrumento para conhecer o que se passa no psiquismo do paciente e também para descobrir e reconstruir a sua primeira história. Descobrir as fantasias de transferência e estabelecer suas relações com as primeiras experiências e com as situações atuais constituem o principal meio de tratamento.

A repetição de situações da infância e seu *acting out* na transferência remontam a situações muito anteriores às primeiras lembranças conscientes: o paciente, seja ele criança ou adulto, mostra-nos freqüentemente, com detalhes e sentimentos dramáticos, impulsos e atitudes apropriadas não apenas às situações da infância, mas também às dos primeiros meses de vida. Em suas fantasias com o analista, o paciente retrocede a seus primeiros dias, e estudar suas fantasias e compreendê-las em todos os seus detalhes é obter um conhecimento sólido do que realmente se passou em seu psiquismo quando era criança.

O conhecimento do conteúdo dessas fantasias constitui uma das principais contribuições da obra de Melanie Klein. Em 1930 escrevia: "A análise das crianças entre 2 anos e meio e 5 anos mostra claramente que para todas as crianças o começo da realidade exterior nada mais é do que um espelho da própria vida instintiva. Pois bem, as primeiras fases das relações humanas estão dominadas por pulsões orais sádicas.

"Essas pulsões sádicas são acentuadas pelas experiências de privação e frustração; o resultado desse processo é que todos os demais instrumentos de expressão sádica que a criança tem, e aos quais chamamos sadismo uretral, anal e muscular, são ativados, por sua vez, e dirigidos para os objetos. O fato é que, nessa fase, a realidade externa está povoada de objetos na imaginação infantil, dos quais se espera que tratem a criança da mesma maneira como ela se viu obrigada a tratá-los. Essa relação é certamente a primeira das realidades primitivas da criança.

"Não é exagerado afirmar que na primeira realidade da criança o mundo é um seio e um ventre ocupados por objetos perigosos, perigosos em função dos próprios impulsos que levam a criança a atacar o mundo. Se ao longo do desenvolvimento normal o eu se relaciona gradualmente com os objetos externos conforme uma escala de valores reais, para o psicótico o mundo (o que equivale aos objetos) é avaliado conforme o nível original, ou seja, para o psicótico o mundo continua sendo um ventre povoado de objetos perigosos. Se me pedissem para dar, em poucas palavras, uma generalização válida para os psicóticos, diria que a principal é, entre elas, a que corresponde a defesas contra as fases principais do desenvolvimento do sadismo."

No mesmo ano, estudando a importância da formação do símbolo para o desenvolvimento do eu, M. Klein mostra essas situações com material clínico, mas é em seu artigo sobre os "mecanismos esquizóides" que ela reúne suas idéias sobre o tema. Extrairemos dele alguns aspectos que nos interessam aqui, relacionados à transferência. Na primeira infância surgem as angústias características das psicoses que impelem o eu a desenvolver mecanismos de defesa específicos, encontrando nesse período o ponto de fixação de todos os distúrbios psicóticos. *As angústias primitivas, os mecanismos de defesa do eu nessa época, exercem uma profunda influência em todos os aspectos do desenvolvimento* (eu, supereu, relações de objeto).

As relações de objeto existem desde o começo da vida, tal como a dissociação do objeto e a interação entre a introjeção e a projeção, entre os objetos e as situações internas e externas.

Desde o começo, a pulsão destrutiva se dirige para o objeto, expressando-se primeiro em fantasias de ataques sádicos orais contra o seio da mãe e depois estendendo-se ao corpo; daí surgem as angústias paranóides produzidas pelo desejo de roubar do corpo da mãe o que ele contém de bom, e de colocar nela seus excrementos (pulsões sádicas anais), com o desejo de entrar no corpo dela para poder controlá-lo de dentro. Isso é de grande importância no desenvolvimento da paranóia e da esquizofrenia e constitui a base de um mecanismo descrito por M. Klein (identificação projetiva), de que falaremos depois. Defesas típicas aparecem diante dessas ansiedades paranóides: a dissociação do objeto, a dissociação do eu e do *vínculo entre ambos*, a idealização, a negação da realidade externa e interna, o bloqueio de afetos, a despersonalização, etc. M. Klein descreve no desenvolvimento uma primeira fase, a posição paranóide (ansiedade paranóide, mecanismos esquizóides que surgiram em face dela) e, depois, a posição depressiva com sentimentos de luto e culpa, e mecanismos defensivos como, por exemplo, os mecanismos maníacos.

Durante a análise de crianças e de psicóticos, a repetição e reconstrução dessas primeiras fantasias correspondentes a essas duas fases do desenvolvimento, ao mesmo tempo que os mecanismos que lhes são característicos, configuram a neurose transferencial; e o êxito da análise depende do grau em que essas fantasias inconscientes que alimentam a ansiedade podem concretizar-se em sua relação com a transferência.

Finalmente, vou referir-me a um mecanismo cuja análise sistemática é fundamental no tratamento dos esquizofrênicos: a identificação projetiva, que, segundo minha experiência, configura muitos aspectos da situação de transferência. Ela se manifesta nas neuroses e caracteropatias, mas nos esquizofrênicos sua análise adquire uma importância capital no processo de cura.

M. Klein estudou a identificação projetiva e H. Rosenfeld deu exemplos clínicos muito claros dela. Resumirei suas principais características:

1) Intensifica-se em situações internas e externas que podem aumentar momentaneamente a necessidade de projeção (por exemplo, as frustrações sofridas na situação transferencial).

2) A base desse mecanismo encontra-se nas primeiras pulsões:
   a) orais sádicas de esvaziar o corpo do objeto (introjeção);
   b) anais e uretrais sádicas de encher com excrementos e urina o corpo esvaziado (projeção).

3) A necessidade de controle do objeto por esse mecanismo é geralmente proporcional ao tipo de mãe onipotente que exerce um controle severo, como as mães dos esquizofrênicos.

4) Isso constitui um ponto de fixação para o homossexualismo e a paranóia, tal como foi demonstrado por H. Rosenfeld.

5) As funções desse mecanismo podem ser o controle obsessivo do perseguidor ou a sua tranqüilização, como no caso do homossexualismo.

6) Esse mecanismo tem geralmente dois níveis, um relacionado com a mãe e outro relacionado com o pai, que surgem alternadamente na situação transferencial.

7) O que ocorre primeiro é uma dissociação do eu e uma projeção dessa parte dissociada no objeto; as características desse mecanismo seriam as seguintes:

a) expulsar de si mesmo a parte má;
b) danificar o objeto;
c) controlar e tomar posse do objeto (controle onipotente derivado das pulsões anais secundárias);
d) expulsar o ódio contra uma parte de si mesmo, dirigindo-o contra o objeto, sentido pelo eu como um perseguidor;
e) contribuir para aumentar a intensidade do ódio dirigido contra outra pessoa (por exemplo, contra o analista na situação transferencial);
f) o eu debilita-se pela expulsão de algumas de suas partes, uma vez que os sentimentos agressivos estão intimamente ligados no psiquismo aos sentimentos de poder, de potência, força, conhecimentos, etc.;
g) mas as partes boas também podem ser projetadas (excrementos como presentes). As partes amadas de si mesmo são então projetadas, situação que parece fundamental para o desenvolvimento de boas relações objetais e para a integração do eu;
h) se essa projeção é excessiva, as partes boas são sentidas como uma perda de si mesmo e o objeto (a mãe ou o analista) transforma-se no ideal do eu externo. Essa situação tende a empobrecer e debilitar o eu, e pode estender-se a outras pessoas, trazendo como resultado uma grande dependência em relação a elas, representantes externas das partes boas de si mesmo. A outra conseqüência é o temor de ter perdido a capacidade de amar, sentindo que o objeto amado é amado sobretudo como representante de si mesmo (eleição narcísica e homossexual);
i) esse processo pode inverter-se pela introjeção desses objetos (a parte má) e leva ao temor de que não só o corpo mas também a mente sejam controlados por outras pessoas, de maneira hostil. O temor da *reintrojeção* de um mundo externo perigoso, mais o temor dos perseguidores internos e uma fuga para o objeto bom interno condicionam o distanciamento da realidade.

8) O eu debilitado pelo processo anterior torna-se incapaz de assimilar esses objetos internos, o que leva ao sentimento de estar sendo dirigido por eles (os sentimentos de influência surgidos durante a análise são a projeção desse controle interno), e o eu debilitado pode sentir-se capaz de retomar em si mesmo as partes que terá projetado no mundo exterior.

9) Essas perturbações da interação de projeções e introjeções implicam uma excessiva dissociação do eu e transtornam seriamente a relação com o mundo interno e com o mundo externo, o que, segundo M. Klein, é o núcleo de algumas formas de esquizofrenia.

10) A projeção numa pessoa de partes dissociadas de si mesmo influi essencialmente nas relações de objeto, na vida emocional e na personalidade como um todo. Melanie Klein ilustra esse aspecto do problema com um exemplo mais ou menos universal: o sentimento de solidão e o temor de partir. Os sentimentos depressivos que aparecem depois que as pessoas se distanciaram são condicionados em parte pelo temor de destruição do objeto pelas pulsões agressivas contra ele pela frustração da separação; entretanto, M. Klein acredita que é o mecanismo de identificação projetiva que intervém mais especificamente. Esses sentimentos agressivos dissociados de si mesmo e projetados no objeto fazem o sujeito sentir como se controlasse o objeto de maneira agressiva e destrutiva. Ao mesmo tempo, o objeto interno encontra-se na mesma situação de perigo e destruição que o objeto externo, que é sentido como uma parte de si mesmo.

O resultado é um excessivo enfraquecimento do eu, o sentimento de que não existe nada que o sustente, com uma correspondente dependência dos outros. Pode-se observar essa mesma situação no momento da interrupção da sessão de análise ou no momento da interrupção nos fins de semana em pacientes extremamente dependentes, uma dependência resultante desse sentimento de debilidade.

TÉRMINO DA ANÁLISE*
(em colaboração com os drs. M. Abadi, J. Bleger e E. Rodrigué)

Apresentaremos um breve esboço de nossas opiniões sobre o tema "Término da análise", como contribuição para o seu melhor esclarecimento.

Desejaríamos poder contar com outro termo mais exato e correto, que refletisse melhor o que realmente ocorre naquilo que até agora chamamos de término da análise. O termo que buscamos poderia ser algo como desfecho, culminação ou encerramento da análise, mas nenhum deles nos satisfez totalmente. Uma relação que se impõe de imediato é a que existe entre término da análise e cura, e nesse sentido acreditamos que o conceito de cura deriva dos critérios de término da análise, e de nada adianta querermos definir o término valendo-nos do conceito de cura.

O término da análise é a finalização de um ciclo que deve ser localizado e compreendido da mesma maneira que o são as finalizações dos outros ciclos do desenvolvimento. O que realmente termina é a situação analítica, uma vez que a operação analítica se internaliza como processo interno, de tal maneira que poderíamos dizer que a análise termina quando se tornou internamente interminável. Em outras palavras, quando se produziu um enriquecimento do mundo interno, com diminuição do montante de ansiedades, e quando o eu não utiliza suas energias para dominar e paralisar esses medos, mas os resolve no manejo da realidade interna e externa, ou seja, quando se produziu uma instrumentação das ansiedades, num manejo dos medos com sentido de realidade. Isso implica, como já sabemos, uma retificação dos processos maciços de projeção-introjeção, retificação da aprendizagem e

---
* Não conseguimos localizar a ocasião em que este trabalho foi originalmente apresentado.

da comunicação, aquisição da identidade e da alteridade, utilização da identificação projetiva como instrumento de ajuste à realidade.

Achamos que também é importante sublinhar que existem muitas espécies de término da análise, do mesmo modo como cada ser humano cumpre os mesmos ciclos de desenvolvimento de maneira totalmente individual e diferente dos outros. Nesse sentido, o término da análise está intimamente relacionado com o momento evolutivo ou com a etapa da vida que o sujeito atravessa, tanto quanto com os momentos críticos e os conflitos típicos de cada idade ou período vital. A experiência analítica também é um ciclo na vida de um sujeito, que este tem de cumprir e satisfazer de maneira irreversível e irrepetível, tanto quanto o é cada período ou ciclo vital.

O tratamento psicanalítico é uma experiência vital e única, irreversível e irrepetível, tal como o é qualquer período ou acontecimento vital, e tem que ser planejado e conduzido como tal. A fantasia de uma análise interminável é uma fonte de resistências na medida em que se posterga a análise de situações porque seriam analisadas "em outra oportunidade". Os critérios de término da análise devem ser esclarecidos no começo da operação analítica, porque envolvem o plano e vida de cada sujeito, inclusive sua própria escala de valores. Didaticamente, também devem ser informados os critérios de término da análise antes da técnica, considerada estritamente, porque esta última é amplamente condicionada por aqueles.

E. Jacques introduziu o conceito de *span of time* para referir-se ao tempo em cada indivíduo pode realizar uma tarefa sob sua própria responsabilidade, de maneira autônoma, sem estar sujeito a freios ou exigências de uma autoridade. O término da análise também está estreitamente relacionado com a exploração bem-sucedida do máximo de *span of time* para cada paciente, e também com o que se poderia designar como o *span of space*, que é o grau de amplitude ou estreitamento do eu, já que este tem muito a ver com o plano de vida e com a amplitude coberta por ele, tanto no tempo quanto no espaço.

A "URGÊNCIA PSIQUIÁTRICA"*

Em psiquiatria denominamos *urgência* toda situação em que o distúrbio se apresenta de forma súbita e repentina (*ex abrupto*), ainda que a análise *post factum* dos dados demonstre que o padrão de reação estava pré-formado (disposição), ativando-se o processo num desenvolvimento acelerado pela presença de um fator atual deflagrador cujo denominador comum é o sentimento de frustração. Essa frustração origina-se na perda de um vínculo.

Do ponto de vista fenomênico, a situação de urgência, cujo modelo natural seria a tentativa de suicídio, apresenta-se como um processo a-histórico que através da análise mostrará seu caráter histórico. É de fundamental importância o esclarecimento, no primeiro contato terapêutico, da natureza ou identidade do objeto perdido. A existência de uma situação prévia de perda é facilmente negada pelo paciente e seu grupo familiar.

O caráter acelerado do processo obriga a adoção de uma ação terapêutica imediata, rápida, premente, para se evitarem conseqüências graves. Sobre os primeiros dados, a equipe terapêutica deverá elaborar uma estratégia para a operação, estratégia essa que rapidamente se converterá em tática.

Na prática diária da clínica médica, as urgências psiquiátricas são relativamente freqüentes. Embora nos meios urbanos a possibilidade de consulta a um especialista possa facilitar a resolução do problema, não se pode deixar de assinalar a importância fundamental que tem para a evolução de todo o quadro *o primeiro contato terapêutico*, geralmente a cargo do médico da família, do plantonista numa clínica ou ambulatório, ou de um clínico ou especialista não-psiquiátrico.

Em todas as urgências psiquiátricas, definidas como a *emergência* súbita e insólita de um estado em que as funções psíquicas se apresen-

---
* Anotações para uma conferência proferida por ocasião das Jornadas Comemorativas do Centenário do Hospital Rawson, Buenos Aires, 1968.

tam manifestamente perturbadas, a situação estrutura-se de acordo com os critérios que temos enunciado ao longo do nosso ensino de psiquiatria. Essa situação pode manifestar-se nas seguintes áreas de expressão: a mente, o corpo, o mundo. O mecanismo psíquico que determina a localização do distúrbio numa área de expressão é o da projeção, que obedece ao padrão adquirido durante o desenvolvimento mediante sucessivas identificações. O predomínio da expressão numa determinada área configura o aspecto fenomênico, não se podendo deixar de assinalar sempre que os três vetores de expressão formam uma totalidade — daí a afirmação de que o homem deve ser considerado uma totalidade totalizante em função (Sartre).

Ao tentarmos situar os diversos distúrbios psíquicos que se manifestaram bruscamente com predomínio numa área determinada, deparamo-nos com um princípio configurativo das estruturas patológicas a que damos o nome de *pluralidade fenomênica*, ou seja, aparecimento múltiplo de sintomas nas três áreas. Neste momento, estamos falando do aparecimento dos sintomas, aspectos orientados pelo diagnóstico.

Antes de prosseguir com outros princípios configurativos, queremos assinalar que é no campo da pluralidade que se orientam os primeiros passos da indagação, e que a observação é a fonte de toda atitude clínica e o instrumento que permitirá captar os traços configurativos, em seu conjunto, de um quadro clínico com seu conseqüente diagnóstico, que gira em torno do predominante.

Os dados acessórios podem contribuir para estruturar os outros momentos de toda operação terapêutica, ou seja, *o prognóstico, o tratamento e a profilaxia*.

Dentro do campo da urgência podemos introduzir a etapa de prevenção, ao considerar que o diagnóstico precoce constitui a base mais sólida para se planejar o modo de lidar com um paciente. Repetimos freqüentemente que o prognóstico de um paciente depende, em grande medida, da rapidez com que é estabelecido o diagnóstico, permitindo uma rápida passagem da estratégia à tática. O outro fator de prognóstico a ser considerado está relacionado com a capacidade do médico, que atua com uma técnica e uma logística adequadas.

Junto com o princípio de pluralidade fenomênica atua uma *policausalidade* ou equação etiológica, a que já fizemos referência ao mencionar o padrão pré-formado (disposição) e a perda como fator deflagrador. A esses elementos conjuga-se um grupo familiar caracterizado por uma história de experiências depressivas, originando um sentimento de catástrofe permanentemente realimentado, a par de uma comunicação escassa e distorcida.

Consideramos também uma *continuidade genética e funcional* que corresponde, em nossa sistemática, às idéias de Selye no que se refere ao conceito de *estresse*; e, na nossa teoria da enfermidade única, ao conceito de depressão básica, cuja elaboração em diferentes níveis, intensidades, ritmos e formas configura os quadros agudos, subagudos e crônicos.

O nosso trabalho de hoje está focalizado na construção de um esquema de instrumentos operativos acessíveis ao clínico geral e a outros especialistas, e ainda mais concretamente àqueles que têm de se defrontar com o paciente num estado agudo, que vem ou é trazido ao plantão de um hospital. Nesse caso, o conceito de urgência psiquiátrica esboçado esquematicamente deve ser implementado de acordo com quatro critérios: 1) determinação da presença de um processo biológico; 2) determinação de quando as circunstâncias exigem ação imediata para evitar conseqüências graves; 3) determinação de quando se conta com medidas terapêuticas (psicodrogas) que permitam reduzir ou evitar essas conseqüências; e 4) determinação de quando não há contra-indicações para tratamento de um caso de emergência psiquiátrica (por exemplo, problemas cardiológicos). Esses critérios serão aprofundados quando focalizarmos a importância das estratégias para lidar com o paciente nas primeiras 24 horas de sua enfermidade.

Como conclusão desse quarto critério, devemos considerar a urgência da forma mais ampla possível. Apesar de opiniões contrárias, afirmo que num meio adequado e com um esclarecimento apropriado do paciente e de seu grupo familiar deve-se recorrer à hospitalização, começando-se por reduzir as ansiedades do paciente e de sua família. O aproveitamento integral das primeiras 24 horas é decisivo para se estabelecer um plano de metas ou finalidades, que determinará o destino do paciente em relação com a sua doença.

Seguindo um critério sistemático, não há por que deter-se na investigação de urgências verdadeiras ou de pseudo-urgências. Qualquer tipo de conduta desviada, seja ela autêntica ou revestida de simulação, dissimulação e supersimulação, deve ser encarada, sem perda de tempo, como a de um indivíduo necessitado de *ajuda psiquiátrica*, orientando-nos pela medida do sofrimento neurótico e suas conseqüências.

Assinalemos, por fim, um critério que estabelecemos recentemente: a abordagem nunca deve ser unipessoal, uma vez que, de imediato e paralelamente, deve ser levado em conta o grupo familiar, sempre comprometido no tipo de eclosão da urgência psiquiátrica. Isso nos dá motivos para enunciar um princípio que se acrescenta aos anteriores, e é tão importante que nos serve de guia para a operação a ser realizada. Assim o formulamos: O paciente é o porta-voz das ansiedades, tensões (estresse) e conflitos do grupo, que tende inconscientemente a expulsar seu membro doente por um processo que chamamos de segregação e que, caso se prolongue no tempo, nos permitirá falar de abandonismo.

A abordagem pluridimensional propõe-se como objetivo atenuar a ansiedade para se obter o esclarecimento, salvar a vida do paciente para poder curá-lo, alcançar o limiar de compreensão. A utilização de psicodrogas permite efetuar a comunicação com o paciente, atenuar as ansiedades, e torna possível iniciar a compreensão e o esclarecimento do conflito atual deflagrador. É importante que o terapeuta inclua nesse esclarecimento a situação espaço-temporal, a identidade do paciente e o caráter situacional do episódio. O paciente deve saber quem é, onde está, por que está, o que lhe aconteceu.

A terapia deve adotar dois vetores, esclarecendo no mesmo sentido o grupo familiar e o paciente. Para evitar o esforço do mecanismo de segregação, "vinganças" diretas ou indiretas, é importante não insistir na responsabilidade consciente do grupo, fazendo da emergência um fenômeno grupal influenciado por relações intergrupais distanciadas do foco do problema.

No enfoque grupal da situação de urgência podemos considerar três possibilidades: 1) reunir, utilizando as técnicas do grupo operativo, a totalidade dos integrantes, isto é, paciente e família. O critério que guiará o terapeuta em sua decisão de incluir numa mesma situação grupal a família e o paciente consiste na avaliação da capacidade de discriminação que apresentam, no momento, o paciente e o grupo; 2) operar por um lado com o paciente e por outro com o grupo familiar; 3) essa dupla operação pode ser abordada por um mesmo terapeuta ou por uma equipe que atue simultaneamente na situação do grupo e do paciente. É aconselhável o emprego desta última técnica, na medida em que se configura uma equipe terapêutica com maiores possibilidades de realimentação e um melhor aproveitamento do tempo, fator fundamental nesses casos.

A convocação dos integrantes do grupo imediato do paciente pode ser formulada nestes termos: "Venham os que puderem...", evitando-se assim qualquer exigência ou atribuição indireta de responsabilidades.

Retomemos a definição de urgência dizendo que, clinicamente, é urgência psiquiátrica qualquer perda de controle consciente, com o surgimento de um quadro agudo de conduta desviada, que deve ser explorado em toda a sua policausalidade.

TÉCNICAS DE SUPERVISÃO DE GRUPO NA PSICOTERAPIA INFANTIL*
(em colaboração com R. M. Reynoso, L. Chamó, L. Huberman, E. Lawrence, L. Loschi, E. Pereno e A. M. Quiroga)

Em determinado momento, uma equipe de ampla experiência em psicoterapia de crianças e adolescentes, dirigida pelo dr. Reynoso, solicitou ao dr. Pichon-Rivière a realização de uma supervisão. Essa supervisão permitiu, especialmente, o aprofundamento do conhecimento da dinâmica familiar da criança ou adolescente doente.

Na primeira reunião, o dr. Pichon-Rivière expressou a opinião de que a criança submete-se consciente e inconscientemente ao papel que lhe é adjudicado pelo grupo familiar, que se encarrega de estereotipá-la e segregá-la. Para tornar compreensível o todo como uma *Gestalt* integrada pela criança e pela família, é absolutamente indispensável, segundo o dr. Pichon-Rivière, a abordagem interdisciplinar, não só porque ela descobre a estrutura geral desse mapa de interações, mas também porque enriquece e instrumenta o terapeuta encarregado do paciente para uma interpretação cada vez mais operativa que influa no grupo familiar. Assim, pode-se construir uma estratégia da abordagem mais rápida e segura.

As técnicas de supervisão e avaliação constituem um dos fatores para a formação, ajuste e apoio do psicoterapeuta quando se aplicam de forma sistemática como uma tarefa grupal, de modo a se obter um esquema referencial que inclua os quadros gerais da patologia. Não só esse enfoque foi cotejado com outras metodologias, como também se conseguiu um ajuste progressivo, dentro do conjunto de conceituações.

---

* Relato apresentado no Congresso Latino-Americano de Psicopatologia Infanto-Juvenil, Buenos Aires, 1969.

A supervisão de grupo é, nesses casos, acumulativa e interdisciplinar, configurando-se finalmente uma *Gestalt* de informação que permitirá ao terapeuta, como porta-voz de uma experiência desse tipo, começar a construir suas interpretações com as fantasias que, pela coerência da tarefa, deixaram de ser grupais.

Desenvolveremos neste trabalho alguns aspectos dessa experiência. As reuniões da equipe com o supervisor e uma observadora realizavam-se semanalmente, e duravam três horas. Nessas reuniões apresentava-se um caso, previamente selecionado pelo grupo de trabalho, que por suas características oferecera mais dificuldades para a condução terapêutica e a relação com a família.

Exemplificaremos a nossa tarefa relatando um caso levado à supervisão. A apresentação baseou-se numa história clínica detalhada, no relatório de uma bateria de testes projetivos, no estudo de uma entrevista familiar gravada e na evolução ao longo do tratamento.

Esse caso possibilitou, quase experimentalmente, relacionar o surgimento dos sintomas (encopresia) com experiências de mudança e abandono; subjacentemente existia uma situação de pânico crônico. O tratamento, que durou dois anos, no início modificou o sintoma e, mais tarde, a estrutura do paciente. Podemos pensar que esses dois períodos de análise atacaram duas dimensões: o sintoma, com suas múltiplas tentativas de elaboração e ressurgimento, e a estrutura, de maneira a criar um sentimento de segurança que, como conseqüência, melhoraria a relação do paciente com a família, estabelecendo-se um círculo benéfico.

Pablo, 12 anos, veio à consulta por apresentar encopresia desde os 6 anos, terrores noturnos, tiques, onicofagia e conduta agressiva. Entre seus antecedentes mais importantes figuravam: anoxia de recém-nascido, desmame brusco no quarto mês, vômitos freqüentes e urticária desde muito pequeno, traumatismos freqüentes e uma história muito profusa de fobias e temores. Era bom aluno da última série primária. Recebera tratamento psicoterapêutico em três oportunidades, sem que o quadro clínico se alterasse. Um resumo do relatório dos testes mencionava uma intensa ansiedade paranóide com mecanismos de defesa predominantemente dissociativos, tentativas de controle e tendência à atuação. Sua conduta agressiva era uma fachada por trás da qual ocultava seus sentimentos de debilidade, solidão e pobreza. Necessitava manter uma certa distância em relação ao objeto (mecanismo fóbico) por temor de ser penetrado e destruído. Eram evidentes suas dificuldades de controle emocional e seus distúrbios de caráter. Quanto ao tratamento, no princípio teve dificuldades muito pronunciadas de verbalização, levando o terapeuta a utilizar técnicas de psicodrama para favorecer o surgimento de material. Posteriormente, continuou-se com a técnica psicoterapêutica verbal. O paciente estabeleceu uma forte relação transferencial, através de cuja análise foi se produzindo uma modificação de suas defesas, um fortalecimento do eu ao diminuir a intensidade do medo de ataque e perda; e, como conseqüência, ocorreu melhora de seus sintomas. Um ano após o início do tratamento, e coincidindo com o desaparecimento da encopresia, observou-se em Pablo uma resistência em comparecer às sessões, fenômeno que foi interpretado transferencialmente mas que, ao mesmo tempo, fez-nos supor a influência do núcleo familiar, que podia estar favorecendo inconscientemente essa resistência em face da ruptura do estereótipo familiar provocada pela melhora de Pablo. Por esse motivo, realizou-se então uma sessão familiar, à qual compareceram os pais, os avós maternos, os dois irmãos e o paciente. Dessa reunião deduziu-se que o grupo familiar tinha uma imagem contraditória da doença de Pablo, acusando-o de usar a doença para desligar-se das responsabilidades quanto à origem dela. A resistência do grupo familiar ao terapeuta (ao tratamento) era intensa e atribuída a Pablo. Expressava essa rejeição oferecendo caminhos estéreis para esclarecimento dos temas, entabulando diálogos estereotipados, enfrentando o terapeuta, interferindo na comunicação.

O dr. Pichon-Rivière achou significativo que Pablo tivesse chegado à clínica através de uma prima sua, enurética, que não melhorara seu sintoma com a terapia, embora tivesse aliviado seus distúrbios de comportamento. Interpretou isso como sinal de uma profunda resistência do grupo familiar a qualquer modificação dos conteúdos expressados pela sintomatologia de Pablo. Isso confirmava-se pela atitude posterior da família, que, ao ser suprimido o sintoma, mostrou resistências à continuidade do tratamento do menino, o que obrigou à realização de uma entrevista familiar com o propósito de tentar modificar essas resistências.

O temor à morte, muito intenso em Pablo, estava ligado à fantasia de esvaziamento diante da perda de controle dos esfíncteres, certamente em conexão com a prolongada anoxia que sofreu como recém-nascido, imediatamente após o parto.

Um antecedente específico do futuro sintoma encoprético foi encontrado aos 2 anos de idade, época em que Pablo urinava pela casa toda. Podemos entender nessa conduta uma tentativa de fecalização do meio ambiente (fantasia de sujar).

Como fator imediato, deflagrador do sintoma, há a coincidência da gravidez da mãe, quando Pablo tinha 6 anos, entendendo-se a encopresia como uma fantasia de parto anal. Houve também o ingresso de Pablo na escola, confirmando uma vez mais a relação entre o surgimento da encopresia e situações de insegurança diante de mudanças. A encopresia, que diminuíra circunstancialmente, reapareceu quando Pablo foi transferido de colégio, um mês antes da consulta. Um epísódio similar ocorreu durante o tratamento, alguns meses após o desaparecimento do sintoma e por ocasião das férias do terapeuta, quando o paciente voltou a perder o controle do esfíncter anal, associando-se a isso uma inflamação peribucal, clara expressão da intensa frustração oral vivida com o desmame. Pablo repetia assim a vivência do desamparo experimentado aos 6 anos, tentando regressar a uma etapa anterior do desenvolvimento, com a fantasia de ser cuidado e atendido.

A mesma ansiedade persecutória subjacente ao sintoma encoprético, exclusivamente diurno, de Pablo, expressa-se durante a noite mediante o pavor. O dr. Pichon-Rivière diferenciou o pesadelo, que expressaria um nível mais histérico, do pavor, reconhecendo neste último traços paroxísticos como: é acompanhado de queixa ou grito, os olhos estão abertos mas o indivíduo está dormindo, é difícil despertar o sujeito e ele volta a adormecer imediatamente. O sujeito não recorda o sonho e as crises motoras que ele pode apresentar ao ser acordado devem-se ao pânico por não conseguir reconhecer quem o cerca. A situação básica é de pânico.

Entre os antecedentes do paciente figuravam três quedas com perda do conhecimento, outra expressão de sua tendência para a descarga paroxística. Seu acentuado interesse pelos eclipses representaria uma verdadeira projeção de seus estados crepusculares.

A rejeição, por parte de Pablo, das explicações de ordem sexual pôde ser entendida como uma inibição de suas fantasias incestuosas.

Da entrevista familiar pudemos deduzir que a mãe negava a doença, dado que, entre outras coisas, Pablo representava o nível de aspiração intelectual dela. Seu intenso narcisismo e sua onipotência revelaram-se quando, ao referir-se ao nascimento do filho, disse: "só meu, sem dividir com ninguém". O avô, ao aliar-se a Pablo, faz-se porta-voz de uma situação familiar de incomunicação e insegurança que o paciente torna manifesta com sua insegurança esfincteriana. Ao manter-se à margem durante a entrevista, Pablo expressou sua situação de abandono e desamparo, básica na encopresia.

Queremos expressar, finalmente, que este caso serviu-nos para exemplificar como o intercâmbio permitiu uma compreensão maior do paciente e proporcionou novas perspectivas em alguns aspectos psicopatológicos.

PRÓLOGO AO LIVRO DE FRANZ ALEXANDER E THOMAS M. FRENCH "TERAPÊUTICA PSICANALÍTICA"*

Franz Alexander e Thomas M. French, figuras de prestígio universal no campo da psiquiatria e da psicanálise, planejaram e dirigiram *Psychoanalytic Therapy*, obra publicada em 1946 em Nova York, contando entre seus redatores com os principais membros do Instituto de Psicanálise de Chicago.

Como todas as publicações desse instituto, também esta caracteriza-se por sua grande seriedade. Seria difícil reunir um grupo de colaboradores de maior capacidade: um conjunto de médicos de notável espírito investigador e cuja vasta prática lhes permitiu verificar e controlar resultados. É espantoso o tato psicológico e a aguda penetração que eles demonstram no trato dos problemas dos pacientes. Há ocasiões em que também chama a atenção o modo como, com dados escassos, conseguem uma visão tão plástica e tão dinâmica do paciente.

Pois bem, os autores destacam com particular insistência que não incluíram no livro nenhum caso tratado segundo o procedimento psicanalítico clássico. Dizem que "essa omissão é intencional, em primeiro lugar porque na literatura psicanalítica esses casos são apresentados em abundância e, em segundo lugar, porque em nossos estudos encontramos poucos casos que requeiram uma estrita adesão à técnica normal em todo o decorrer do tratamento". Embora a opinião dos autores mereça meu maior respeito, creio que há uma confusão ou uma inversão nessa colocação, como se houvesse casos para uma coisa e casos para outra. Provavelmente, isso seja uma seqüela da formação médica habitual: um caso de difteria, um caso de escarlatina, etc.

---

* Alexander, F. e French, Th., *Terapêutica psicanalítica*, Paidós, Buenos Aires, 1955.

Mas no primeiro capítulo, ao examinar a "função da psiquiatria", os problemas dessa disciplina já se formulam com muito maior clareza. Alexander fala então mais como psiquiatra do que como psicanalista, ou melhor, como psicoterapeuta. Insiste sobretudo num tratamento planificado e no uso consciente e flexível de diversas técnicas, na conveniência de se mudar oportunamente de tática para uma adaptação às circunstâncias particulares do momento. Ele nos diz também que o seu propósito tende para o desenvolvimento de um procedimento mais econômico, no que se refere a tempo e a esforços. Caberia objetar que talvez esse propósito não se ajuste a certos critérios científicos bem estabelecidos. Não obstante, trata-se de um empreendimento louvável.

É de extremo interesse o capítulo II, no qual Alexander, mostrando seu grande espírito clínico, traça com brilhantismo a história da técnica psicanalítica.

O leitor encontrará muita coisa nova e útil no capítulo sobre o fenômeno da transferência, de autoria de Thomas M. French, a quem pertencem também os trabalhos que, em minha opinião, são os mais brilhantes e significativos do livro. Destaquemos sobretudo sua magnífica formulação do problema do presente, muito semelhante à exposição que fizemos em função da teoria de Kurt Lewin.

Extremamente importante são as indicações de French em matéria de terapia. O subcapítulo intitulado "Tratar ou não tratar" contém sugestões muito valiosas para todos os psicoterapeutas. Em suas considerações sobre a planificação da terapia há, sem dúvida, um louvável propósito de controlar a flexibilidade exagerada na técnica.

Uma exposição clara do que ocorre na realidade durante o processo terapêutico é realizada por French no capítulo VIII, "A dinâmica do processso terapêutico". Faríamos apenas alguns reparos ao ajuste um tanto exagerado que encontramos na parte intitulada "Regulamentação da intensidade do tratamento". Estamos diante de outra seqüela do pensamento médico: 10 gotas ou 20 gotas.

Extraordinariamente clara e de admirável concisão é a parte redigida por Catherine L. Bacon no capítulo "Análise das perturbações do caráter".

Em todos os pontos que dizem respeito, de um modo ou de outro, aos problemas de medicina psicossomática, o enfoque do livro é muito correto e preciso.

Em suma, *Terapêutica psicanalítica* é uma excelente exposição do pensamento psiquiátrico de Alexander, de sua ampla experiência, de sua justa compreensão e avaliação dos fatores sociais e da magnífica obra realizada pelo Instituto de Psicanálise de Chicago. Sua publicação em espanhol veio enriquecer de forma notável a bibliografia especializada sobre o tema.

PRÓLOGO AO LIVRO DE DAVID LIBERMAN "LA COMUNICACIÓN EN TERAPÉUTICA PSICOANALÍTICA"*

> Mas, sem um movimento, sem um esforço real de totalização, as contribuições da sociologia e da psicanálise dormirão juntas, sem chegar a integrar-se ao saber.
>
> Jean-Paul Sartre

Em 1947, o dr. David Liberman publicava seu primeiro livro (que foi sua tese), intitulado *Semiologia Psicossomática*[1]. Quinze anos depois, surge como produto de uma tarefa contínua, concreta, pensada e cada vez mais profunda, o seu segundo livro, *A comunicação em terapia psicanalítica*. Suas idéias foram examinadas e reexaminadas múltiplas vezes em grupos de estudo do Instituto de Psicoanálisis e nos cursos de nossa Primera Escuela de Psiquiatría Dinámica.

Já destacávamos, no prólogo ao seu primeiro livro, seu profundo desejo de compreender o paciente em situação de um modo global. Tentou aplicar então o método historiográfico de Ranke ao exame psicossomático de seus pacientes, método que lhe servia para evidenciar a pluricausalidade de todo sintoma, e útil também para sua orientação terapêutica. Para ele, na esteira de Ranke, para que se cumpra o fato histórico (em contraposição ao fato estudado pelas ciências naturais) são necessárias determinadas condições espaço-temporais que não podem repetir-se, tal como aconteceria na doença, condições que têm por característica o estar em permanente devir.

---

* Liberman, David, *La comunicación en terapéutica psicoanalítica*, Eudeba, Buenos Aires, 1963.

1. Liberman, David, *Semiologia psicosomática*, López Etchegoyen, Buenos Aires, 1947.

Destaca, além disso, a pluricausalidade do sintoma e a análise das causas ou fatores deflagradores, determinantes, atenuantes, predisponentes, etc.; fundamenta a base teórica do seu método de indagação em heurística, crítica externa, crítica interna ou de veracidade (de sinceridade, competência, interpretação) e a síntese e historiografia da doença.

Com uma base psicanalítica, examina critérios, sistemas, métodos, etc., dando ênfase à atuação de fatores econômicos e políticos na gênese, vivência, evolução e tratamento da doença.

A partir daí, inclui de maneira bem explícita a interação entre indivíduo e sociedade, os conflitos que a interação acarreta, o fracasso da adaptação e a estruturação das condutas patológicas como produtos de tensões.

Quando o dr. Liberman aborda o problema da interação entre indivíduos e grupos, já está implícito o enunciado que logo passará a desenvolver em todos esses anos de atividade numa linha que, partindo do histórico, segue em direção ao a-histórico; nesse sentido o autor é influenciado, sem dúvida, por K. Lewin e pelo próprio Ruesch. Mas não se deteve aí, e nós o vemos complementar o histórico, a partir do presente, aplicando o princípio da continuidade genética.

O dr. Liberman especifica neste livro sua idéia sobre a terapia psicanalítica e centra sua tarefa no contexto da sessão psicanalítica, que tenta compreender como uma totalidade. A fim de realizar essa tarefa, não desprezou outros enfoques que poderiam ser considerados como não sendo puramente analíticos — por exemplo, as contribuições da teoria da comunicação, em particular a obra de Juergen Ruesch. O seu esquema referencial, conceitual e operativo foi, desta maneira, sendo enriquecido assim como as suas contribuições para a própria teoria da comunicação, uma vez que esta, em grande medida, estava desprovida de seu conteúdo básico, inconsciente (fantasia inconsciente, ansiedades básicas). Outro desenvolvimento particularmente interessante é o processo de aprendizagem, que é paralelo ao processo de comunicação e é incrementado ou alimentado por ele. As alterações dos dois processos — de comunicação e de aprendizagem — formam a base de toda conduta patológica considerada como um déficit de adaptação ativa à realidade. Outro ponto de partida, que faz parte de seu esquema referencial, conceitual e operativo, é a consideração do processo psicanalítico como um processo dialético, em especial, com a intervenção bicorporal mas sempre tripessoal, uma vez que o terceiro "escamoteado", negado, etc., da situação triangular aparece como o "modificador do campo" e pode ser comparado ao *ruído* da teoria da informação.

Liberman nunca abandona essa relação dialética para analisar os processos de comunicação ou interação entre paciente e terapeuta. As idéias de Ruesch são assim desenvolvidas em certos aspectos, conservando-se os pontos de vista formais do citado autor e comparando-se a nosografia por ele construída com outras, como as de Fenichel, freqüentemente utilizadas em nosso meio.

Os conceitos de papel e de vínculo, tal como os entendemos — ou seja, essa relação sujeito-objeto em mão dupla, com a interferência em ambas do terceiro, tão fértil sobretudo no terreno da psicologia social — estão integrados e formam um sistema coerente com as idéias de M. Klein e S. Isaacs sobre fantasia inconsciente, ansiedades básicas (paranóides e depressivas), perturbadoras, afinal de contas, dos processos de comunicação e de aprendizagem.

Suas formulações são descritivas e explicativas, e incluem o aqui-e-agora-comigo (ou conosco) como princípio de continuidade genética, conforme já foi assinalado. Poderíamos dizer que Liberman, em seu livro atual, situa-se como sociólogo que instrumenta a história para estabelecer continuidade e seqüência nas hipóteses (interpretações) que formula aos seus pacientes em termos de uma comunicação perturbadora e insuficientemente aprendida.

Outros aspectos interessantes de sua obra são seu empenho em resolver a antinomia entre o particular e o universal, e sua indagação no universal que tem cada particular.

Sua contribuição clínica é importante e diversa; por exemplo, postula de maneira original a diferenciação de seis qualidades distintas na posição "esquizoparanóide", sustentando que a assimilação progressiva dessas qualidades (em termos de relações objetais ou vínculos) surge no decorrer do ciclo vital de atitudes instrumentais do eu: percepção, discriminação, ação, regulação e controle da percepção, da discriminação e da ação, distância social, utilização da angústia, sinal e sincronização entre imagem, idéia e verbalização.

A análise qualitativa das ansiedades persecutórias, a relação que estabelece entre essas ansiedades e a origem das *funções instrumentais do eu*, associada à observação de que existiria um "espectro" de emoções com características diferentes conforme a qualidade dos objetos da fantasia inconsciente, do ponto de fixação e das ansiedades básicas predominantes num dado momento, deve ser apontada como o contexto central de que derivam os esquemas conceituais que o autor assinala como características das diferentes estruturas descritas em cada capítulo. Liberman também sublinha o conceito de "emoção", ou melhor, de "aditamento emocional", que, segundo ele, constitui o concomitante não-verbal do próprio processo de verbalização; isso permite destacar o *ruído* (que relacionamos com o terceiro) que acompanha o intercâmbio de uma mensagem entre paciente e terapeuta na reunião analítica, e que pode manifestar-se como sincrônico ou assincrônico, conforme o momento do processo comunicativo que se opera na relação transferencial-contratransferencial.

Muitas coisas mais eu poderia destacar num livro tão apaixonante; só assinalarei que no último capítulo o autor investiga o campo de interação entre *natureza, cultura e neurose*, adotando algumas das minhas idéias sobre as áreas de expressão fenomenológica dos sintomas ou comportamentos patológicos, e alguns enfoques psicanalíticos sobre a origem da cultura. Com o propósito de se esclarecer e esclarecer o problema da responsabilidade ou "o estar em situação" do investigador psicanalítico, retoma o impacto cultural ou influência que ele sofre e a clara noção de que, de algum modo, ele está incluído no próprio campo de trabalho, onde pode ser vítima de preconceitos, às vezes inconscientes para ele próprio. No final desenvolve uma visão da evolução psicossexual, considerada em seu duplo aspecto, de repetição e de criação permanente, para terminar estabelecendo a interação que governa o par cultura-neurose e insistindo no "sentimento inconsciente de culpa" que opera nas duas estruturas. Por fim, fala da relação entre o investigador e seu objeto (o campo). Acompanhando a seqüência desse livro, lembrei-me do que disse Jean-Paul Sartre, ou seja, que "a única teoria do conhecimento que hoje pode ser válida é a que se baseia na verdade da microfísica: o experimentador faz parte do próprio sistema experimental. É a única (teoria do conhecimento) que permite afastar toda ilusão idealista; é a única que instrumenta o homem real num mundo real". Em outro lugar, Sartre também diz: "De fato, o sociólogo e seu 'objeto' formam um par em que cada um é interpretado pelo outro, e cuja inter-relação deve ser, além disso, decifrada como um momento da história." (*Critique de la raison dialectique*, N.R.F., Paris, 1960)

Não sei bem a que vêm estas alusões finais, uma vez que o dr. Liberman tentou de forma consciente e clara "situar-se" permanentemente; talvez eu esteja desejando que esse seja o tema de um terceiro livro que complete "outra volta de espiral".

PRÓLOGO AO LIVRO DE DAVID LIBERMAN "LINGÜÍSTICA, INTERACCIÓN COMUNICATIVA Y PROCESO PSICOANALÍTICO"*

Em sua tarefa atual, o dr. Liberman postula uma fundamentação epistemológica para o trabalho psicanalítico, fundamentação que se obteria através da construção de um método evolutivo. Este consiste na indagação da sessão psicanalítica como diálogo, na investigação da seqüência dos circuitos de comunicação que nela se efetuam. Para isso, o autor elabora um modelo operativo onde quem, num primeiro momento, é observador participante, operador ativamente comprometido no campo, passa posteriormente, e pela abertura de um segundo circuito, a ser o avaliador da situação, com a finalidade de estruturar uma estratégia de complementaridade entre terapeuta e paciente. Essa complementaridade aponta para o êxito de um diálogo progressivamente dotado de sentido, no qual se registram sucessivas aproximações de uma leitura correta da realidade.

Propor um método de avaliação para a psicanálise que permite estabelecer uma conexão entre os fatos ou dados da base empírica e os enunciados psicanalíticos implica um compromisso com uma práxis em que a experiência da descoberta analítica dessa totalidade que é a sessão, conceituada a partir de uma crítica e de uma autocrítica, consegue uma realimentação e um ajuste da organização conceitual, o que reverterá necessariamente em maior operacionalidade das técnicas instrumentais.

O dr. Liberman escolhe o caminho de abordagem mais apropriado ao concentrar sua atenção na análise dos processos de *feedback* no circuito de interação comunicativa. Precisamente por essa modificação mútua de emissor e receptor, manifesta através de diferentes códi-

---

* David Liberman, *Lingüística, interacción comunicativa y proceso psicoanalítico*, Galerna, Buenos Aires, 1971 (2ª edição, Nueva Visión, Buenos Aires, 1976).

gos expressivos, podemos determinar se foi conseguido ou não esse acontecer dialético, totalizante e operativo, que constitui a substância da relação bicorporal e tripessoal a que chamamos vínculo analítico.

Com este livro, que seu autor considera uma continuação e um aprofundamento de seu trabalho anterior, e que eu reputo, talvez por se tratar precisamente de um aprofundamento, qualitativamente diferente daquele, o dr. Liberman penetra no campo da planificação, que definimos como a concepção estrutural que integra as técnicas operacionais a fim de provocar uma situação de mudança. Em outras palavras, o terapeuta abandona o acaso, avalia logisticamente sua ação e regula-a taticamente para torná-la eficaz. Converte-se assim num artesão que, com a capacidade crítica que emerge do próprio campo de sua tarefa prática, aperfeiçoa cotidianamente o seu instrumento.

Não pode causar estranheza falarmos de planificação em psicanálise, uma vez que o terreno da terapia psicanalítica é o campo em que se enfrentam duas estratégias: a da doença e a da saúde.

O dr. Liberman propõe o uso de um instrumento destinado a impedir que o tratamento se converta, como sucede muitas vezes, na luta estéril e dilemática de duas estratégias suplementares, que têm o denominador comum da onipotência e da doença. A tarefa consiste, pelo contrário, na convergência de esforços para a configuração de uma estratégia conjunta e complementar.

Estou consciente de que não menciono neste prólogo muitas das idéias originais desenvolvidas pelo dr. Liberman nesta obra, que se inscreve dentro de uma nova linha do pensamento psicanalítico, destinada a lhe dar continuidade e autonomia no contexto das ciências do homem. Aberturas como as que o dr. Liberman apresenta ao satisfazer os postulados básicos configuradores de uma ciência, ao fazer a tarefa analítica situacional e operativa, arrancam a psicanálise da mitologia e da estereotipia a que, lamentavelmente, toda uma geração insistiu em condená-la.

Insisti no tema da avaliação e da planificação porque me impressionou profundamente a coincidência com a atual orientação de minha indagação pessoal em psicanálise: a construção de uma criteriologia analítica.

A continuidade que o dr. Liberman dá às suas investigações leva a prever um aprofundamento progressivo de sua tarefa, com um esquema conceitual enriquecido por contribuições interdisciplinares. Há nove anos, ao escrever o prólogo para *Comunicación en terapéutica psicoanalítica*, eu disse que esperava para o dr. Liberman uma "outra volta de espiral". A leitura desta obra permite-me comprovar que minha expectativa se cumpriu. Isso não me impede — pelo contrário, me estimula — de esperar para ele e para mim novos desenvolvimentos no processo dialético a que aspira chegar o nosso pensamento.

PARMA
Impresso nas oficinas da
EDITORA PARMA LTDA.
Telefone: (011) 912-7822
Av. Antonio Bardella, 280
Guarulhos - São Paulo - Brasil
Com filmes fornecidos pelo editor